高等职业学校"十四五"规划书证融通特色教材

数字案例版

▶ 供护理、助产等专业使用

护理伦理与法律法规

（数字案例版）

U0193786

主　编　马　香　陈小红

副主编　张　恭　郭璐璐　冉　鲜

编　者　（以姓氏拼音为序）

陈小红　贵州健康职业学院

郭璐璐　聊城职业技术学院

李志辉　清远职业技术学院

刘　霖　安顺职业技术学院

栾　伟　上海交通大学医学院附属仁济医院

马　香　黄河科技学院

冉　鲜　贵州护理职业技术学院

王晓敏　黄河科技学院

夏凡林　上海城建职业学院

熊　玥　安顺职业技术学院

杨　婷　贵州护理职业技术学院

张　恭　呼伦贝尔职业技术学院

华中科技大学出版社

http://www.hustp.com

中国·武汉

内 容 简 介

本书是高等职业学校"十四五"规划书证融通特色教材（数字案例版）。本书共分为十三章，包括绪论，护理伦理学的历史发展，护理伦理学的理论基础，护理伦理规范体系，护理人际关系伦理，临床护理实践中的伦理道德，社区卫生保健的伦理道德，生殖与性的伦理道德，护理科研伦理道德，护理伦理与法律法规，护士管理的法律制度，医疗纠纷处理的法律制度，护理伦理教育、修养与评价。

本书比较系统和全面地介绍了护理伦理学的基础理论、原则规范和伦理道德要求。书中穿插有相关的典型案例，便于学生更好地理解和掌握知识点。每章节后附有"本章小结"和"直通护考"试题，帮助学生巩固所学知识，为今后学生参加护士资格考试夯实基础。

图书在版编目(CIP)数据

护理伦理与法律法规：数字案例版/马香，陈小红主编.—武汉：华中科技大学出版社，2021.8（2023.2重印）
ISBN 978-7-5680-7422-3

Ⅰ.①护… Ⅱ.①马… ②陈… Ⅲ.①护理伦理学-职业教育-教材 ②卫生法-中国-职业教育-教材
Ⅳ.①R47②D922.16

中国版本图书馆 CIP 数据核字(2021)第 163657 号

护理伦理与法律法规（数字案例版） 马 香 陈小红 主编
Huli Lunli yu Falü Fagui(Shuzi Anli Ban)

策划编辑：史燕丽
责任编辑：史燕丽 张 萌
封面设计：原色设计
责任校对：阮 敏
责任监印：周治超
出版发行：华中科技大学出版社（中国·武汉） 电话：(027)81321913
　　　　　武汉市东湖新技术开发区华工科技园 邮编：430223
录　排：华中科技大学惠友文印中心
印　刷：武汉科源印刷设计有限公司
开　本：880mm×1230mm 1/16
印　张：11.5
字　数：327 千字
版　次：2023 年 2 月第 1 版第 4 次印刷
定　价：39.90 元

高等职业学校"十四五"规划书证融通特色教材（数字案例版）

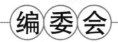
编委会

网络增值服务使用说明

欢迎使用华中科技大学出版社医学资源网yixue.hustp.com

1.教师使用流程

（1）登录网址：**http://yixue.hustp.com**（注册时请选择教师用户）

（2）审核通过后，您可以在网站使用以下功能：

下载教学资源　建立课程　管理学生　布置作业　查询学生学习记录等　教师

2.学员使用流程

建议学员在PC端完成注册、登录、完善个人信息的操作。

（1）PC端学员操作步骤

①登录网址：**http://yixue.hustp.com**（注册时请选择普通用户）

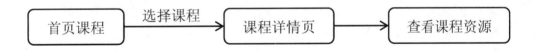

②查看课程资源

如有学习码，请在个人中心-学习码验证中先验证，再进行操作。

首页课程　—选择课程→　课程详情页　→　查看课程资源

（2）手机端扫码操作步骤

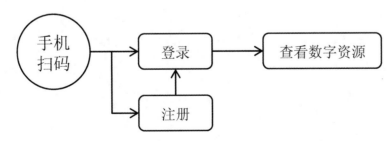

手机扫码　登录　查看数字资源　注册

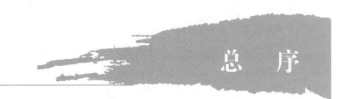

Introduction | 总 序

2019 年国务院正式印发《国家职业教育改革实施方案》(下文简称《方案》),对职业教育改革提出了全方位设想。《方案》明确指出,职业教育与普通教育是两种不同教育类型,具有同等重要地位,要将职业教育摆在教育改革创新和经济社会发展中更加突出的位置。职业教育的重要性被提高到了"没有职业教育现代化就没有教育现代化"的地位,作为高等职业教育重要组成部分的高等卫生职业教育,同样受到关注。

高等卫生职业教育既具有职业教育的普遍特性,又具有医学教育的特殊性。其中,护理专业的专科人才培养要求以职业技能的培养为根本,以促进就业和适应产业发展需求为导向,与护士执业资格考试紧密结合,突出职业教育的特色,着力培养高素质复合型技术技能人才,力求满足学科、教学和社会三方面的需求。

为了进一步贯彻落实文件精神,适应护理专业高职教育改革发展的需要,满足"健康中国"对高素质复合型技术技能人才培养的需求,充分发挥教材建设在提高人才培养质量中的基础性作用,经调研后,在全国卫生职业教育教学指导委员会专家和部分高职高专示范院校领导的指导下,华中科技大学出版社组织了全国近 50 所高职高专医药院校的 200 多位老师编写了这套高等职业学校"十四五"规划书证融通特色教材(数字案例版)。

本套教材强调以就业为导向、以能力为本位、以岗位需求为标准的原则。按照人才培养目标,遵循"三基"(基本理论、基本知识、基本技能)、"五性"(思想性、科学性、先进性、启发性、适应性)、"三特定"(特定目标、特定对象、特定限制)的编写原则,充分反映各院校的教学改革成果和研究成果,教材编写体系和内容均有所创新,在编写过程中重点突出以下特点。

(1)紧跟教改,接轨"1+X"证书制度。紧跟高等卫生职业教育的改革步伐,引领职业教育教材发展趋势,注重体现"学历证书+若干职业技能等级证书"制度(即"1+X"证书制度),提升学生的就业竞争力。

(2)坚持知行合一、工学结合。教材融传授知识、培养能力、提高技能、提高素质为一体,注重职业教育人才德能并重、知行合一和崇高职业精神的培养。

(3)创新模式,提高效用。大量应用问题导入、案例教学、探究教学等编写理念，将案例作为基础与临床课程改革的逻辑起点，引导课程内容的优化与传授，适应当下短学制医学生的学习特点，提高教材的趣味性、可读性、简约性。

（4）纸质数字，融合发展。教材对接科技发展趋势和市场需求，将新的教学技术融入教材建设中，开发多媒体教材、数字教材等新媒体教材形式，推进教材的数字化建设。

（5）紧扣大纲，直通护考。紧扣教育部制定的高等卫生职业教育教学大纲和最新护士执业资格考试要求，随章节配套习题，全面覆盖知识点和考点，有效提高护士执业资格考试通过率。

本套教材得到了专家和领导的大力支持与高度关注，我们衷心希望这套教材能在相关课程的教学中发挥积极作用，并得到读者的青睐。我们也相信这套教材在使用过程中，通过教学实践的检验和实际问题的解决，能不断得到改进、完善和提高。

高等职业学校"十四五"规划书证融通特色教材
（数字案例版）编写委员会

　　健康是促进人的全面发展的必然要求,是经济社会发展的基础条件。实现国民健康长寿,是国家富强、民族振兴的重要标志,也是全国各族人民的共同愿望。推进"健康中国"建设,是全面建成小康社会、基本实现社会主义现代化的重要基础,是全面提升中华民族健康素质、实现人民健康与经济社会协调发展的国家战略,是积极参与全球健康治理、履行2030年可持续发展议程国际承诺的重大举措。现代社会对护理人员提出了更高的要求,不仅要具有精湛的技术,而且要求具有高尚的医德。加强护理伦理道德教育和法律教育,提高护理人员的职业道德水平和法律意识,是护理教育中的一项重要任务。

　　护理伦理和法律法规对于调节人们的行为规范,维护社会正常秩序,保证医疗护理实践活动的顺利开展,起着重要作用。护理伦理学是伦理学的分支学科,是研究护理道德的科学。随着护理学科和医疗卫生事业的发展,护理道德的作用日趋明显,护德护风建设已成为当代社会人们关注的热点之一。卫生法是由国家制定或认可,并由国家强制力保证实施的,在保护人体健康活动中具有普遍约束力的社会规范的总和。卫生法是国家法律体系中的一个重要组成部分,是依法治国中不可缺少的一环。

　　本书共分为十三章,内容丰富,比较系统和全面地介绍了护理伦理学的基础理论、原则规范和伦理道德要求。本书全面阐述了与护理相关的伦理问题,为护理人员提高分析、解决护理伦理问题的能力,进一步提升自身的伦理修养,进行伦理抉择提供了伦理依据。同时,每章穿插了相关的典型案例,便于学生更好地理解和掌握知识点。每章后附有"本章小结"和"直通护考",帮助学生巩固所学知识,为今后学生参加护士执业资格考试夯实基础。

　　本书在编写的过程中,参考、借鉴了有关文献资料,在此,谨向有关作者、译者、出版社致以诚挚的谢意。本书的编写得到了各编委所在单位的大力支持,在此一并表示衷心的感谢。由于编者的水平所限,疏漏和不足之处在所难免,恳请各位专家、同仁和广大读者批评指正!

编　者

目 录

MULU

第 一 章 绪论 /1

　　第一节　伦理学概述 /1
　　第二节　护理伦理学与法律法规概述 /3
　　第三节　学习护理伦理学与法律法规的意义和方法 /6

第 二 章 护理伦理学的历史发展 /9

　　第一节　我国护理伦理学的产生和发展 /9
　　第二节　社会主义护理道德的形成和特征 /12
　　第三节　国外护理伦理学的产生和发展 /16

第 三 章 护理伦理学的理论基础 /20

　　第一节　生命论 /20
　　第二节　义务论和医学人道主义论 /23
　　第三节　护理伦理学的其他相关理论 /26

第 四 章 护理伦理规范体系 /31

　　第一节　护理伦理的基本原则 /31
　　第二节　护理伦理的基本规范 /34
　　第三节　护理伦理的基本范畴 /37

第 五 章 护理人际关系伦理 /46

　　第一节　护惠关系伦理 /46
　　第二节　护际关系伦理 /51

第 六 章 临床护理实践中的伦理道德 /55

　　第一节　基础护理与整体护理伦理 /55

第二节　不同护理岗位的护理伦理　　　　　　　　　/58
第三节　特殊患者的护理伦理　　　　　　　　　　　/62
第四节　脑死亡和安乐死的伦理问题　　　　　　　　/71
第五节　器官移植中的护理伦理　　　　　　　　　　/75

第七章　社区卫生保健的伦理道德　　　　　　　　　/82

第一节　社区卫生保健概述　　　　　　　　　　　　/82
第二节　健康教育及预防接种的护理道德　　　　　　/85
第三节　突发公共卫生事件应急处理及护理道德规范　/87
第四节　家庭护理与康复护理道德规范　　　　　　　/90

第八章　生殖与性的伦理道德　　　　　　　　　　　/96

第一节　现代生殖技术的伦理难题　　　　　　　　　/96
第二节　性与道德的护理　　　　　　　　　　　　　/103

第九章　护理科研伦理道德　　　　　　　　　　　　/108

第一节　护理科研的道德要求　　　　　　　　　　　/108
第二节　人体实验的护理道德　　　　　　　　　　　/112

第十章　护理伦理与法律法规　　　　　　　　　　　/116

第一节　法律与伦理　　　　　　　　　　　　　　　/116
第二节　护理工作中的伦理与法律　　　　　　　　　/121

第十一章　护士管理的法律制度　　　　　　　　　　/129

第一节　护士管理立法概念　　　　　　　　　　　　/129
第二节　护士执业的制度规定　　　　　　　　　　　/130
第三节　护士的执业权利和义务　　　　　　　　　　/133

第十二章　医疗纠纷处理的法律制度　　　　　　　　/139

第一节　医疗纠纷概述及判定标准　　　　　　　　　/139
第二节　常见医疗事故发生的原因及对策　　　　　　/142
第三节　医疗差错事故的技术鉴定与处理　　　　　　/145
第四节　法律责任　　　　　　　　　　　　　　　　/150

第十三章　护理伦理教育、修养与评价　/154

　　第一节　护理伦理教育　/154

　　第二节　护理伦理修养　/158

　　第三节　护理伦理评价　/161

参考文献　/167

第一章 绪 论

 能力目标

1. **掌握**：道德、护理道德、护理伦理学的概念。
2. **熟悉**：卫生法的概念、卫生法的作用。
3. **了解**：护理伦理学与法律法规的意义及其学习方法。

护理伦理学是伦理学的分支学科，是研究护理道德的科学。随着护理学科和医疗卫生事业的发展，护理道德的作用日趋明显，护德护风建设已成为当代社会人们关注的热点之一。护理工作者在学好护理专业知识和技能的同时，必须重视和加强护理道德的学习与修养。系统地学习护理伦理学，对调节护理工作者与他人、社会之间的关系，提高护理服务工作的质量，促进护理科学的发展，都具有十分重要的意义。

第一节 伦理学概述

案 例 1-1

一名 5 岁女孩患肾炎继发肾功能衰竭，住院三年，一直做肾透析，等候肾移植。父母商讨后决定进行亲属间活体移植。经检查，其母因组织类型不符被排除，其弟年纪小也不适宜，其父中年且组织类型符合。医生与其父商量让他作为供者，但其父经一番思考决定不做供者，并恳请医生告诉他的家人他不适合作为供者，因他怕家人指责他对女儿没有感情，医生虽不太满意，还是按照他的意思做了。

【案例思考】
医生"说谎"道德吗？其父的做法对吗？从伦理角度进行分析，并说明理由。

案例 1-1
参考答案

一、道德

在我国古代的典籍中，"道"最初的含义是道路，如"周道如砥，其直如矢"，后来引申为原则、规范、规律、道理或学说等方面的含义。孔子在《论语》中说："志于道，据于德，依于仁，游于艺。"他还说过："朝闻道，夕死可矣。"这里所说的"道"，乃是做人治国的根本原则。"德"最初见于《周书》，指内心

 Note

的情感或信念。人们认识"道"，遵循"道"，内得于己，外施于人，便称为"德"。"道德"二字连用始见于荀子《劝学》篇："故学至乎礼而止矣。夫是之谓道德之极。""道德"主要是指调整人们相互关系的行为准则和规范，有时也指个人的思想品质、修养境界、善恶评价，甚至用来泛指风尚习俗和道德教育活动等。在西方古代文化中，道德一词源于拉丁语的"摩里斯"（mores），意为风俗和习惯，也有规则和规范、行为品质和善恶评价等含义。

在马克思主义伦理学的科学体系中，道德这个概念反映着人类社会的一种特殊现象。人们生活在社会里，进行着各种活动，形成复杂的社会关系。为了调整人们之间的关系，必须对个人的行为加以适当的约束，以保障社会生活的正常秩序。这种调整人们之间关系、约束人们行为的手段，在原始社会是依靠维护民族利益、风尚、习俗实现的。在阶级社会里，除了依靠政治、法律等手段外，还表现为根据一定阶级利益引申出来的行为原则和规范。从一定意义上说，道德就是调整人们相互关系的行为规范的总和。它既是一种善恶标准，又是一种行为标准；既表现为道德心理和意识现象，又表现为道德行为和道德活动现象，同时又表现为一定的道德原则和规范现象。概括地讲，道德是由一定社会的经济关系所决定的特殊意识形态，是以善恶评价为标准，依靠社会舆论、传统习惯和内心信念维持的，调整人与人之间以及个人与社会之间关系的行为规范的总和。

道德同政治、法律、宗教、文化艺术等一样同属于上层建筑，都是由经济基础所决定，并为一定的社会经济基础服务。在阶级社会中道德具有明显的阶级性。除此之外，它还有自身的一些特点。

第一，特殊的规范性。道德不同于科学和艺术。科学靠概念、规律的逻辑体系把握世界，为人们提供关于真理和谬误对立的认识；艺术靠艺术形象把握世界，向人们展示美和丑的现象；道德则是一种特殊的把握形式，它是通过道德原则和规范为人们提供用善恶来评价、调整人与人之间关系的准则和规范。道德的这种规范性使它成为指导人们行为的不可替代的指南。

第二，独特的多层次性。任何一个历史阶段，道德都表现为一个多层次的结构。在这种各不相同的道德体系中，总有一个最基本的道德原则，在它的支配下，形成了不同层次的具体道德规范。在封建社会，除维护封建宗法等级的基本原则外，还有忠、孝、仁、义、礼、智、信等具体规范。在社会主义的道德体系中，除了维护集体主义和全心全意为人民服务的道德原则和核心之外，还有"互爱"基本道德规范，以及社会公德、职业道德和家庭美德三个具体领域。这就构成了独特的道德多层次的结构。

第三，广泛的社会性。道德始终存在于人类社会生活的各个领域，渗透于各种社会关系和人们的一切思想行为之中。

第四，更大的稳定性。道德与其他社会意识形态相比，有着更强的稳定性。道德虽然随着社会经济关系的变化而变化，但这种变化速度缓慢，旧的道德渗透于社会生活的各个方面并内化为人们的内心信念，所以会相对地保留一定时期，这就是道德存在更大的稳定性的原因所在。如在我国，封建专制制度早已被推翻，但封建道德残余仍然存在，需要很长时间才可能消除，并最终失去其存在的根源。

二、伦理学

伦理学又称道德学，它是一门研究道德的起源、本质、作用及其发展规律的科学，是关于道德的学说和理论体系。

在词源意义上，"伦理"和"道德"可以视为同义异形词，但它们之间也稍有差别。道德侧重于人们之间实际的道德行为和道德关系；伦理则较多地指关于这种行为和关系的道理。

人类的道德和道德思想，早在原始社会就已经萌芽，而伦理学使道德思想理论化和体系化。它是从人类社会迈入奴隶制时代开始形成的。

在古希腊，公元前 8 世纪左右问世的《荷马史诗》就相当鲜明地表达了某些伦理观念。后来的哲学家苏格拉底、德谟克利特、柏拉图等,都非常重视伦理思想的研究,到公元前 4 世纪,伦理学便开始从哲学体系中分离出来,成为相对独立的知识门类。被马克思誉为"古代最伟大的思想家"的亚里士多德,不仅首创了"伦理"和"伦理学"的概念,而且第一次对伦理思想作了比较系统的论述。他的伦理学著作《尼各马可伦理学》据说是他的儿子尼各马可根据他的思想和言论整理的。这是西方伦理思想史上第一本系统的伦理学专著,被公认为是世界上最早以《伦理学》命名的伦理学著作。

在中国古代,早就产生了具有丰富伦理思想的《论语》《墨子》《孟子》《荀子》《孝经》《礼记》等著作。孔子是我国最早系统地论述人伦道德问题的人。《论语》记载了他和弟子的言论,是我国第一部比较系统的,但未以"伦理学"冠名的伦理学著作,它的出现早于《尼各马可伦理学》150 多年,但在中国历史文献上,"伦理"一词的出现要比古希腊晚 100 年左右。

伦理学所研究的问题很多,也很复杂,但伦理学的基本问题则是道德和利益的关系问题。这一问题包含两个方面的内容:一方面是物质利益与道德谁决定谁,道德对经济关系有无反作用的问题;另一方面是个人利益和整体利益的关系,即是个人利益服从社会整体利益,还是社会整体利益从属于个人利益的问题。道德与利益的关系问题之所以是伦理学的基本问题,主要由道德的本质决定。物质利益是道德的基础,任何道德都是一定经济关系的产物。同时,这一问题也是贯穿伦理思想史上的一个最重要的问题,更是制约伦理学的其他各方面的主要问题。这一问题解决了,其他问题就会迎刃而解。

第二节　护理伦理学与法律法规概述

一、护理伦理学

护理伦理学是研究护理道德的科学,是运用一般伦理学原理和道德原则来解决和调整护理实践中人与人之间相互关系的一门科学,是由护理学与伦理学相结合而形成的一门新兴边缘学科。护理学以人的生命为对象,研究人类生命过程及如何抵御和防治疾病。护理伦理学是在护理学基础上依据一定社会职业道德要求建立起来的,担负着教育、培养护理人员高尚道德的主要任务。护理伦理学旨在研究护理学领域中的道德现象,揭示在人类生命与疾病作斗争的过程中,人们相互关系的道德准则与规范。医护事业的发展,对护理道德提出了更高的要求,护理伦理学已成为当代实践伦理学中发展较快、影响较大、人们较为关注的一门学科。护理伦理学也在实践中得到不断的发展更新,在内容和研究方法上都更加丰富和具有新意。

护理伦理学属于应用伦理学的范畴,其研究对象主要是护理领域中的道德现象,由医学领域护理实践中特殊的人际关系所决定的。这种特殊的人际关系可概括为以下四类。

（一）护理人员与患者的关系

在护理工作中,护理人员与患者之间的关系是最基本、最首要的关系。只要存在护理活动,就必然发生护患关系,而这种关系实质上就是服务和被服务的关系。护患关系和谐与否,直接关系到患者生命的安危、护理质量的高低,影响医院的信誉、精神文明建设乃至社会的稳定。护患之间有着共同的利益和目标,护理工作的最高职责就是帮助患者早日恢复健康,这是正确处理护患关系的基本原则。应将这个原则贯彻于护理实践中。现代护理的发展更加注重护患关系的调节,对护理人员的要求也越来越高。因此,护患关系是护理伦理学的核心问题和主要研究对象。

（二）护理人员和其他医务人员的关系

护理人员与其他医务人员之间的关系主要是指护理人员与医生、医技人员、医务管理人员、后勤人员以及其他护理人员等之间的关系。在护理活动中,这种关系是一种多维的"网络"关系,如果说护患关系是一种外部关系,那么这种关系就是一种内部关系。这些人员之间应当相互尊重、相互协作、相互配合。护理人员如何协调与同行间分工合作的关系,怎样正确对待彼此间的医疗行为,这是护理伦理学面临的必须研究和解决的问题。这种关系处理得好坏,同样会影响到医疗、护理质量乃至医院在社会中的整体形象,因此必须引起高度重视。

（三）护理人员与社会的关系

社会是个大家庭,医疗卫生单位是社会的组成部分,护理人员是医务人员的一分子,也是社会的一员。每个护理人员的护理活动都是在一定社会关系中进行的。护理活动不仅关系着患者及其家属的利益,而且关系着社会的利益。当患者的局部利益与社会公共利益发生矛盾时,如计划生育、严重缺陷新生儿的处理、安乐死、传染病控制等,如果不着眼于社会利益,护理人员就很难进行行为的选择,也很难确定其行为是否合乎道德。因此,护理人员在患者康复、社会保健服务过程中,不仅要照顾患者的局部利益,更要照顾整个社会的公共利益,正确处理个人局部利益和社会整体利益的关系。

（四）护理人员与医学研究的关系

护理工作者既是护理实际工作的操作者,又是科研工作者。随着护理科学的发展和医学高科技在临床上的广泛应用,现代医学尤其是护理学中出现了许多伦理难题,如克隆技术、人体实验、生殖技术、安乐死等,都需要护理人员与医生共同去研究探讨。因此,护理人员必须本着对人民健康高度负责的态度和勇于为护理事业献身的精神,实事求是,严谨治学,积极参与医学研究,努力促进护理科学的发展。

二、卫生法

（一）卫生法的概念

卫生法是指由国家制定或认可,并由国家强制力保证实施的,在保护人体健康活动中具有普遍约束力的社会规范的总和。卫生法是国家法律体系中的一个重要组成部分,是依法治国中不可缺少的一环。它具有法律的一般属性,又有特定的调整对象,并具有自己的特征而有别于其他法律。我国的卫生法根据宪法的原则制定,主要涉及国家卫生管理体制,卫生机构设置,任职资格,职权范围,公民、法人及其他组织在卫生活动中的权利与义务,行政责任与行政处罚等。卫生法是卫生监督的主要依据。

卫生法具有以下特点。

1. 卫生法是国内法　世界各国在政治、经济、文化和历史传统上的差异,决定了各国的卫生事业与管理也有着极大的甚至是本质的差异。因此,卫生法不是一般国际社会所公认的国际法,而是由主权国家的立法机关以宪法为依据所制定的适用于本国的法律规范。作为国内法,卫生法不具有国际效力,不需要国际公认。

2. 卫生法是调控国家卫生事业的发展、调整卫生行政机关与相对人相互关系的法律规范　从卫生法所调控的国家卫生事业发展过程来看,卫生法所涉及的基本社会关系主要有以下几种。

（1）调整国家中央与地方卫生行政机关的管理权限和分工关系。例如,《中华人民共和国执业医师法》第八条规定:医师资格统一考试的办法,由国务院卫生行政部门制定。医师资格考试由省级以上人民政府卫生行政部门组织实施。

（2）调整政府与医疗机构的关系。例如,《医疗机构管理条例》第九条规定:单位或个人设置医疗机构,必须经县级以上地方人民政府卫生行政部门审查批准。

（3）调整医疗机构与患者的关系即医患关系。例如,《中华人民共和国护士管理办法》第二十四条规定:护士在执业中得悉就医者的隐私,不得泄露,但法律另有规定的除外。

（4）调整政府与从业人员的关系。例如，《乡村医生从业管理条例》第五条规定：地方各级人民政府应当加强乡村医生的培训工作，采取多种形式对乡村医生进行培训。

（5）调整政府与药品、药械经营企业的关系。

3. 卫生法调整的是一种纵向的、以命令与服从为基本内容、以隶属性为基本特征的卫生行政关系　在这一关系中，政府的存在及其行政权力的行使是一个必要条件。一方面，政府是国家行政权力的行使者，是行政活动的主体；另一方面，行政机关一经成立，其行为就具有某种强制力，因此其具体行政行为的实施必须遵循一定的规则和程序。当然，卫生行政法也给予卫生行政关系的其他主体一定的法律地位，规定其活动权利与活动的方式，使其符合国家意志和公益性的要求。

4. 卫生法的立法目的在于维护国家安全，维护卫生事业的公益性地位，及时有效地控制突发性公共卫生事件，维护卫生事业的健康有序地发展　卫生法立法的目的：首先是以法律这一武器来控制和杜绝传染性疾病和不利于公民健康的病源向我国流入；其次，是依法维护国家卫生事业的社会公益性地位，防止其步入"市场化"歧途；再次，是通过立法，使有关部门能够在发生突发性公共卫生事件时，有法可依、组织协调、工作有序，以及时、有效地控制疫情；最后，是通过立法，建立健全国家卫生法律法规，维护国家卫生事业健康有序地发展。

（二）卫生法的作用

卫生法作为我国行政法的一个分支，除了具有我国行政法的一般作用和功能外，还具有其自身的作用和功能。这些作用和功能主要表现在以下几点。

1. 通过卫生立法确保国家卫生政策的有效实施和卫生事业的发展　国家政策即国策，是指国家根据一定时期的政治经济任务和总体规划、长远目标以及国内外形势的要求，为实现国家对社会的政治领导和处理国内外事务而制定的行动方针、路线和准则。

在我国，政策是国家一切活动的依据，包括立法活动。但是，政策只有以法的形式表现出来，才能凭借国家强制力来保证实施。国家对于新形势下的一些新问题，总是先以政策的形式出现，经过一段时间的实践检验取得经验后，再加以改进、修订和完善，然后再通过立法的程序将其上升为国家法律。在卫生事业的建设方面，国家也是根据一定时期的国内、国际政治经济形势的需要，经常性地制定一些调整相应卫生活动的政策，以推动卫生事业稳定、有序、健康发展。但制定政策只是初步工作，因为更大量的工作是如何保证这些政策的有效落实。一般来说，国家政策和国家法律在本质上是一致的。但政策和法律又有区别。首先，政策和法律是由国家两个不同的部门制定的，政策是由国家行政机关制定的，法律是国家立法机关制定的。其次，政策不一定对全体公民有约束力，法律则对全体公民都有约束力。再次，政策一般比较灵活、多变，具有一般号召力；而法律则比较具体、稳定，对全体社会成员的行为具有严格的规定性，具有普遍约束力。最后，政策的实施主要靠号召、宣传、教育来落实，而法律则主要靠国家的强制力来保证实施。只要实际需要和条件成熟，政策就会上升为国家法律。

目前，我国已经制定了一系列有关医疗卫生、医药、卫生检疫等方面的法律法规，保证了我国卫生事业运行、发展的需要。可以说，我国卫生法的建立、健全和发展，也是首先依靠国家制定政策，在政策运行一段时间后，在实际需要和条件成熟时，才在政策的基础上制定的。实际上，国家通过卫生立法确保了国家卫生政策的有效实施和卫生事业的健康、有序、稳定发展。

2. 通过卫生立法实现卫生行政管理的有序化、科学化　卫生立法在卫生行政管理方面的作用主要表现在它规定了卫生行政机关管理卫生、医疗、医药、卫生检疫等方面的义务或职责，以及与其职责相适应的职权，以保证卫生行政管理依法履行（义务）职责、行使职权，真正做到有序化、科学化。任何国家要想对卫生事业进行有效的服务与管理，就必须把国家的卫生行政管理置于牢固的法制化的基础上，使卫生行政机关履行职能、发挥作用。

国家通过卫生立法实现卫生行政管理有序化、科学化的主要手段，是明确卫生行政的管理者，也就是明确哪个部门负责哪些工作。我国卫生方面的立法明确了卫生事业的各个方面的管理者,使其在法律规定的范围内依法履行义务(职责)、行使职权。例如,我国目前的卫生管理体制,实际上实行的是"多线并行""垂直领导""分级交叉管理"。所谓"多线并行""分级交叉管理",是指我国把卫生事业的事项(卫生检疫、医疗卫生、医药管理、计划生育、职业病防治、卫生知识教育、核设施放射卫生防护等)分到多个部门管理或者共同(交叉)管理。

(1)国家把国境卫生检疫、核设施放射卫生防护工作,交由国家卫生部统一管理。

(2)把行业的准入、疾病的防治、医疗卫生方面的主要工作、职业病的防治等大部分工作,交由国家卫生行政系统管理。如《中华人民共和国执业医师法》第四条规定:"国务院卫生行政部门主管全国的医师管理工作。县级以上人民政府卫生行政部门负责本行政区域内的医师管理工作。"此外,《中华人民共和国传染病防治法》等也都有相应规定。

(3)把医药、药械的管理工作,主要交由国家药品监督管理系统管理。如《中华人民共和国药品管理法》第八条规定:"国务院药品监督管理部门主管全国药品监督管理工作。国务院有关部门在各自的职责范围内负责与药品有关的监督管理工作。""省、自治区、直辖市人民政府药品监督管理部门负责本行政区域内的药品监督管理工作。"

(4)把计划生育工作主要交由国家计划生育体系管理。如国务院颁发的《计划生育技术服务管理条例》第四条规定:"国务院计划生育行政部门负责全国计划生育技术服务工作。国务院卫生行政等有关部门在各自的职权范围内,配合计划生育行政部门做好计划生育技术服务工作。"

(5)把学校卫生管理、卫生知识教育工作,交由国家卫生行政、教育系统共同管理。如《学校卫生工作条例》第四条规定:"教育行政部门负责学校卫生工作的行政管理。卫生行政部门负责对学校卫生工作的监督指导。"再如教育部和卫生部共同下发的《教育部、卫生部关于举办高等医学教育的若干意见》,对医学高等教育作出了新的规定:"自2002年10月31日起,停止自学考试、各类高等学校的远程教育(广播电视教育、函授教育、网络教育等)、学历文凭考试试点学校举办医学类专业学历教育。成人高等教育举办的医学类专业、相关医学类专业、药学类专业的学历教育,自学考试和各类高等学校远程教育举办的相关医学类专业、药学专业的学历教育,只能招收已取得卫生类执业资格的人员,停止招收非在职人员。"

第三节 学习护理伦理学与法律法规的意义和方法

一、学习护理伦理学与法律法规的意义

(一)有利于培养和提高护理人员的道德素质

护理人员要胜任护理工作必须具备三个条件,即精湛的护理技术、高尚的护理道德、必备的医疗护理设备。能否充分发挥医疗技术和先进设备的作用,则取决于护理人员道德水平的高低。高尚的护理道德是一个不可缺少的基本条件,也只有道德高尚的人,才能正确地、自觉地处理好护患关系、护际关系、护群关系,才能刻苦钻研专业知识,提高专业技能,抵御不正之风的侵袭,认真履行为患者解除痛苦的义务。

学习护理伦理学,可以使我们了解护理道德的历史和发展轨迹,感受国内外护理学家献身护理事业的高尚品质,从而坚定自己投身护理事业、全心全意为人民健康服务的信念。

(二)有利于提高医疗护理质量

护理工作是医疗工作中不可缺少的重要组成部分,"三分治疗,七分护理"就是对护理工作重要

性的简明概括。所以说护理质量高低,直接影响整个医疗质量的好坏。护理人员应树立良好的护德护风,以高度的社会责任感和优质的服务去对待各项护理工作,促进患者的康复,增进人类的健康。实践证明,护理人员的服务态度和言行对疾病的发展和转归有很大影响,既可以治病,又可以致病。良好的护理、美好的语言、和蔼可亲的态度可以稳定患者的情绪,坚定患者的治疗信心,从而有利于提高医疗护理质量。

(三)有利于促进社会主义精神文明建设

道德建设是社会主义精神文明建设的重要内容,而护理道德作为一种职业道德是构成社会道德体系的一个重要方面。搞好护理教育,构建良好的护德护风,是精神文明建设的必然要求。医疗护理工作是一种特殊的职业,它的社会作用体现在护理工作的主要对象是患者,护理人员的言行会引起患者的心理反应,影响到护患之间的交流和合作。良好的护患关系能使患者以最佳的心理状态接受诊治和护理,有利于早日康复。同时,患者及其家属也可以从护理人员的高尚护德中得到启迪,受到感染,并传递到家庭、邻居、单位和社会,这就充分发挥了医院作为精神文明建设的窗口的作用,促进了社会主义精神文明建设和社会的安定团结。

(四)有利于推动医学护理科学的发展

护理伦理学的道德观念和医学护理科学的发展是相互影响、相互制约、相互促进的。护理道德观念的转变受医学护理科学发展水平的制约;医学护理科学的发展又受旧的护理观念的束缚。新的护理观念的提出和建立,必然推动医学护理科学理论和医疗护理实践的发展,而医学护理科学的发展和新的医护技术的应用,又对传统的医护道德观念提出了挑战。而且在医学护理科学研究中,也经常遇到一些和传统伦理相矛盾的问题,如人工流产、器官移植、严重缺陷新生儿的处理及"克隆人"等。学习护理伦理学,建立和形成科学的伦理观念,有利于推动医学护理科学的发展。

二、学习护理伦理学与法律法规的方法

(一)坚持历史分析的方法

护理道德作为上层建筑,具有较强的历史性和时代性,必将受到一定的经济关系和政治制度的制约。同时,护理道德又是护理科学的直接产物,必然与当时的护理科学水平相适应,而任何一个护理伦理观念,都建立在以往的伦理基础上,是传统护理道德的继承和发展。因此,学习和研究护理伦理学,必须坚持历史分析的方法,把护理道德问题的研究同社会的历史条件联系起来,即同政治、经济、社会风俗和医疗护理发展水平联系起来。

(二)坚持理论联系实际的方法

理论联系实际是马克思主义的根本观点,也是研究一切社会现象和一切社会科学的基本的方法。一方面,要认真学习和研究护理伦理学的基本理论及相关学科的知识,了解护理学的发展动态;另一方面,要把所有的护理道德理论运用到护理实践中去,指导自己的行动,做到学以致用。同时,要密切联系国内外护理道德状况,关注并研究护理实践中产生的新道德问题,不断更新道德观念,推动护理科学的发展。

神农尝百草

本章小结

护理伦理学是伦理学的分支学科,是研究护理道德的科学。随着护理学科和医疗卫生事业的发展,护理道德的作用日趋明显,护德护风建设已成为当代社会人们关注的热点之一。卫生法,是指由国家制定或认可,并由国家强制力保证实施的,在保护人体健康活动中具有普遍约束力的社会规范的总和。卫生法是国家法律体系中的一个重要组成部分,是依法治国中不可缺少的一环。它具有法律的一般属性,又有特定的调整对象,并具有自己的特征而有别于其他法律。

学习和研究护理伦理与法规,要认识和理解护理道德的作用、意义和发展规律,并熟悉相关的法律法规,从而调整护理人员与他人、社会之间的关系,提高护理服务质量,促进护理科学的发展。

直通护考

直通护考
答案

1. 护理道德关系中最基本、最首要的关系是(   )。
A. 护理人员与患者之间的关系　　　　B. 护理人员与其他医务人员之间的关系
C. 护理人员与社会的关系　　　　　　D. 护理人员与医学科研的关系
E. 护理人员与患者家属之间的关系

2. 护理伦理学是研究(   )。
A. 护理道德本质的科学　　　　　　　B. 护理道德的科学
C. 护理道德实践的科学　　　　　　　D. 护理道德与法律的科学
E. 护理道德现象的科学

3. 《伤寒杂病论》的序言是一篇具有很高价值的医德文献,它的作者是(   )。
A. 孙思邈　　　　B. 张仲景　　　　C. 喻昌　　　　D. 董奉　　　　E. 陈实功

4. 护理人员自觉地将护理道德要求和规范转变为个人内在的道德品质的过程,称之为(   )。
A. 护理道德评价　　　　　　　B. 护理道德品质　　　　　　　C. 护理道德修养
D. 护理道德意识　　　　　　　E. 护理道德信念

5. 道德的基本问题是(   )。
A. 物质和意识的关系问题　　　　　　　　B. 主观和客观的关系问题
C. 个人利益与他人、集体、社会利益的关系问题　　　D. 主体和客体的关系问题
E. 医护人员与患者的关系问题

(马　香)

第二章　护理伦理学的历史发展

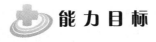

能力目标

1. **掌握**：社会主义护理道德的基本特征。
2. **熟悉**：国内外护理道德思想及代表人物，社会主义护理道德的形成。
3. **了解**：国内外护理道德历史及发展概况。

生老病死始终伴随着人类的生存与发展，因此，医疗和护理在原始社会就出现了。19 世纪中叶，现代护理的创始人南丁格尔首创了科学的护理专业，发展了以改善环境卫生、促进舒适和健康为基础的护理理念。1860 年，她在英国的圣·托马斯医院创办了世界上第一所护士学校——南丁格尔护士学校，为护理教育奠定了基础。现代护理形成以来，护理学经历了从简单的清洁卫生护理到以疾病为中心的护理，再到以患者为中心的整体护理，直到以人的健康为中心的护理的发展历程，通过实践、教育、研究，不断得到充实和完善。中外医学、护理理论与实践从一开始就蕴藏着丰富浓厚的医学道德。伦理学又称道德哲学，是对人类道德生活进行系统思考和研究的一门科学，是现代哲学的学科分支。护理伦理学是伦理学的分支，其涉及的护理道德现象与道德活动的历史与人类社会的历史一样悠久，其发展也与整个人类文明的发展及护理学的发展密不可分。

第一节　我国护理伦理学的产生和发展

 思考题 2-1

中国古代有哪些优秀的医护道德传统？

一、我国护理道德的萌芽期

所谓道德是一种以善恶为评价标准的社会意识形态，是通过传统习惯、内心信念和社会舆论来调整、维系人类的行为规范的总和。道德的功能主要是调节人与人、人与自然的关系，使个人利益与社会利益协调一致，并保持人类生存环境的动态平衡。道德现象是由道德意识现象、道德活动现象、道德规范现象构成的有机整体，其主要的特征为变动性与稳定性、理想性与现实性、自律性与他律性、协调性与进取性、阶级性与全民性相统一。

Note

医学道德是医务人员在医疗卫生工作中形成的并依靠社会舆论监督和内心信念指导的，用以调整医务人员与服务对象以及医务人员相互关系的行为原则和规范的总和。护理道德属于医学道德，是在医学道德的基础上，根据护理学专业的任务、性质以及护理工作岗位对人类健康所承担的社会责任和义务，对护理工作者提出的护理职业标准和护理行为规范；是护理人员用于指导自己言行，调整护患之间、医护人员与社会之间的关系，判断自己和他人在临床工作、预防保健、护理管理、护理教育、护理科研等实践过程中行为是非、善恶、荣辱和褒贬的标准。

在古代，人们在疾病肆虐下显得无奈和无助，平均寿命非常低。人们尝试着治疗疾病，出现了医疗行业(西周时期)和专业医生。在原始社会，人类过着群居的生活，生产力极度低下，人们认识自然和社会现象的能力受到极大的限制。因此，医疗照护活动处于长期探索阶段。原始人在艰苦的生活条件下，备受大自然的威胁，野兽、毒蛇、饥饿、寒暑、风雨雷电等给人们带来的伤害可想而知。但是，人类在同大自然的搏斗中，逐步积累和掌握了一些原始的疗伤方法与经验。例如，用土敷盖伤口，救治外伤；用药材熬水，治疗内疾；用树枝固定，治疗骨折；用石刀切疖，引流脓血；用衣服捆裹，以求止血等。随着时代的发展，这些"土方法"也得到相应的改进，如包扎伤口、按摩身体、调节饮食、观察病情、加以照护等。此时，人们已对"仁爱"的看护功效有了初步的认识，并将这种认识传播，彼此之间相互救助、关心、同情，从而增进各族之间的内部"凝聚力"，这些行为已经体现出原始的道德规范。《帝王世纪》记载：伏羲氏画八卦尝百草而制九针，以拯夭亡。《淮南子·修务训》记载：神农尝百草之滋味，水泉之甘苦，令民之所避就，一日而遇七十毒。《纲鉴易知录》记载：民有疾，未知药石，炎帝始草木之滋……尝一日而遇七十毒，神而化之，遂作文书上以疗民疾而医道自此始矣。这些古代传说，反映了人类早期医疗保健活动的一些历史，护理道德从此开始萌芽。

二、我国护理道德的发展

我国护理道德的发展历经夏、商、西周至春秋战国时期。殷商时代已经出现了一些道德概念。西周初年，周公姬旦提出了以"敬德保民"为核心的伦理思想，同时有了"孝""悌""敬"等维护等级制度的道德规范或范畴，从而为中国伦理思想的发展奠定了基础。春秋战国时期，在伦理思想上出现了百家争鸣的局面。护理道德思想体系在此阶段初步形成，护理道德理论体系随着医疗护理的实践而初具轮廓。

《黄帝内经》是中医理论划时代的巨著，它形成了我国古代医学理论体系的雏形，标志着我国传统医德的初步形成。《黄帝内经》分为《素问》和《灵枢》两部，其中有大量的医德思想的论述。"非其人勿教，得其人乃传"，要求医家"上知天文、下知地理、中知人事"，告诫"天覆地载，万物悉备，莫过于人"。还有《征四失论》《疏五过论》等，指出"精神不专，志意不理，外内相失，故时疑殆""受师不卒，妄作杂术，谬言为道，更名自功"等，指责医术肤浅、急功近利等不良医德。战国时期，名医扁鹊就把医学和迷信区分开来，他四处行医，随俗而变，从事"带下医""耳目痹医""小儿医"，均尽心尽责。三国时期的华佗，医术高超，不趋炎附势，坚持在民间行医。

东汉著名医学家张仲景原为长沙太守，辞官专医，著《伤寒杂病论》，后世称"医圣"。在医德方面广为称颂，被人们尊称为"坐堂大夫"。《伤寒杂病论》中有很多医德思想的论述：反对"孜孜汲汲，为名利是务"，宣扬"上以疗君亲之疾，下以救贫贱之厄，中可保身长全""留神医药，精究方术"等。

儒家伦理思想由孔子始创，经孟子、荀子等人发展和完善，其提倡的"仁"影响广泛深远，古代医家把医学称之为"仁术"，医疗护理的目的是"救世济人"，医护被尊称为"仁士"。以墨子为代表的墨家所提出的墨家伦理思想，反映了小生产者的道德要求。以老子和庄子为代表的道家伦理思想，强调"返璞归真"，主张无为、无欲。以商鞅、韩非等人为代表的法家思想，强调人各"自为"，认为人和人之间都是一种"计数"关系，否认道德的社会作用，代表着地主阶级激进派的利益。整个先秦伦理思想，涉及道德的起源、人性的善恶、道德的最高原则、道德评价的标准以及道德同利益的关系等一系列伦理学的重要问题,它是中国古代伦理思想发展的一个高峰。后来出现的各种伦理学说,几乎都可以在这一时期的伦理思想中找到理论原型或思想渊源。

秦汉时期是中国封建阶级伦理思想进一步发展巩固和系统化的时期。随着封建中央集权制的建立和封建经济的发展,儒家伦理思想占据了统治地位。董仲舒提出的"天人感应"在道德中的运用,使这一时期占主要地位的伦理思想带上神学目的论的色彩;"三纲五常"成了封建社会中永恒不变的道德原则和规范,"孝""忠"等封建道德得到进一步强化;三纲领八条目的确立,使"修身"成为齐家、治国、平天下的基础和基本原则,"自天子以至庶人,壹是皆以修身为本"。

魏晋时期,社会动荡,战争频繁,国家长期分裂,地主阶级道德要求与其实际行为日益严重背离,再加上佛教的传入和玄学的盛行,使以儒学为正统的封建道德发生了动摇,在思想界出现了试图越出儒家道德的关于名教与自然关系的讨论,提出了品德与才能到底哪个更为重要的问题,享乐主义的思想也在这一时期泛滥起来,并在《杨朱篇》中得到了反映。但是道教倡导追求成仙必须以忠孝、和顺、仁信为本,佛教宣传"因果轮回报应""布施得福"的思想,使得大量信徒将从医作为从善的途径,这对护理道德产生了积极影响。

隋唐时期,中国封建社会再次统一。在伦理思想上,表现为儒家、道家、佛家三家互争短长、相互吸收和逐渐融合。封建地主阶级思想家们,进一步补充和丰富儒家的伦理思想,巩固它在封建社会中的地位。唐代是我国历史上最繁荣的时期,医学发展迅速,人才辈出。"药王"孙思邈是其中最杰出的代表,他不仅医术精湛而且医德高尚,著有祖国医学伟大的医学典籍之一《千金要方》,其中《大医精诚》《大医习业》是我国医学史上最早全面、系统地论述医护道德的专论。他提出"人命至重,有贵千金,一方济之,德逾于此",医家必须具备"精"和"诚"的精神,还提出对患者要"普同一等,一心赴救"等。

宋元明清时期,是封建地主阶级伦理思想从成熟到僵化并日益转向衰落的时期。以程颢、程颐、朱熹为代表的程朱学派,为了进一步维护封建统治,建立了一套以理为最高范畴的庞大而精致的伦理思想体系。以陆象山、王阳明为代表的陆王学派,建立起以"致良知"和"知行合一"为主要内容的"心学",试图更有效地维护没落的封建地主阶级的统治。明代中叶以后,随着资本主义萌芽的出现,封建地主阶级的"三纲五常""忠孝节义"以及"存天理,灭人欲"的道德教条和伦理原则,受到一部分具有启蒙意识的思想家的揭露和批判。从此,封建地主阶级的伦理思想开始走向衰落。在此时期,医护道德规范从抽象逐步走向具体。明代龚廷贤的《万病回春》首次对医患关系作了系统论述,总结出"医家十要"和"病家十要"。明代陈实功在《外科正宗》中对我国古代医德作了系统的总结,他概括了"医家五戒十要"。清代喻昌在《医门法律》一书中丰富和完善了传统医德评价理论,确立了医德评价的客观标准。还有清代张石顽《张氏医通》中的"医门十戒",清代夏鼎《幼科铁镜》中的"十三不可学"等。在此时期,关于医德的论述丰富多彩。

三、我国护理道德的成熟期

我国近代护理工作是随着西医传入而开始的。鸦片战争以后,西方医学进入我国,近代护理事业随之兴起,19世纪后半叶,护理伦理学逐渐成为一门独立的学科。这个时期的医护道德以爱国主义、民族主义和医学人道主义为主要特征,主要代表人物有孙中山、鲁迅、秋瑾、宋国宾等。

1949年,中华人民共和国成立后,护理事业得到了迅速发展,护理道德也得到了前所未有的发展和完善。1950年,首届全国卫生工作会议召开,对护理事业的发展做了统一规划。1956年,卫生部拟订了《关于改进护士工作的指示》,根据指示,各医院专门成立了护理部,开展护士的业务学习和举办正规护理高等教育,护理工作日益正规化。广大护理人员自觉以"毫不利己,专门利人"作为自己的行为准则,涌现了一大批德才兼备的高素质护士,如王琇瑛等杰出护士代表。此后,全国各地开展了护理道德及伦理学教育,加强了护理道德及伦理学的理论及实践研究,并制定了一系列医护道德规范。

我国护理道德的发展成熟受护理专业的始祖南丁格尔的深远影响。南丁格尔有如下语录:"如果病人感到冷,用餐后不适或出现压疮,一般来说这不是疾病的原因,而是护理不当所致。护士应该做什么,可以用一句话来解释,即让病人感觉更好。""护士的工作对象不是冰冷的石块、木头和纸片,而是有热血和生命的人类。护理工作是精细艺术中之最精细者,因此护士必须有一颗同情的心和一双勤劳的手。""护理要从人道主义出发,着眼于病人,既要重视病人的生理因素,又要重视病人的心理因素。""护士必须记住自己是被病人所依赖信任的,她必须不说别人的闲话,不与病人争吵……必须是个准确、细致、快速的观察者,而且必须作风正派。"南丁格尔的语录影响着一代又一代的护理工作者,护理道德理论及实践体系也因此日益成熟。

第二节 社会主义护理道德的形成和特征

思考题2-2

结合所学知识简要展望当代护理伦理学的发展前景。

思考题2-2
参考答案

一、社会主义护理道德的形成

作为东方文明古国,我们的先辈在医疗护理中,不仅在护理道德理论方面给我们留下了宝贵的遗产,其高尚的护理道德品质也被人民群众世世代代传颂,在中国护理伦理史上留下了光辉的一页。总结这些珍贵的民族遗产,对继承和发扬祖国护理道德的优良传统具有深远的意义。

社会主义护理道德形成于新民主主义革命时期。在东西方文化的共同影响下,中国优秀的传统文化和护理道德在继承中得到了长足的发展。医学家和哲学家概括和总结的传统护理道德反映了人民群众的利益,深受广大人民群众的欢迎并流传至今。在社会主义市场经济条件下,社会商品经济的发展既推动了科学技术的进步,也激发了人们的竞争意识和奋斗精神。随着科学文化水平的提高,人们许多传统的观念发生了改变。在新的形势下,社会主义护理道德逐步形成。

1939年,伟大的国际主义战士白求恩大夫牺牲后,毛泽东同志专门书写了《纪念白求恩》一文,号召学习白求恩同志毫不利己、专门利人的精神和对工作极端负责任、对同志对人民极端热忱的态度。1941年5月,毛泽东为延安中国医科大学书写了"救死扶伤,实行革命的人道主义"的著名题词。这些论述对当时的医德产生了重大影响,也是社会主义护理道德形成的重要思想条件。

社会主义市场经济除了具有一般市场经济的特征外,还有其特殊性,即在所有制结构上,以公有制为主体,多种经济成分并存;在分配制度上,以按劳分配为主,其他分配方式作补充。这种特殊性是形成社会主义护理道德的基础,并且决定了护理道德的多层次性。

(一) 全心全意为人民的身心健康服务

全心全意为人民的身心健康服务是社会主义护理道德的最高层次。在社会主义市场经济下,人与人之间的关系并不是单纯的经济关系,更不等同于资本主义制度下赤裸裸的金钱关系。因此,把全心全意为人民的身心健康服务作为最高的道德原则去教育和激励护理工作者,并以此去规范他们在处理护患关系中的行为,努力创造一个崇高的道德境界,这在护理道德建设中是十分必要的,它反映了社会和时代的根本特征。在现实生活中,存在着许许多多默默无闻、无私奉献的护理工作者,在他们终日忙碌的身上无不闪现着这种崇高原则的光辉。因此，最高道德原则的确立，对于激励和鼓舞护理人员去攀登最高道德境界是十分必要的。

（二）救死扶伤、防病治病，实行社会主义的人道主义精神

救死扶伤、防病治病，实行社会主义的人道主义精神是最基本的护理道德原则。社会的分工明确了医护人员的职责就是救死扶伤、防病治病。在医患关系中，从某种意义上讲，护理人员与患者的关系比医生与患者的关系更为密切，这就要求护理人员投入更多的技术、人格和感情。在护理全过程中，护理人员应把帮助患者疗伤治病、促进健康作为己任。在工作中要充分尊重患者的人格，要关心、同情、爱护患者，以人道主义的原则来规范自己的行为。

（三）勤于本职，利民利己

在市场经济的浪潮中，讲效率、重效益的理念必然渗透到社会关系的每个角落，护患关系也不例外。在护理行业中，也确实存在着一些不求有功、但求无过，单凭个人的利害关系来对待自己的神圣职业的想法，甚至不顾职业道德和社会信誉，坑害和敲诈患者的不良现象。因此，在护理道德建设中，除了最高的和基本的道德原则外，还必须确定一个最低层次的道德标准，即我为人人、人人为我、勤于本职、利民利己，从而真正认识到护理工作的最终行为具有利他性。只有不断地提高护理技术水平，认真扎实地工作，才能在我为人人中收获人人为我，从而获得自己合法的利益。顺应社会主义市场经济条件下的护理道德建设，其护患关系可有各种不同的行为表现，但都应受三个不同层次道德原则的约束：首先最高层次是一种理想的道德境界，是护理人员所追求的目标；其次是具有最普遍最充分约束力的道德原则；再次是一个护理人员最起码的道德要求。如果我们能根据现实工作中护理人员因思想、信念、品行和世界观的不同而产生的各种差异，提出不同的道德要求，就能够真正起到激励后进、鼓励先进和推动中游的作用。

（四）大力提倡敬业精神，完善监督制度

在市场经济条件下，护理道德教育和建设增添了新的内容。护理人员从事的是特殊职业，更应具有敬业精神。因为护理人员的工作对象是有生命、有思想、有感情的人，护理工作质量的好坏直接关系到人民生命的安全，责任重大。因此，护理人员除了在专业技术和道德修养上有更高的要求外，更需要一种敬业精神。随着市场经济的发展，在医疗部门也出现了急功近利的不良倾向，甚至出现了巧立名目、乱收费、收受礼物的不正之风。在这种情况下，进行敬业教育是非常必要的，要让每个护理人员真正感受到自己职业的神圣和崇高。做一个合格的护理人员首先要热爱自己的职业，要对事业有所追求，要善于学习、钻研业务，不断提高自己的理论和实践操作水平，将满腔的热情投身到神圣的护理事业中去，练就一身过硬的技术和本领。此外，护理人员优良道德品质的形成，要靠长期不懈的努力。

建立完善的监督制度，对护理服务的各项工作质量实施监督，给护理人员创造一定的道德规范环境，如设立意见簿（箱）、举报电话、周会制、每月小结、年终评比等制度；定期召开病员座谈会，举办院长接待日等活动，对护理工作人员的工作状况和质量进行综合考评；建立护理人员职业道德档案，并与晋升、晋职挂钩，结合多种形式的护理道德教育，使护理人员提高认识，积极参与道德实践，能自觉运用护理道德规范来约束自己的行为，从而达到道德自律的目的。这对加强护理道德建设，提高护理工作质量，使护理人员真正成为神圣的白衣天使，具有十分现实的意义。

二、社会主义护理道德的特征

孟子曰："恻隐之心，人皆有之。"道德是一种恻隐之心，是一种自觉习惯，也是一种约束力。它需要自我修养、良心发现、舆论监督、教育管理。规范是一种行为准则，它告诉人们"应该怎样"和"不应该怎样"。

护理道德是护士在工作实践中调整护士与患者、护士与医务人员、护士与护士以及护士与社会之间相互关系的行为准则和规范。一方面,它以一般社会职业道德的医学道德为指导,引导护士树立社会主义道德理想,防病治病,救死扶伤,实行社会主义医学人道主义精神和全心全意为人民健康服务的道德信念;另一方面,它根据护理科学上需要的一些特定的道德原则和道德规范,来调整护士与患者、护士与医务人员、护士与护士以及护士与社会之间相互关系,引导护士热爱本职工作,关心患者,严守护理制度,讲究护理艺术,钻研护理业务,精通护理技术,从而不断提高自身素质和护理质量。护理道德的实质和核心就在于珍视生命,尊重人的尊严和权利,为个人、家庭、公众提供高质量的健康服务。

社会主义护理道德是当前社会一般道德在护理实践领域中的特殊体现,是护理领域中各种道德关系的反映,涉及人的生命、疾病和健康问题,是护理人员在护理领域内处理各种道德关系的职业意识和行为规范,目的是更好地为人类的健康服务。护理劳动的特殊性决定了它在具备一般职业道德所具备的共性特征外,更有自己独特的特点。

(一) 广泛性与社会性

现代生物-心理-社会医学模式使医学目的从恢复人类健康、延长寿命、降低死亡率发展到提高人口的生命质量,使之具有生命价值。这就决定了护理工作的广泛性和社会性,因此决定了护理道德影响的广泛性和社会性。护理人员不仅要面向医院的患者,还要面向全社会不同层次、不同年龄、不同文化程度、不同职业、不同健康状况的人群;不仅要履行对患者的健康责任,还要承担起对他人、对社会的健康责任;不仅要考虑患者的局部利益,还要考虑他人、社会和后代的利益;不仅要看护理效果给社会带来的效益,还要考虑在护理过程中所采取的措施可能给社会带来的影响。在应对严重缺陷新生儿、计划生育、安乐死、卫生资源的分配、病菌的传播控制、护理改革等问题时,必须从国家、社会的道义以及“利群”的目的出发,尊重他人、服从公益、爱护全体,处理好护理人员与其他各种社会利益之间的关系。否则,就难以确定护理人员行为的道德性。

(二) 人类性与人道性

道德是有阶级性的,但医学、护理本身没有阶级性,病害对人类的危害是不分阶级的,所以护理道德的人类共同性较其他道德领域更多一些。孙思邈在《千金要方》中写道:“若有疾厄来求救者,不得问其贵贱贫富,长幼妍媸,怨善亲友,华夷愚智,普同一等,皆如至亲之想。”1973 年公布的《国际护士伦理守则》规定:“护理的需要是全人类的。护理工作不受国籍、种族、信仰、肤色、年龄、政治或社会地位的影响,即使是违法犯罪人员有病求助于医生护士时,也必须一视同仁,不得歧视。”守则同时还规定:“护理从本质上说就是尊重人的生命、尊严和权利。”它要求以人道主义作为护理道德原则的重要内容,在护理领域中关心患者的健康、重视患者的生命、尊重患者的人格与权利、维护患者的利益和幸福,对战俘、囚犯、精神病患者等也必须给予平等的人道待遇,让他们与其他患者一样享受到高质量、人性化的护理服务。

(三) 实践性与协调性

南丁格尔在《护理札记》中对护理职业性质作了精辟的论述:“护理就是给予病人最良好的恢复条件,为使所有病人生命力的消耗减少到最低限度的劳动。”书中还写道:“护理应从最小限度地消耗病人的生命力出发,使周围的环境保持舒适、安静、美观、整洁、空气清新、阳光充足、温度适宜,此外还要合理地调配饮食。”护理人员每天不分昼夜地穿梭巡回于病房,重复打针、输液、测血压、量体温等工作,给患者吸痰、洗胃、灌肠、导尿、做心肺复苏甚至料理生活,护理工作特别强调实际动手操作能力,实践性比医院管理人员甚至医生的工作都要强。因此,护理人员仅仅会背一些名词术语、记住操作规程是远远不够的,还必须有“一双愿意工作的手”。护理人员处于错综复杂的人际关系之中,在护理实践过程中,不仅要协调处理好自己与患者、医生、医技人员之间的责任关系、利益关系,还要以患者权益代言人的身份联系并协调患者与有关医务人员及机构的相互关系,建立和维持一个有效的沟通网络,使诊断、治疗、服务、救助等工作得以互相协调、配合,保证护理对象获得最适宜的整体性医护照顾,而不至于因为某一方面关系的失衡而影响护理效果。

(四) 规范性与艺术性

护理工作有严格的操作规程和严格执行医嘱的要求,应严格遵守护理规章制度,这直接关系到患者的生命安全,稍有疏忽,后果将不堪设想。所以护理工作必须严谨负责、一丝不苟,其中,为确保患者识别的准确性,严格执行"三查七对"(指操作前、操作中、操作后三个阶段,核对床位、姓名、药名、浓度、剂量、用药方法、用药时间)至关重要。如抽血时化验单信息一定要和实际患者信息一致,粘贴血液生化单时,试管上的号码、名字要和化验单上一致,这一点对做交叉配血试验的患者尤其重要。特别是在患者多、病种复杂的情况下,更要仔细小心,不能忙而出错。但护理学不是纯粹的科学,南丁格尔认为"护理既是艺术,又是科学"。她在《护理札记》中写道:"护理工作是精细艺术中之最精细者",护理艺术不仅渗透在躯体护理中,更多地体现在心理护理过程中,它的核心就是研究、掌握人的心理。护理人员的言行举止会使患者产生心理反应,从而引起情绪变化。因而,护理人员除了应注意仪表、风度、气质、神态等外在品质的修养,还要提高自身内在的人文素养,提升自己的精神境界,掌握沟通的技巧,了解患者的心理,通过自己的语言美和行为美影响患者。

(五) 良心与情感性

良心是指人们对是非、善恶、荣辱、美丑的深刻认识和感受,是对所负道德责任的内心感知和行为的自我评价与自我意识。护理人员的良心,是护理人员在与患者和社会的关系中,对自己的职业行为负有的道德责任感和自我评价能力,是一定的道德观念、情感、意志和信念在个人意识中的统一。良心是不管有无外界的压力、监督和利益的诱惑,一旦认定自己应该这样做,就不会那样去做。内心形成的信念不会轻易改变,作为内心的道德活动,不是外部强加的,而是依靠内心信念、动机和情感要求而支配自己的自觉活动。良心存在于内心深处,凡符合道德原则、规范的行为,内心感受到的是欣慰、愉快、踏实;反之,假、恶、丑的行为,内心深处总会感受到不安、痛苦和自责。

良心要求护理人员在任何情况下,都要忠实于患者,护理人员的医疗护理行为和方法基本上由自己单独实施,并且往往是在患者不了解甚至失去知觉的情况下进行。因此,行为正确与否、规范与否、意义大小与否,主要由护理人员单方面认可,患者一般很少申诉自己的意见,也很少对护理行为进行监督,这就对护士的道德良心提出了更高的要求。如忠诚于患者的利益,工作一丝不苟;在进行任何操作时,做到有人在旁边与无人在旁边一样,平时和检查工作时一样;一时疏忽出了差错时,应及时纠正,主动汇报,敢于承担责任。这是护理人员必备的高尚的道德良心。

良心还要求护理人员忠实于护理事业,具有为护理事业献身的精神。护理事业是一项发展中的事业,是一种以救死扶伤为特殊使命的崇高事业,这就要求护理人员不仅要有全心全意为人民身心健康服务的思想,还必须要有为事业作出贡献的精神。

道德、良心还要求护理人员忠实于社会,为人民服务。有的患者为了自己的便利或某些利益而采取送礼、行贿、拉关系、走后门等行为,护理人员应依靠自己的职业良心,唤醒自己的职业道德,拒绝并抵制社会上的不正之风,自觉维护白衣天使的纯洁美好形象。

护理人员的道德情感与通常获得的某种利益的满足以及欣赏音乐、观赏风景的美感不同。患者呻吟、流血、咳喘及谵妄狂叫等病情表现不仅不能带来美的感受,反之,对一般人有可能会引起厌恶、烦恼或恐惧的情感。但是,守护在患者身边的医护人员却全然不同,职业道德要求他们尊重患者、关怀患者,千方百计地抢救患者,不能有厌恶、烦恼或恐惧的情感表露。

(六) 理智与纯洁性

护理人员的主观体验和外部表现不能像平常生活中那般自由。在患者面前,即使有强烈的心理反应,也必须靠理智支配。如当被患者或家属的误解而遭到谩骂时,护理道德的理智性要求护理人员必须冷静对待，不能感情用事；面对罪大恶极的患病犯人，仍要予以认真治疗和护理；即便个别患者对自己多么不礼貌、不配合，也不允许在具体操作时缺乏同情心。面对身心受到病魔折磨的患者，护理人员应该表现出焦虑、关切之情，急患者之所急、痛患者之所痛的状态。

护理道德要求护理人员首先要有纯洁的同情心，有同情心才能设身处地为患者着想，才能在为患者治疗护理时，满腔热忱，体贴入微，态度和蔼，言语可亲，并十分注意自己的表情、姿势和态度对患者所产生的影响；才能在护理时，尽量选择痛苦少、效果好的手段。护理人员有纯洁的同情心才能不计较各种困难和烦恼，如不计较患者患病时的呻吟、辗转不安的动作、难闻的气味、咳痰、呕吐的污秽物等刺激，竭力为患者解除痛苦。有的患者连续多日便秘，腹胀难忍、寝食不安、痛苦不已，同情心驱使护理人员想一切办法解除患者便秘之苦；有些危重患者，呼吸困难导致痰液咳不出来，堵塞气道引起窒息，在这关键时刻，护理人员同样会毫不迟疑地口对口吸痰和人工呼吸，挽救患者的生命。这些置脏臭而不顾的行为举止，正是一种高尚的护理道德。

护理道德情感要求护士要有责任心，护理人员把抢救患者的生命，为患者的身心健康服务作为自己崇高而神圣的职责，这种情感是同情心基础上的升华，是高层次的情感，在道德情感中起主导作用。护理道德情感要求护士要有事业心，这是最高情感。护理人员把自己的护理工作和护理科学的发展以及人类的健康事业紧密地联系在一起，把护理事业看成自己的利益并自觉地为之终身奋斗。

（七）多样性与适用性

医疗行业有许多分支职业，每个分支职业都有自己的职业道德规范，有多少种分支，就有多少种相应的职业道德。护士的职业发展常见的有四个方向：临床护理专家、护理协调者（行政管理）、护理教育者、护理科研者。莎士比亚曾说："道德远胜于富贵的资产，它可以使一个凡人成为不朽的神明。"护理人员道德修养是护士个人在职业生涯中，能够按照职业道德的原则和规范，自觉地进行自我锻炼和改造，使自己逐步养成具有高尚职业道德和完美职业行为的护士。"玉不琢磨，永不成器"，只有每个人不断自我完善、自我发展，才能使整个护理队伍的综合素质得到全面提高，真正在人们心目中树立起"白衣天使"的崇高形象。

第三节　国外护理伦理学的产生和发展

思考题 2-3

为什么说南丁格尔的《护理札记》是护理伦理学的奠基之作？

一、古代护理道德的形成

四大文明古国之一的古印度是最早将护理作为一项独立职业的国家。公元前 5 世纪，印度名医妙闻在《妙闻集》中要求："雇佣的侍者（护士）应具有良好的行为和清洁习惯，要忠于他的职务，要对病人有深厚的感情，满足病人的需要，遵从医生的指导。"《阇罗迦本集》为印度内科名医阇罗迦所著，他要求护士"必须心灵手巧，必须有纯洁的心身，必须掌握药物配制和调剂的知识，以及对病人的忠心"。公元前 2 世纪印度国立医院要求护士"必须聪慧而敏捷，应献身于对病人的护理工作""能熟练地清洁床铺,对病人应有耐心"。

古希腊名医希波克拉底非常注重护理工作和护理道德,强调护士是医生的助手,并指出"选择有训练的人担任护士",帮助医生观察患者,执行医生的指示,"无论至于何处,遇男或女,贵人及奴婢,我之唯一目的,为病家谋幸福,并检点吾身,不做各种害人及恶劣行为,尤不做诱奸之事,保守病人秘密"。罗马名医盖仑要求医护人员舍利求义。在"黑暗的中世纪",教会医院护理行业也强调"利他"美德。与希波克拉底誓言相媲美的古阿拉伯著名医学家迈蒙尼提斯的《迈蒙尼提斯祷文》中,充分体现了医护人员关爱患者、不为名利、一视同仁、精益求精的高尚品德。

欧洲文艺复兴时期出现了医院,对护理道德提出了更高的要求,由过去的个人修养发展为医疗组织整体遵循的道德原则和规范,以"医学人道主义"为核心,以"义务论"为行为的指导,继承前人已有医德成果并加以发展。

到了近代,南丁格尔把护理学发展成为一门相对独立的学科,创建了现代护理和护理教育,从护理的对象、护士的地位和作用方面强调了护理道德的重要性。她指出:"护理要从人道主义出发,着眼于病人,既要重视病人的生理因素,又要重视病人的心理因素",护士的工作对象"是有热血和生命的人类","护理工作是精细艺术中之最精细者",因此,"护士必须有一颗同情的心和一双勤劳的手","必须记住自己是被病人所依赖信任的,她必须不说别人的闲话,不与病人争吵……必须是个准确、细致、快速的观察者,而且必须作风正派"。

从 19 世纪末 20 世纪初至当代,护理随医学科技的发展而成为一门综合性应用学科,不少国家及国际组织相应产生了一系列医德和法律文件,形成了护理伦理理论和护士规范,如国际护士协会 1953 年拟定的第一个正规护士规范《护士伦理学国际法》,1973 年的《国际护士伦理守则》,1976 年的《美国护士章程》,1948 年世界医学会制定发表、要求所有医务人员共同遵循的《日内瓦宣言》以及后来的《国际医德守则》《赫尔辛基宣言》《东京宣言》《吉汉宣言》等,护理道德规范逐步走向系统化、规范化、法律化。

二、近现代护理道德的发展

随着欧洲资本主义的兴起,伦理思想逐渐从神学的禁锢下解放出来。资产阶级的思想家们,从发展资本主义的要求出发,在伦理思想上,强调满足个人的需要和利益,深入地探讨了人的价值、人的尊严和自由、善的本质、道德评价的根据等问题,并以不同的方式提出了调解个人和他人、个人和社会利益关系的道德原则。这一时期所出现的各种反映资产阶级利益和要求的伦理学说,如 18 世纪法国唯物主义者的利己主义道德理论,19 世纪英国边沁、密尔的功利主义思想,康德从先验理性出发的自律伦理学,黑格尔的整体利益原则,费尔巴哈的幸福论等,在西方伦理思想中都有着重要的理论价值和影响。

19 世纪中后期,特别是 20 世纪以来,西方资本主义快速发展,随之出现了种种复杂的社会问题。新的科学技术革命以及两次世界大战,使西方伦理思想在探讨的对象和理论方面都出现了许多变化。现代西方伦理学派庞杂、观点多变,大体上可以归纳为以下三种主要思潮。一种是受实证科学影响较大的元伦理学或分析伦理学流派,包括直觉主义伦理学、情感主义、语言分析伦理学派等,主要流行于英美国家。它撇开现实的道德问题,侧重研究道德语言的意义、功能及有关道德判断和规范理论的逻辑证明问题,带有形式主义的特征。一种是主要流行于欧洲大陆国家的受人文科学影响较大的、常被分析伦理学家斥为形而上学的流派,如存在主义等。它以人为主体,着重讨论人的境况、命运和出路,排斥人的理性,而诉诸感情或直觉,其主要特征表现为非理性主义,并常常陷入悲观主义。还有一种是沿袭基督教神学伦理思想传统的思潮,包括新托马斯主义、新正统派伦理学等。它们有的虽然也打着"尊重科学"和"关心人"的旗帜,但实际上仍然是把善的本质、道德的起源以及道德评价的最高标准最终归之于上帝,鼓吹人只有通过信仰上帝,才能得到彻底的拯救。

在西方伦理思想的发展过程中,伦理学家们主要围绕以下几个问题进行探讨,建立起不同的伦理思想体系,反映了人们对于自身道德关系的认识逐步深化的过程,体现了西方伦理思想的传统特色。

什么是善? 如果说人们可以认识至善,那么,这种善的本质又是什么? 一些伦理学家注意到善或者至善同社会物质生活条件的关系,重视并强调道德与利益、道德与幸福的关系。另一些伦理学家则往往从上帝的意志、先验理性和人的主观意识中寻找善的来源和本质,从而这样或那样地抹杀或否认道德与社会物质生活条件的关系,表现出彻底的唯心主义倾向。关于善或至善的研究,在西方也被称为善论或道德价值论。不同的伦理学派和伦理学家,对什么是至善的回答是各不相同的,有的伦理学家把知识或智慧作为至善,有的把幸福作为至善,有的把仁爱作为至善,还有的把荣誉、权力作为至善。此外,还有一种以自我实现为至善的理论,这种理论,常常表现为多元论的价值观。

什么样的行为是正当的? 什么样的品性才是符合道德的? 在评价人们的行为和品性时,应以什么标准来评判? 在生活中,应该履行什么样的义务,怎样通过训练和教育,使人们的品行合乎道德? 解决这方面问题的关键在于如何看待和处理个人与社会、个人利益与整体利益的矛盾。一些伦理学家强调满足个人的欲望,否认人的行为应该受社会整体利益的制约;另一些伦理学家强调义务的重要,强调对社会和他人应负的责任。由于主要涉及义务问题,所以在西方又称为道德论或义务论。

以上两方面的问题,在西方伦理思想史上往往交织在一起。因为当人们评判一个人的行为或品质时,总是要隐蔽或公开地根据某些在他们心中已经形成的善的标准,即善的既定价值。从这个方面看,伦理学常常被称为价值科学。而人们探讨善恶价值时,也总是自觉或不自觉地试图影响人们的行为。在这种意义上,伦理学往往被人们称为规范科学。但是,人们研究价值或研究至善的目的,是使人们有一种理想的道德品质,同时也在于用至善这一目标去影响和规范人们的行为。所以,西方伦理学家一般都把 19 世纪以前的传统伦理学称为规范伦理学。

20 世纪以来的西方伦理思想表现出一种与传统伦理学不同的非规范主义倾向。一部分伦理学家否认伦理学的规范特点,仅仅把道德概念的意义分析和对道德判断的逻辑探讨作为自己的任务,并把自己的伦理学称为元伦理学或分析伦理学。另一部分伦理学家既反对伦理学的规范要求,也漠视所谓至善的价值,只强调纯客观地描述道德现象,强调对人的境况和命运进行先验的、人本主义的描述,探讨人怎样获得真实的存在、怎样超越。

当今社会,随着信息化社会日新月异的发展,世界各国都非常重视护理伦理学的建设和发展及完善,纷纷制定和颁布了一系列护理道德建设大纲,开展护理伦理学学习、培训及考核,并将护理伦理学列入护理专业教学必修课程,上述举措,必将有力地推动护理伦理学的发展。

南丁格尔誓言

📖 本 章 小 结

道德是以善恶为评价标准,依靠社会舆论、内心信念和传统习俗来调整人与人、人与自然之间关系的行为规范总和。我国护理道德的发展分为萌芽期、发展期、成熟期。伦理学是研究道德现象的理论概括,护理伦理学以医护道德为研究对象,是在生命论等基础理论的指导下发展起来的。护理伦理学是研究护理道德的一门科学,是运用一般伦理学原理和道德原则来解决和调整护理实践中人与人相互关系的一门科学,是由护理学和伦理学相结合而形成的一门边缘科学。社会主义护理道德的形成及其特征助推了护理伦理学的发展。古代护理道德的形成及近现代护理道德的发展极大地促进了护理伦理观的形成及护理伦理学的发展。

直通护考

直通护考
答案

1. 最早构建较完整美德论体系的是（　　）。

A.苏格拉底　　　B.柏拉图　　　　C.亚里士多德　　　D.希波克拉底　　　E.南丁格尔

2. 不只是护理领域的鼻祖,也是护理伦理学先驱的是（　　）。

A.希波克拉底　　B.南丁格尔　　　C.妙闻　　　　　　D.孙思邈　　　　　E.张仲景

3. 在言谈举止方面既要亲切关怀也要严谨有度,保持恰当的护患关系,不利用与患者建立的良好关系谋取利益或发展超出工作范围的关系,体现了护理人员（　　）的道德品质。

A.提高认识,默默奉献　　　　　　B.换位思考,理解患者

C.保护安全,严格管理　　　　　　D.严于律己,保护患者

E.全心全意,优质服务

（夏凡林）

Note

第三章 护理伦理学的理论基础

能力目标

1. 掌握：生命论、义务论和医学人道主义论的概念，以及对护士行为的指导意义和局限性；能够灵活运用护理伦理学的基础理论，辩证分析护理实践活动中的伦理案例。

2. 熟悉：生命论产生的背景，生命神圣论、质量论和价值论之间的关系。

3. 了解：护理伦理学其他相关理论内容。

任何一门学科的发展都是建立在一定的理论基础上的。伦理学在其漫长的发展过程中，形成了生命论、医学人道主义论、美德论和义务论等各种理论体系。护理伦理学是伦理学的分支学科，作为一门研究护理职业道德的学科，以伦理学的基本理论作为构建学科理论体系的基石。

第一节 生 命 论

案 例 3-1

20世纪70年代美国迈阿密市曾发生一起不寻常的诉讼案。一个名叫艾琳的女婴自出生背部就长有一个红色的肿瘤，如不及时手术，将造成致命感染或畸形发育。但实施手术成功的可能性不大，一旦手术失败，孩子极可能终生瘫痪。艾琳的父母从生命质量的角度出发，决定不为艾琳进行手术，让孩子自生自灭。但医方不同意艾琳父母的看法，认为生命是神圣的，手术有成功的可能，这样术后的艾琳可能在健康的情况下长大成人。大多数医生也认为，即使孩子可能因手术而瘫痪也仍应坚持手术。

【案例思考】

是让艾琳自然死去还是使她尽可能长久地活下去？艾琳的父母和医院请求司法公断。

案例 3-1
参考答案

生命论是围绕如何看待人的生命而确立的理论。随着社会的进步和医学科学的发展，人们对生命有着不同的认识和看法，围绕如何认识人的生与死，如何处理人的生与死的矛盾问题，形成了生命神圣论、生命质量论及生命价值论的观点。

Note

一、生命神圣论

近代实验医学的建立与发展,使生命的奥秘逐渐被揭示出来,为维护和尊重生命奠定了科学基础。同时,起源于欧洲的文艺复兴运动也掀起了资产阶级革命的浪潮,人们逐步在广泛的领域中展开与宗教、神学的斗争,开始批评压抑人性、摧残生命的各种制度和行为,"自由""平等""博爱"的思想得以盛行,唤醒了人们对人性和自身价值的重视,客观上为生命神圣论的发展提供了政治与理论依据,并使其更加系统化、理论化。第二次世界大战的爆发导致世界范围内大量人员的死亡,残酷的教训使得生命神圣的伦理观为更多的人所接受,并逐渐在此后越来越多的世界性立言及医学伦理道德法规中得以体现。

（一）生命神圣论的含义及理论观点

生命神圣论是强调人的生命具有至高无上、神圣不可侵犯的道德价值的一种伦理观念,其基本内容是无条件地保存生命,不惜任何代价维护和延长生命,一切人为终止生命的行为都是不道德的。

生命神圣论的观点起源于人类社会早期,古今中外宗教的或非宗教的伦理思想莫不推崇备至。不可否认,世间一切事物中,人的生命是最宝贵的,当人遭到疾病侵袭,面临死亡威胁时,医护工作者应该利用其掌握的医疗知识和技术努力恢复患者健康,挽救生命。"医乃仁术"的观念正是生命神圣论思想的体现,该观念为传统医德的重要思想。

（二）生命神圣论的局限性

生命神圣论在伦理学的发展史上起到过积极作用,但将生命神圣论绝对化的趋势在一定程度上并不符合社会发展的实际,存在弊端。

首先,这种生命观片面强调生命至上,主张对人的生命应不惜一切代价进行抢救,甚至不惜耗费大量的人力、物力去保护丧失社会意义的生命,延长人的濒死过程。这一行为必然导致人口数量膨胀,而忽视人口质量,最终导致人口质量下降。

其次,随着医学科学的发展,生命神圣论的观点与高新技术的发展及运用发生冲突。如计划生育中所采用的先天缺陷儿的流产,以及脑死亡者的器官移植等新技术在研发中受到生命神圣论观点的阻碍,在一定程度上影响了医学的发展和进步。

最后,现代医学技术可以长期维持脑死亡者的心跳和呼吸,但这些已失去自身、家庭和社会价值的生命,给家庭及社会带来了沉重的负担。绝对化的生命神圣论往往产生这样的矛盾,一方面强调不惜一切代价维持"无效生命",另一方面缺医少药地区的基本医疗保健的需要却无力满足。

（三）生命神圣论的护理伦理与实践

随着社会资源利用和生态保护之间冲突的显现,现代医学技术保护下"无效生命"的存在与社会资源合理分配之间的矛盾更加激化,现代生物医学技术操纵生命、优化生命能力的提高,使生命神圣论受到了严重的挑战。这些伦理难题只有突破绝对的生命至上的传统观念,才能促使护理人员从更宽广的视角思考问题,并对护理实践困境做出正确抉择,解决护理难题。

二、生命质量论

人类关于生命质量的思考由来已久。随着人类的发展,个体逐渐意识到自身应在道德义务中居主体地位,并开始在真正意义上追求这种地位,追求生命质量也成为大多数人的目标,并产生了与之相适应的伦理、文化和相关道德要求。20世纪50年代,随着遗传学、优生学、分子生物学等学科的兴起和对人类遗传基因认识的深入。生命质量论逐渐走向成熟,并为人类改善生命及生存条件提供了理论依据和技术保障。

全球人口数量的急剧增长以及随之而来的环境、生态等问题的大量涌现,导致提高人口质量与控制人口数量一样成为人类自身生存和发展的必然要求,强调以生命质量为基础的生命观成为现代医护科学发展的基调,更促进了公众观念由生命神圣论向生命质量论的改变。

(一)生命质量论的含义及理论观点

生命质量论是以人的自然素质的高低、优劣为依据,衡量生命对自身、他人和社会存在价值的一种伦理观念。生命质量论是 20 世纪 50 年代提出来的,它弥补了生命神圣论的部分缺陷。它强调人的生命价值不在于生命存在本身,而在于生命存在的质量;人们不应单纯追求生命的数量,而应关注生命的质量,增强和发挥人的潜能。

(二)生命质量的评价指标

一般从以下三个方面来衡量人的生命质量。

1. 主要质量　个体的身体和智力状态,它是区别人健全与否的标准。生命质量论认为,无脑儿、严重先天心脏畸形患儿,其主要生命质量非常低,已经没有必要进行生命的维持。

2. 根本质量　个体在与他人、社会相互作用的关系中,体现出的生命的目的、意义等生命活动的质量。如极度痛苦的肿瘤晚期患者、不可逆的昏迷患者等,这些严重的疾病往往使患者生命的根本质量低下或完全丧失。这些患者已经失去了生命的意义和目的。

3. 操作质量　利用量表、诊断学标准等客观手段测定的生命质量。例如,有的生命质量论者认为,用智力测定法测定人的智商时,智商高于 140 者是高生命质量的人才,智商在 70 以下者属于智力缺陷的人,智商在 30 以下者是智力缺陷较为严重的人,而智商低于 20 者则不能称为真正意义上的人。

(三)生命质量论的局限性

生命质量论只就人的自然素质谈论生命存在的价值,有其局限性。事实上,有的个体生命质量很高,但其存在的社会价值很小,甚至是负价值;有的个体生命质量虽然较低,但其存在的社会价值却很大,甚至超过常人。因此,有学者认为必须把生命质量与生命价值结合在一起进行研究。

(四)生命质量论的护理伦理与实践

生命质量论的产生,标志着人类生命观已经发生历史性转变,顺应人类自我认识和自我优化的新趋势。生命质量论的形成与发展为人们认识和处理生命问题提供了重要的理论依据,为长久以来困扰着人们的生死权利及生死选择问题,提供了新的标准和理论依据;同时,也为避孕、节育、绝育等计划生育措施的采用提供了新的理论支持;此外,还为很多国家的人口政策、环境政策、生态政策及更合理、公正地分配卫生资源策略提供了重要的理论支撑。

三、生命价值论

(一)生命价值论的含义和理论观点

生命价值论是以人具有的内在价值与外在价值的统一来衡量生命意义的一种伦理观念。生命价值论认为,判断人生命价值的高低主要取决于两个方面:一是生命本身的质量;二是生命对他人、社会和人类的意义。前者决定生命的内在价值,后者判断生命的外在价值。生命价值论认为一个人的生命素质越高,创造的物质和精神财富越多,对社会的贡献越大,其生命的价值就越高。生命价值论主张对这样的人的生命给予更多的权利。相反,对生命质量低劣、维持其存在所花费的代价过于昂贵,或给他人、社会带来沉重负担甚至危害的,则无过度保护的义务。此外,判断人的生命价值也不应只看其现存的生命价值,还应该考虑其潜在的生命价值,用发展的眼光去审视一个人的生命价值,才能做出更加符合护理伦理原则的决策。

(二)生命价值论的护理伦理与实践

随着高新技术在医学领域的广泛应用,患者权利运动等人道主义的觉醒,人们的价值观念发生了显著的改变。要求护士以保证患者的生命质量为前提,使患者的生命价值与社会价值相统一。具体表现在以下几个方面。

1. 并不是所有生命都具有无上的神圣价值　生命价值论帮助人们清醒地认识到，不惜一切代价延长一个毫无价值的生命，不仅会加重家庭和社会的负担，也会延长患者的痛苦，这种做法缺乏道德意义。而某些确实对家庭及社会具有积极意义的特殊患者，则应根据其内在与外在、现存与潜在的价值进行综合的伦理考量，最终做出符合伦理道德的行为决策。

2. 需从社会公益和长远利益出发判断生与死的道德价值　以生命神圣论为基础的价值论，以关心患者个体生命、促进医护学科发展为价值目标。价值论并不否定生命的神圣性，它认为生命的价值在于注重生命质量，实现生命的目的与意义，把生命的内在价值转化为外在价值。随着社会发展，社会公共利益的价值成为生命价值论的价值目标和落脚点。

3. 自然界也有其自身存在的价值和尊严　人类在经济发展与城市化的过程中，不可避免地会对生态环境造成污染和影响。自然界的污染与生态平衡的失调，又影响着人类的生存与健康。因此，在人与自然之间，同样存在着协调与和谐发展的价值观。护士也应当将保护自然环境作为护理伦理规范的一部分。

生命质量论、生命价值论是对生命神圣论的超越，但它并不否定人的生命权利，而是在更高层次上肯定人的生命神圣性。现代生命观就是从生命神圣论、生命质量论和生命价值论的辩证统一中去看待生命，把这种神圣性建立在生命质量和生命价值的基础上，在注重生命质量和生命价值的前提下去维护生命的神圣和尊严。

现代生命观的提出是生命伦理观的飞跃。它使医学观念从传统的维护生命，上升到提高生命质量和生命价值，使医学的目标从关注人的生理价值和医学价值，扩展到对人的社会价值的关注，从而为计划生育、优生优育的国策提供了道德依据，同时为处理临床工作的一系列难题，如不可逆转患者的抢救、缺陷儿的处置、节育技术的推进、安乐死的运用等提供了新的思路。

第二节　义务论和医学人道主义论

案例 3-2

公元前399年，古希腊著名哲学家苏格拉底被捕入狱，并被错误地判处死刑，罪名是不敬神和蛊惑青年。很多人劝苏格拉底逃走，但苏格拉底坚持认为：既然是雅典的公民，就必须服从雅典的判决；不管判决是否公正，擅自逃离都不应该；不管名誉是否受损，能否为社会带来好处，都不应该远离。苏格拉底最终选择饮下毒汁而死。

【案例思考】

该案例反映了护理伦理学的什么理论基础？

案例 3-2
参考答案

案例 3-3

某医院15年前收治了一名Ⅱ度烧伤面积达98%的9个月女婴，虽经医护人员积极救治,女婴的生命得以保存,却不可避免地留下了终身残疾。面对此情况,女婴的父母决定放弃抚养,交医院处理。医护人员出于人道主义,将女婴收治、喂养至今,15年来该女孩的养护给医院、科室带来了诸多问题,医护人员对当年是否应该积极救治并收留被弃养的女婴提出了诸多争议。

【案例思考】

医护人员的做法是否正确？该案例反映了护理伦理学的什么理论？

案例 3-3
参考答案

一、义务论

（一）义务论的含义和理论观点

义务论又称道义论、非效果论或道义主义,是关于道德义务、责任和应当的理论。它以道德义务、责任和应当为中心,研究和探讨人应该做什么,不应该做什么,即人应该遵守怎样的道德规范,并对人的行为动机和意向进行研究,以保证人的行为合乎道德。根据具体论证方法不同,一般将义务论分为行为义务论(act deontology)和规则义务论(rule deontology)两种类型。

行为义务论是指个人的行为是否合于道德,完全靠直觉、良心和上帝的戒律来判定。行为义务论者认为没有任何普遍的道德规则或理论,只有我们不能加以普遍化的特殊的行为、情况和人,人们在某一特殊情况下所做出的决定完全取决于自己当时的感觉和认识。由于行为义务论不以理性为基础,而主要依据个人的直觉,所以行为义务论又称义务直觉主义,其主要代表人物是英国牛津大学的哲学家普理查德和罗斯。

规则义务论者主张对某些特别的行为应用规则予以约束,规则是道德的唯一基础,遵循这些规则就符合道德,而与行为的结果无关。规则义务论伦理学历史上以康德的理论为代表,现代则以英国学者尤因为代表。他们对于义务道德的判断,都从分析其逻辑的必然关系入手。康德强调一致性,即求不自相矛盾;尤因强调贯通性。两者都以"可普遍化"的原则为中心。康德把各种经过普遍化的而不自相矛盾的道德规范或规则视为"绝对命令",认为是一切有理性者必须遵守的规范。

（二）义务论的护理伦理与实践

1. 义务论可确定护士的行为准则和规范　护理伦理学以研究护士义务和责任为中心,主要运用于确定护士的行为准则和规范,对护士的行为给予限定,即明确护士的道德责任,护士应该做什么,不应该做什么及如何做才符合道德。虽然随着社会的进步及医学和护理学科的飞速发展,护士的道德义务在与时俱进地发生着变化,但"护士应当奉行救死扶伤的人道主义精神,履行保护生命、减轻痛苦、增进健康的专业职责"一直被视为护士的第一要务。

2. 义务论可促进护士道德责任感的转化　义务论有他律和自律特点。道德责任只是护理伦理原则和规范对护士的要求,在护理实践中并不一定能用实际行动切实履行。因此,护士必须把它变成行为的动机,上升为道德责任感,即完成道德责任由他律向自律的转化。在道德领域,他律指个人被外界施加在身上的约束,可以对人的行为起到规范和指导作用;自律可简单地理解为自己对自己的约束,是道德的自觉性,从责任上升到责任感的层次。如果说道德义务是他律的集中表现,那么道德良心就是自律的集中表现。达到自律阶段的个体就是自由的人。

3. 义务论有利于护士明确自己的职业责任　在护理职业领域注重护理伦理义务,提出社会对护理界的职业道德要求,有利于护士明确自己的职业责任。在护理伦理学中,义务论强调了护士对患者个体的道德责任感,认为护理行为要遵循一定的道德原则,即要有纯正的动机。这对护理伦理建设产生了积极影响。在该理论的指导下,培养出了一代又一代具有高尚护理伦理的护士,在维护和促进人类健康及护理学科的发展中做出巨大贡献。

4. 义务论在护理实践中存在局限性　义务论体现着护理伦理学的核心内容,但是它绝对化的道德要求,使它在护理实践中的局限性日渐显现。第一,义务论强调护理行为的纯正动机,忽视护理行为本身的价值及可能导致的后果,这种忽视行为动机与效果统一性的做法往往导致好心办坏事。第二,义务论强调以护患关系为基础,以对患者负责为中心,而忽视了护理对他人、对整个社会的道德责任,可能导致对社会公众利益的侵害。第三,义务论过分强调护士对患者尽责任的绝对性和无条件性,却忽视了患者应尽的道德责任和义务及护士自身的权益,即忽视护患义务的双向性。

二、医学人道主义论

（一）医学人道主义的历史发展

1. 古代朴素的医学人道主义　由于当时医学水平低,医学实践中的人际关系仅仅局限于医生和患者的关系,医生在任何情况下,都要绝对维护患者的利益和生命,而不考虑其他因素。它也是医生出于职业特点,对患者朴素的情感流露,表现为对患者的关心、同情、仁慈等。朴素的医学人道主义对古代的医学发展,起到了重要的作用。它保障了人类健康、人类的生息繁衍和兴旺发展,并赢得了人们对医学的信赖。

2. 近代医学人道主义　无论是在深度和广度上,还是在内容和形式上,近代医学人道主义都比古代的医学人道主义有了进一步的发展。该阶段的医学人道主义,以人为出发点,把为患者治病、保护人的健康和生命视为自己神圣的使命。近代医学人道主义具备了科学性,以完整的形式和内容,激励着广大医务工作者,为解除患者的疾病痛苦、维护患者的生命而工作。但是,由于受历史发展及医学水平的制约,近代医学人道主义仍具有局限性,它只重视生命的自然属性,而忽视了生命的社会属性,相关问题仍需进一步完善。

3. 现代医学人道主义　继承和发扬了古代、近代医学人道主义并且随着医学模式的转变,医学人道主义也具有了新的特点。首先,医学人道主义的动机和效果不仅限于自然的人,还包括社会的人。其次,医学人道主义的对象也已由单个患者扩展到社会,人道主义施行者也由临床医生扩展到所有的医务工作者。

（二）医学人道主义的含义和理论观点

人道论也就是人道主义,原指欧洲文艺复兴时期新兴资产阶级用以反对封建制度和宗教神学,争取人权自由的一种思想和文化运动。现泛指一切主张维护人的尊严、权利和自由,重视人的价值,要求人能得到充分自由的发展等的思想。

医学人道主义属于广义人道主义范畴,是指在医学领域中爱护、关心患者,重视患者生命,尊重患者的权利和尊严,维护患者的利益和幸福的伦理思想和原则。医学人道主义的发展经历了古代朴素的医学人道主义、实验医学时期的医学人道主义和社会主义医学人道主义三个阶段。护理人道主义是医学人道主义的一部分,它以实现人类的健康为出发点,其核心内容是爱护、关心患者,对所有患者一视同仁,重视患者的生命,尊重患者的权利和人格。

（三）医学人道主义的护理伦理与实践

1. 坚持社会主义的医学服务方向　社会主义卫生工作的根本目的是满足人们日益增长的卫生保健需要,提高全社会的健康水平,为社会主义现代化建设服务,这是医疗卫生工作的最大社会效益;同时,通过高质量、高效率的医疗护理工作达到社会经济的高收益。

2. 扩大服务内容　对广大人民群众生命的尊重和爱护不应局限于医护人员与患者个体之间,还应扩展到防病、治病、保障人民群众身心健康的整体层面。

3. 尊重服务对象的生存价值与人格　护士在护理活动中,首先应尊重患者本身的生存价值,不论其社会地位、职业、民族、亲疏等都应平等相待,通过救死扶伤,挽救其生命,促进其康复。此外,患者都有自己的人格,都享有医疗权利,不论对意识清醒者,还是对意识有缺陷者,都应尊重他们的人格。

4. 尊重患者的正当愿望　护士应充分尊重和满足患者的正当愿望,关心、体贴患者的疾苦。对于患者的不合理要求,如为了镇痛而要求增加麻醉性镇痛药剂量等,护士应给予耐心解释,以理服人,以情动人,赢得患者的理解和配合。

5. 发扬无产阶级国际主义精神　社会主义医学人道主义是没有国界的,在医务活动的国际交往中,应发扬白求恩精神,热忱为全世界人民的身心健康服务,为提高世界人民的健康水平作出贡献。

6. 坚决反对不人道的行为　社会主义医学人道主义坚决反对各种形式的不人道行为。对待战俘、囚犯、精神病患者、智力障碍患者等特殊人群,也应一视同仁,尊重其人格和尊严。反对法西斯主义、恐怖主义对人的残害,保障人的健康权利。

第三节　护理伦理学的其他相关理论

案 例 3-4

患者,男,65岁,知识分子,入院后确诊为肺癌。患者告知医护人员自己无子女,仅与63岁老伴相依为命,请求医护人员千万不要把其患肺癌的事情告知老伴,免得她冠心病发作或精神崩溃,自己已有充分的思想准备,手术前可以履行签字手续。对此,医护人员有不同的看法。有的认为应尊重患者的自主权,同时也为了避免出现不好的结果,不应把诊断结果告诉患者老伴;有的医护人员则认为,隐瞒不是一个诚实的、有德行的人应该做的,所以主张告知患者老伴实情。

【案例思考】

该案例中后者的理论依据是什么?

案 例 3-5

患者,男,65岁,患者在结肠癌根治术后出现肺部感染、左心衰竭症状,随后又发生应激性溃疡而导致上消化道出血,经抢救后病情仍反复,处于多器官功能衰竭状态。医生根据病情已下病危通知,并劝其家属放弃治疗。但其家属在已欠医院医疗费的情况下仍要求不惜一切代价积极救治,医院为避免医患冲突而屈从,最终花费公费医疗费用20余万元后,患者还是因病情过重而告不治。很多人认为医院不顾实际情况,一味屈从家属,盲目实施抢救行为,不惜一切代价救治原本无救治希望的患者,浪费了大量公共资源,缺乏社会责任感,完全不符合公益论的伦理要求。有人指出,患者家属缺乏医学知识,在医生告知患者已救治无望的情况下,仍抱着一丝生还的希望而强烈要求不惜一切代价地抢救,从情感上可以理解,但是不惜公费医疗,浪费大量稀有卫生资源,也是缺乏社会责任感、没有公益思想的表现。还有人认为,应该针对患者具体情况进行有限的抢救,既满足了家属不愿放弃

案例 3-4
参考答案

案例 3-5
参考答案

抢救的愿望,也能节约大量的卫生资源,这样方为符合公益思想的最佳选择。

【案例思考】

该案例中提到的公益论指的是什么?

一、美德论

（一）美德论的含义和理论观点

美德论又称德性论、品德论,也有人称之为善的理论,它旨在研究作为人所应该具备的品德、品行、品性、品格及如何成为道德完人的理论。该理论强调应以理想的人格典范作为道德的核心,而不仅只要求行为合乎义务;重视人自身现有的良好能力的发挥,并强调道德判断能力的培养及实践智慧的养成。

（二）美德论的护理伦理与实践

在长期的护理实践中,护士继承和培养了许多高尚的道德品质,主要包括以下内容。

1. 仁慈　仁爱慈善,仁慈是人的基本美德,也是护理人员应努力培养和履行的首要的职业道德品性。仁慈要求护士必须对患者富有爱心,对人及其生命有高度的仁爱精神,这是作为一名护士必须具备的品德。把护士的仁慈品性上升到世界观、人生观的高度去考察,护士仁慈品德的内核是医学人道主义。

2. 诚挚　护士应热爱并忠诚于护理事业,忠诚于服务对象,说真话,办实事。诚心诚意地对待患者,努力与患者及其家属建立和谐的护患关系,取得他们的信任与配合,积极维护患者的利益和权利,敢于同损害患者利益的现象作斗争。

3. 严谨　护士在工作中应具备严肃认真的科学态度、缜密周详的思维方式、审慎负责的工作作风。护理工作的服务对象是人,其面临的健康问题及健康需求千差万别。因此,要求护士能够根据每位患者的具体情况,客观而有针对性地分析并解决其健康问题;以严肃认真的工作作风,审慎处理工作中的各种问题。

4. 公正　护士应一视同仁地对待患者,合情合理地处理公私关系和分配卫生资源,尤其是稀缺的卫生资源,这是护士重要的道德品质之一。

5. 进取　护士应刻苦钻研业务,不断更新知识并持续提升技能,虚心向同行学习,不断提高护理质量。

6. 奉献　护士在护理实践中表现出的不怕苦、不怕累、不嫌脏、不畏困难,对提高社会公众的健康水平具有高度的社会责任感和爱护生命的纯朴情怀,具有为保护患者利益与集体利益勇于牺牲个人利益的高尚情操和品质。护理是一种圣洁而崇高的职业,忠于护理事业,就要有奉献和献身精神。

7. 协作　护士在护理实践中,能与其他科室的医护人员甚至是院外人员密切配合,互相尊重、互相支持、齐心协力,为患者提高健康水平而共同努力。医疗和护理虽然是两门独立的学科,但却息息相关、密不可分,只有医护人员密切配合,通力合作,才能提高医疗服务水平。

8. 廉洁　护士应办事公道,作风严谨正派,不图谋私利。

护理实践对护士的美德要求十分严格,具备高尚道德品质是护理工作、护理学科发展的前提和关键。高尚的护理伦理品质的培养和形成是一个长期的、循序渐进的过程,它不仅需要整个社会物质、文化、精神环境的熏陶,还需要获得护理行业内部持续不断的护理伦理教育和护理实践环境的陶冶,更需要护士发自内心的认同和自觉培养及塑造。因此,护士的道德品质不仅要以护理实践为基础,更应以自觉的意志选择为凭借,才能在众多护理行为上自觉地做出最符合伦理道德的行为选择。

二、公益论

公益的思想自古已有,而作为生命伦理学基本理论的公益论则出现于 20 世纪 70 年代,是由美国加州大学医学院的约翰逊教授和乔治城大学人类生殖和生物伦理研究所所长赫尼格斯于 1973 年首次提出的。公益论主要对如何公平、公正、合理地解决医疗活动中出现的各种利益冲突和矛盾提供了伦理依据,是现代医学及医患关系发生的深刻变化在医学伦理理论上表现出的必然结果。

(一)公益论产生的背景

首先,公益论的产生,是医学社会化趋势的必然结果。20 世纪以来,随着医学的社会化,医疗实践形成了庞大的社会体系,医学的服务对象也由个体扩展到社会及人群。医德关系也从单纯的医患关系、医际关系扩展到包括医务人员在内的医疗部门与社会的关系。医患关系由过去的个别医生面对单个患者,转变为许多医务人员(不仅仅医生)面对许多服务对象(不仅仅是患者本人),医学界面对服务对象及其他"相关者"的利益调节问题。特别是在调整与协调社会整体利益和长远利益的关系时,如何选择正确的行为,这是传统医学伦理理论无法回答的。医学发展到今天,已经成为社会公益事业,整个人类有着共同的长远利益,需要考虑社会公益,需要公益论的指导。随着人们对生殖技术、基因技术等医学高技术会影响人类公共、长远和后代的健康利益的认识的加深,公益论越来越引起人们的关注和推崇。

其次,公益论的产生是为了解决现代医疗的道德冲突的必然结果。生命质量与价值论的产生并与义务论相互补充,为解决现代医疗道德冲突提供了理论武器,但其不是万能的。在医学日趋社会化、医学社会价值越来越大、对群体及社会利益的影响越来越大和越来越深刻时,公益问题就凸显出来,而这类矛盾是生命质量与价值论无法解决的。而且在医学活动中,生命质量及价值的精神的贯彻和实施,也需要解决社会公益与个人利益,以及两者与社会公正的关系问题。卫生决策、卫生资源的宏观及微观分配、临床价值与预防价值的平衡、人类当前利益与长远利益的平衡问题都凸显出来,这些问题都需要新的理论来解决,公益论的出现是必然的。

(二)公益论的含义

公益即公共利益、大多数人的利益,公益论既是关于公共利益的理论,也是根据行为是否以社会公共利益为直接目的而确定道德规范的伦理思想。公益论强调以社会整体利益和全人类的长远利益为出发点和归宿,强调个人利益服从整体利益、局部利益服从全局利益、眼前利益服从长远利益,强调用公平、公正、平等的原则去解决社会生活中各种利益的冲突,以使社会大多数人获益,从而有助于社会进步和人类的长远发展。护理伦理学的公益论则强调护理人员应将对患者的责任同对他人、社会和后代的责任统一起来,公平合理地解决护理实践活动中出现的各种利益冲突和矛盾,使医疗护理活动不仅有利于患者个体利益,还必须兼顾群体利益乃至后代利益,最终有利于人类生存环境的改善和护理学科的发展。

(三)公益论的内容

公益论主要包括群体公益、社会公益、科学公益、后代公益以及卫生政策公益等多方面。在护理实践活动中落实公益论,应坚持以群体利益为出发点,兼顾对社会公益、科学公益、后代公益和卫生政策公益的责任。

1. 群体公益　公益论首先着眼并强调的概念,强调以满足绝大多数人的利益为出发点,提倡为绝大多数人服务,提高全人类的健康水平。

2. 社会公益　与社会或社会成员共同有关的利益,包括关系和影响社会全体成员共同利益的公共财产、公共设施等。社会公益既是社会所有劳动者共同创造的社会财富,也是社会公共生活的物质基础,需要全体社会成员共同爱惜和维护。作为社会成员的护理人员,由于职业属性,更应该在社会公益方面做出应有的贡献,如公益性的社区服务、紧急援助、健康服务相关知识的宣传、环境保护促进、公共福利援助等。但由于社会公益的需要,护理人员在进行上述公益活动时除了考虑受益者的利益外,还应该兼顾更长远的人类整体利益和子孙后代的可持续发展利益。

3. 科学公益　学科的存在和发展是建立在学科可为社会提供服务和长远利益的基础之上的,这就要求护理实践活动不仅需要考虑如何促进护理科学的发展,还需要重点考虑如何使实践活动满足社会的需求并符合人类的长远利益。护理实践活动不仅要立足于现实需要,更要立足于科学发展的需要,使学科发展有利于公众的长远公益。

4. 后代公益　在运用公益论解决问题的同时,还应该注意的是在医护实践活动中,在考虑对当代人健康负责的基础上还应该考虑保障子孙后代的健康和利益。这就要求在护理实践中应本着可持续发展的公益理念进行科学的医护实践行为设计,通过各种行为保护环境,节约资源,为子孙后代保护和维持优良的环境和生活条件。

5. 卫生政策公益　现代医疗卫生保健作为社会性事业,相关人员在制定卫生政策、卫生发展战略方面应该本着公平、公正、合理的原则,考虑自身肩负的公益责任。尤其是在权衡医疗资源分配时必须考虑使其符合绝大多数人的利益,要以公众利益为出发点,使大多数人受益。

在护理实践过程中除了关注上述公益外,还应特别注意护理人员自身行为对卫生相关政策的公益责任。一方面要求护理人员必须遵循公平、公正、合理的卫生政策,在自己的权限范围内最大限度地合理分配现有医疗资源,体现其公益价值;另一方面还要求护理人员必须以自身的医护行为不折不扣地践行国家既定的卫生策略、卫生政策,最大限度地维护社会公益。

(四) 公益论的意义

护理实践活动同时兼顾患者、医院、社会三方面的利益是其活动的理想目标,通常来讲,患者的利益、医院的利益、社会的利益是一致的,但常常也会出现三者不一致的情况,甚至出现多种、多重利益的冲突甚至矛盾,这就需要用公益论作为其实践行为的选择指南。如患者对医疗资源不断扩大的需求与社会医疗资源相对有限之间的矛盾;满足患者的某种治疗的需要与该治疗可能出现的严重不良后果之间的矛盾;盲目延长无价值的生命与增加家庭、集体和社会负担的矛盾;护理科研中维护患者的利益与发展护理学科的矛盾等。公益论的提出为较好地解决诸多利益冲突提供了一定的理论根据,也为这些矛盾的解决提供了更多的可能性。公益论在护理实践中的运用不但丰富了护理伦理学的理论基础,推动了护理学科的发展,还加强了护理人员的社会责任,使护理人员的权利和义务得到了极大的丰富和完善。

医学伦理
委员会

本章小结

护理伦理学以生命论、医学人道主义论、美德论、义务论、公益论为理论基础,指导护理人员在职业实践中做出合理抉择。生命论围绕如何看待人的生命形成了生命神圣论、生命质量论及生命价值论的现代生命观,使医学观念上升到提高生命质量和生命价值,医学目标扩展到对人的社会价值的关注,为医护人员处理临床工作的难题提供了新的思路。医学人道主义属于广义人道主义范畴,是指在医学领域中爱护、关心患者健康,重视患者生命,尊重患者的权利和尊严,维护患者的利益和幸福的伦理思想和原则。在长期护理实践中,护士形成了仁慈、诚挚、严谨、公正、进取、奉献、协作、廉洁等许多高尚的道德品质。义务论分为行为义务论及规则义务论,在护理实践中可确定护士的行为准则和规范,促进护士道德责任感的转化,有利于护士明确自己的职业责任;但也存在缺陷,如忽视护理行为本身的价值及可能导致的后果,过分重视护患关系及护士对患者尽责任的绝对性和无条件性。

Note

直通护考

1. 护理伦理学的理论基础不包括（　　）。

A. 生命论　　　　B. 医学人道主义论　C. 道义论　　　　D. 义务论　　　　E. 功德论

2. 以护士应该做什么，不应该做什么以及如何做才是道德的为具体形式的护理伦理学理论被称为（　　）。

A. 生命论　　　　B. 人道论　　　　C. 美德论　　　　D. 义务论　　　　E. 功德论

3. 医学伦理学的基础理论有助于护理人员解决某些伦理困境，为做出合理的行为提供更为可靠的依据。依据医学的对象和目的判断在下列医学伦理学的基础理论中，最重要、最根本的应该是（　　）。

A. 义务论　　　　　　　　　　B. 生命论　　　　　　　　　　C. 医学人道主义论

D. 后果论　　　　　　　　　　E. 美德论和公益论

4. 在医学伦理学的基础理论中，义务论在现代依然发挥着重要的作用。在下面的内容里，与义务论作用不相符合的选项是（　　）。

A. 提高医务人员对道德责任的认识　　　　　B. 促进医务人员勤奋进取

C. 明确社会对医务人员的基本要求　　　　　D. 促进医患义务的双向性

E. 调节医务人员与患者、集体、社会的关系

5. 生命质量论在现代具有明显的伦理意义。下面与生命质量论伦理意义不相符的选项是（　　）。

A. 人类追求自身完美的认识飞跃　　　　　B. 制定社会政策的依据

C. 做出医疗决策的依据　　　　　　　　　D. 促进医务人员追求高质量的生命

E. 满足患者追求绝对的生命数量要求

6. 生命论是围绕如何看待人的生命而确立的理论。医护人员在医疗实践中面对生命难题时的最佳选择应该是（　　）。

A. 坚持人的生命是绝对神圣的　　　　　　B. 坚持生命质量论

C. 坚持生命价值论　　　　　　　　　　　D. 坚持生命质量论比生命价值论更重要

E. 坚持生命神圣论、生命质量论和生命价值论的有机统一

7. 现代医学伦理学的公益论就是合理分配利益。下面与公益论内容不相符合的是（　　）。

A. 患者公益　　　　　B. 群体公益　　　　　C. 科学公益

D. 后代公益　　　　　E. 医疗群体公益

（郭璐璐）

第四章 护理伦理规范体系

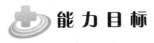

能力目标

1. 掌握：护理伦理的基本原则、基本规范和基本范畴。
2. 熟悉：护理伦理的具体原则，护患的权利和义务。
3. 了解：护理伦理的规范体系。

护理伦理的基本原则、基本规范和基本范畴构成了护理伦理的规范体系。正确理解和践行护理伦理的基本原则、基本规范和基本范畴，对于提高护理人员的伦理水平和护理伦理修养，加强新时期医德医风建设，促进和谐医患关系的构建，更好地为人民群众的身心健康服务，有着非常重要的现实意义。

第一节 护理伦理的基本原则

案例 4-1

华益慰是北京军区总医院原外一科主任，以高尚的医德和高超医术感动亿万中国人。他一辈子勤奋敬业，始终把医术高超作为自己的毕生追求，刻苦钻研临床技术，从一名普通外科医生成长为知名专家，他廉洁行医，始终把医德高尚作为自己的职业操守，拒收红包，拒请吃饭，拒拿回扣，从医56年没有接受过患者一分钱，没做过一件对不起患者的事，全心全意为患者服务。30多次被评为"优秀共产党员""学雷锋标兵""优秀服务标兵""医德医风先进个人"等，充分展示了医务工作者医德高尚、医术高超的良好形象。这个从未想过在世界上留名的人，将被这个世界铭记。

【案例思考】

请从伦理知识角度来评价人民的好医生华益慰。

案例 4-1
参考答案

一、护理伦理的基本原则

（一）护理伦理基本原则的含义及作用

1. 护理伦理的基本原则 调节护理人际关系以及护理人员与社会关系的最基本出发点和最高道德准则，也是衡量护理人员道德水平的基本尺度。它是社会主义医学道德原则在护理领域中的具体运用和体现。

2. 护理伦理基本原则在整个护理规范体系中的重要地位 第一，它是护理规范体系的核心和纲领，护理伦理具体原则、规范和范畴都贯彻和体现护理伦理基本原则的要求。第二，它是护理伦理道德评价的最高标准。护理伦理道德评价具体标准很多，但根本上讲，凡是符合护理伦理基本原则的护理道德意识和护理道德行为，就是善，反之就是恶。第三，它是护理伦理道德教育和护理伦理道德修养的重要内容，对护理人员进行护理道德教育和护理道德修养时始终以护理伦理基本原则为宗旨和指导思想。

（二）社会主义护理伦理基本原则的内容

社会主义护理伦理的基本原则：防病治病、救死扶伤；实行社会主义医学人道主义；全心全意为人民身心健康服务。

1. 防病治病，救死扶伤 广大护理人员护理工作的核心任务和基本内容，是实现为人民身心健康服务。社会主义护理伦理道德主要是通过防病治病、救死扶伤来体现为人民服务和实行医学人道主义。随着医学科学的发展和医学模式的转变，医疗护理工作已由临床医疗护理扩大到社会预防和保健等方面，强调防治结合。当人们身心健康时，要采取各种有效手段，预防各种危害人体的疾病，以维护和保障人们的健康；当人们身心健康受到侵害时，要一心赴救，充分利用各种医疗护理手段，以促进人们恢复康复。

"防病治病，救死扶伤"原则对护理人员的要求：热爱本职工作，刻苦钻研护理技术，加强道德修养；做到一切以患者利益为重，把患者的伤痛和生命安危放在首位，竭尽全力进行救治，甚至不惜牺牲个人的一切，履行"救死扶伤、防病治病"道德责任和道德义务；要正确认识护理人员的社会责任，做到既重视个体患者的医治护理，又重视群体社会预防和保健，实现防治结合。

2. 实行社会主义医学人道主义 社会主义医学人道主义继承了传统医学人道主义的精华，并使之得到了丰富和发展。社会主义医学人道主义强调以人为本。实行社会主义医学人道主义是处理好医疗人际关系必须遵循的基本准则。

"社会主义医学人道主义"原则对护理人员的要求：确立全心全意为人民服务的信念。真正尊重患者的生命价值和人格尊严，把患者的利益放在第一位。

3. 全心全意为人民身心健康服务 全心全意为人民身心健康服务是社会主义护理伦理道德的实质和核心，是护理工作的出发点和归宿，是医务人员为人民服务的具体化，是广大医务人员的医德理想和目标，也是社会主义社会的护理道德和以往社会的护理道德的根本区别。

"全心全意为人民身心健康服务"要求护理人员要做到：为人民身心健康服务时，把患者的利益放在首位，同时正确处理好个人与集体、个人与国家的关系。在护理实践中，护理人员应尽职尽责、全心全意、时时处处关心人民的健康和痛苦。

二、护理伦理的具体原则

护理伦理基本原则是具有指导性的根本原则，集中体现了社会主义护理伦理的本质特征。在实践运用护理伦理基本原则时还需借助于一些具体原则以保障其实施。护理伦理具体原则包括尊重原则、有利原则、不伤害原则和公正原则。

（一）尊重原则

尊重原则又称自主原则，是指护理人员对患者人格及其权利的尊重。

尊重原则实现的关键是护理人员对患者自主权利的尊重和维护。它强调患者的主体地位和权利，认为对为患者实施的一切措施和行为，都应做真实全面的解释、说明，然后由患者自己做出决定。一旦患者做出决定，原则上必须尊重。如果护理人员对患者缺少应有的尊重，良好的护患关系和护理程序就难以建立，并将给护理过程及效果带来严重影响。

尊重原则对护理人员有以下要求。

1. 增强尊重患者自主权的意识　尊重患者是医学人道主义的核心,也是护理服务理念的最高境界。护理人员在日常护理工作中应自觉养成尊重患者自主权的意识,承认患者有权根据自己的意愿做出理性的决定。主动改正那些与患者自主权相违背的言语和行为,让患者参与到自身的医疗和护理实践中来。

2. 为患者提供更多的医护信息　医学是一门专业性很强的科学,极易出现患者对自己的病情及医护人员采取的诊疗护理措施不了解的情况,患者很难自主地做出理性的选择和决定。因此,在护理工作中应加强护患之间的沟通交流。如护士有责任向入院的患者介绍所患疾病的诊疗和预后情况,药物的应用及其副作用等情况,让患者及其家属及时了解与患者有关的各种信息,尊重患者的知情权。但对于一些不便告知患者或不利于患者康复的信息要注意保密,将真实情况告诉患者家属,以免发生医疗纠纷。

3. 帮助和鼓励患者做出恰当的选择　在患者了解了更多的医学信息,了解了各种诊疗方案的利弊之后,医护人员应鼓励患者做出恰当的选择。医护人员可以提出自己的建议,但不应强迫患者接受或不接受某种治疗方案,应鼓励患者充分表达自己的真实意愿和选择恰当的诊疗方案。

(二) 有利原则

有利原则是指护理人员行为的动机与效果均应对患者有利,把患者的利益放在第一位,尽可能避免对患者的伤害。有利,就是护理人员为患者做善事。这一原则在西方也称为行善原则。

有利于患者是中外优良医德传统。古希腊医学鼻祖希波克拉底在《希波克拉底誓言》中明确提出了为病家谋利益的行医信条,到了现代,有利于患者成为了医学伦理的最高原则。1988年,卫生部颁布的《中华人民共和国医务人员医德规范及实施办法》规定:"救死扶伤,实行社会主义的人道主义。时刻为病人着想,千方百计为病人解除病痛。"

有利原则对护理人员有以下要求。

1. 将患者的利益放在第一位　在护理实践中,护理人员要时刻把患者的健康和生命放在第一位,想患者所想,急患者所急,痛患者所痛,尽自己所能为患者减轻痛苦,增进健康。

2. 全面权衡利害得失　当诊断、治疗和护理采取的手段对患者利害共存时,要权衡利害,选择疗效最好、损害最小的方案。

(三) 不伤害原则

医疗伤害分为技术性伤害和道德性伤害两类。技术性伤害是指用药不当或护理操作不慎,对患者造成的身体、心理的伤害。道德性伤害是指由于医护人员在治疗和护理过程中缺乏医德而造成的,如责任心不强、态度冷漠、语言尖刻等,都会不同程度地造成患者心理或精神上的伤害。

不伤害原则是指在护理实践中最大限度地避免给患者带来不应有的任何伤害的伦理原则。不伤害原则的真正意义不在于消除一切医疗伤害,重在强调树立对患者高度负责、保护患者健康和生命的护理伦理理念,在实践中努力避免对患者不应有的医疗伤害。

不伤害原则对护理人员有以下要求。

1. 增强以患者为中心的服务意识,坚决杜绝责任性伤害　在医疗护理过程中,医护人员应珍惜患者的生命,在选择治疗护理方案时应尽量以最小的损害去获得最佳的效果,决不能为达到某种个人目的而滥用护理手段,人为增加患者的痛苦。

2. 恪尽职守,努力防范和减少难免伤害和意外伤害　医学就像一把"双刃剑",在治疗疾病的同时也可能会给患者带来一定程度的伤害。如药物的毒副作用,放疗、化疗对身体的损伤等。医护人员要尽力使这些损伤降到最低限度,更要防止本来可以避免的伤害发生,不给患者造成本可避免的身体上、精神上的伤害和经济上的损失。

3. 伤害无法避免时,"两害相权取其轻"　积极了解和评估各项护理活动可能对患者造成的影响,正确权衡利害得失,选择最佳护理方案,并在实施中尽最大努力,把不可避免但可控的伤害降到最低限度。

(四)公正原则

公正原则是指在医疗护理服务中公平、正直地对待每一位患者的伦理原则。公正原则包括两个方面的内容:一方面,在医疗护理服务中,护理人员应公正、平等地对待每一位患者;另一方面,在医疗卫生资源分配过程中,让患者享有医疗保健的平等权利,做到公正优先,兼顾效率,合理配置卫生资源。

公正原则对护理人员有以下要求。

1. 与患者平等交往和对患者一视同仁 护患双方包括医患双方在社会地位、人格尊严上是平等的,所以应该平等交往。对待患者要一视同仁,不管患者的身份、地位、文化程度、宗教信仰如何,都应平等对待,尽职尽责,而不能亲疏不一、厚此薄彼。

2. 医疗资源分配坚持公平优先、兼顾效率的原则 医疗卫生资源是指满足人们健康需要的人力、物力和财力的总和。其分配包括宏观分配和微观分配。宏观分配是指由国家行政机构所进行的分配,主要是确定卫生保健投入占国民收入总支出的比例,及此项投入在医疗各领域的合理分配问题,以保证在人人享有基本的医疗保健的基础上进一步满足人们多层次的医疗保健需求;微观分配是由医院和医护人员针对特定患者在临床诊治中进行的资源分配,目前在我国主要指住院床位、手术机会以及贵重稀缺医疗资源的分配,在分配中要按照一系列的标准进行权衡,如社会价值标准、医学标准、家庭角色标准、科研价值标准、预期寿命等,从而确定享用者。

第二节 护理伦理的基本规范

案例 4-2

张某,男,65 岁,2003 年 6 月 26 日以尿潴留急诊入院。患者表情痛苦,面色苍白,冷汗,立即给予导尿,共导出茶色尿液 1220 mL。主诉:进行性排尿困难、小便点滴难出。B超示:前列腺增生、肾积水。急查肾功能,尿十项示:蛋白(+)、白细胞(++)。肛诊:前列腺Ⅲ度肿大。保守治疗效果不佳,决定行经尿道前列腺气化电切术。在询问病史时发现患者焦躁不安,在病房来回走动,考虑患者可能对次日手术有顾虑,而患者却不愿说。为稳定患者情绪,护士介绍两位同病房手术后恢复期患者,让他们相互交流,该患者平静许多,然后开始询问有关手术问题,护士抓住这个有利时机,向患者介绍前列腺的解剖部位以及病理、系列症状和什么情况下必须采取手术治疗、手术的指征等情况,同时又为患者播放手术过程的录像带,告诉患者手术中应如何配合医生治疗。至此,该患者思想已完全放松,态度积极,对手术充满信心,夜间患者安然入眠。

次日手术顺利,回病房后给予麻醉后护理、留置导尿管、持续膀胱冲洗等。患者除略感疲乏,余况较好。第二日患者开始早期活动,护士嘱附用餐时可以坐起,可以在床上活动双腿,并对其多种活动给予指导,对病情无任何影响。术后第三天停止冲洗,患者下床活动,但小便色鲜红、量多,患者情绪紧张、恐惧。护理人员立即嘱患者卧床休息,遵医嘱用止血药,同时分散患者注意力,使其了解术后有些出血属正常情况,不必紧张。同时告诉患者情绪与疾病的关系,若过度焦虑、紧张,可加快血液流动,加重出血。后患者情绪渐稳定,小便

Note

颜色逐渐转清,其他症状也迅速好转。随着病情的好转,患者心理上放松,并开始早晚锻炼身体,此时,嘱患者恢复期内运动量不宜过大,不能持重物,要保持大便通畅。1周后,患者病情稳定,拔导尿管,准备出院。

【案例思考】

案例中护理人员的行为体现了哪些护理伦理规范?

护理伦理规范是社会对护理人员的基本要求,是规范护理人员道德意识和道德行为的具体标准,是护理伦理基本原则的具体体现和必要补充。护理伦理基本规范是在护理实践中逐渐形成的行为标准和善恶标准,使护理伦理原则具有可操作性、针对性和导向性,从而使其在护理实践中得以实现和贯彻。

一、护理伦理规范的含义和作用

(一)护理伦理规范的含义

护理伦理规范是指依据一定的护理伦理道德理论和原则而制定的,用以调整护理工作中各种人际关系,评价护理行为善恶的准则。护理伦理规范是护理人员道德行为和道德关系的普遍规律的反映,是社会对护理人员的基本道德要求。

(二)护理伦理规范的作用

1. 有利于提高护理质量　护理工作是医疗活动的一部分,护理质量直接关系到医疗质量。护理人员只有具备高尚的护理道德境界才能尽职尽责地为患者服务,高质量地完成护理任务,从而保证医院各项规章制度的执行,减少或避免护理事故、差错和纠纷的发生。

2. 有利于培养新型的护理人才　随着医学模式的转变,护理模式也由以疾病为中心的护理模式逐步向以患者身心健康为中心的护理模式转变,这对护理人员的道德修养和专业素质提出了更高的要求。护理伦理规范有助于提高护理人员的个人道德修养,使其更快更好地适应新护理模式的需求。

3. 有利于建立和谐的医、护、患关系　护理伦理规范是护理人员在护理实践中处理人际关系以及护理人员与社会关系应遵循的道德准则。护理人员自觉地遵守护理伦理规范,妥善处理好与医生、患者、同行之间的关系,使医、护、患之间的关系和谐发展,并营造良好的医疗护理氛围。

二、护理伦理基本规范的内容

(一)救死扶伤,尽职尽责

"救死扶伤,尽职尽责"是对每个护理人员最基本的道德要求。它要求护理人员明确自己的责任,把全心全意为患者身心健康服务作为自己工作的宗旨,对护理活动中的各种道德现象,有明确的是非界限,要求护理人员自觉选择自己应有的护理道德行为。

护理服务对象不仅有健康人,而且还有身心受到痛苦折磨的患者。患者将生死寄希望于医护人员,认真负责还是疏忽大意,直接关系患者的生命安危,涉及千家万户的悲欢离合。这就要求护理人员时刻想到患者痛苦安危,考虑到患者的利益,在护理工作中严肃认真,一丝不苟,准确无误,使患者得到及时诊治,做到尽职尽责。

(二)一视同仁,平等待患

"一视同仁,平等待患"主要是指护理人员对患者的权利、利益、人格的尊重和关心。护理人员与患者在人格上是平等的。它要求护理人员应时刻想到患者的痛苦安危,想到患者的利益所需,不论患者的地位高低,权力大小,容貌美丑,关系亲疏,经济状况的好坏,都应一视同仁,平等相待。对任何患者的正当愿望和合理要求,都应予以尊重,在力所能及和条件许可的情况下尽力给予满足。

(三)钻研技术,精益求精

"钻研技术,精益求精"对于促进护理科学的发展和提高护理人员为人民服务的护理水平具有重要意义。它要求护理人员不仅要热爱医学科学和医疗卫生事业,而且必须对医护科技有强烈的求知欲望和刻苦钻研的精神,及时了解医学发展的动态,把握新知识和新技术的运用。通过学习新理论、新技术,并创造性地运用于医疗护理实践中,更好地为人民身心健康服务。因此,一个立志献身护理事业的人,应当努力学习专业知识,不断提高自己的护理技术,对技术精益求精,不断探索创造最佳的护理技术,为患者提供更好的服务。

(四)举止端庄,文明礼貌

"举止端庄,文明礼貌"是指言谈、举止、仪表要讲究文明礼貌。它要求护理人员言谈文雅有度,举止稳重端庄,仪表整洁大方,这不仅是精神文明建设的重要方面,也是现代生物、心理和社会医学模式的需求。对每个来医院就诊和住院的患者来说,他们不仅需要受到医护人员的尊重,而且还希望得到医护人员的了解、重视和同情,在诊疗护理过程中获得帮助、感到安全,所以护理人员对患者要体贴入微,使患者感到温暖亲切,做到不是亲人胜似亲人。这能使患者保持良好的精神状态,从而增强与疾病作斗争的信心,促进疾病的痊愈。如果训斥患者,举止轻率鲁莽,语言轻浮,就会给患者带来精神上、心理上的不良刺激,不利于患者身心健康的恢复。因此,护理人员举止大方、态度和蔼、语言文明有利于赢得患者的肯定和信赖,有利于建立和谐的护患关系,为患者疾病的治疗和康复营造良好的环境。

(五)互学互助,团结协作

随着医学科学的发展,医疗护理工作的分工越来越细,面对患者,一个医务工作者难以全面、准确地诊断病情,并进行合理有效的治疗。这就要求医护人员之间要互相尊重、互学互助、团结协作,不论年龄大小、资历深浅,都要维护彼此的尊严和声誉,尊重相互的权利和意见。同行之间要互相信任,互相支持,密切配合,发挥优势,共同完成医疗护理任务。护理人员还应当热爱集体,关心集体,正确处理好个人和集体之间的关系,用自己高尚的医德维护科室和医院以及整个医务界的荣誉。

(六)廉洁奉公,不徇私利

"廉洁奉公,不徇私利"是指护理人员要具有廉洁的品德和不以医疗护理为手段谋取个人私利的正派医风。"廉洁行医,不徇私利"是医德医风的重要内容和主要标志。在改革开放发展社会主义市场经济的背景下,尤其是在新旧体制交替,利益格局和思想观念调整变化的情况下,有部分医护人员,收受患者红包,拿回扣,以医谋私,开大处方,开人情方,小病大治,进行不必要的重复检查,收取"天价"医药费等,给我们的医疗卫生工作造成了极坏的影响。这些不良行为不仅给患者造成了严重的经济损失,还损坏了医疗卫生工作崇高的社会信誉。红包无害论、医德无用论是完全错误的,不利于社会主义精神文明建设,我们应坚决抵制。

(七)言语谨慎,保守医密

"言语谨慎,保守医密"是对护理人员言语上的道德要求,要求护理人员在护理过程中要针对患者的思想状况,从言语和保密方面进行心理护理,以减轻和解除患者的各种消极情绪、紧张情绪和异常行为,从而提高护理效果。

言语要谨慎。护理人员的语言、表情、态度、行为对患者有着重要的影响,因此,护理人员的言语谨慎是非常重要的。护理道德中的保密不同于一般的保密,它的目的是不使患者受到不良刺激,不使患者降低或丧失治病的信心,以配合对疾病的医治护理,是保护性的医疗措施。患者求医时,对医护人员寄予最大信任,愿意把自己不能向别人公开的"隐私"告诉医生、护士,作为医护人员必须为患者保密,不得把患者的秘密向外人泄露或随意作为笑料,广为传播扩散。否则,不仅损伤患者的自尊心,还会加重病情的发展,甚至给患者及其家庭带来不幸,这不仅是社会道德不允许的,而且违背社会主义医学人道主义的基本原则。

第三节　护理伦理的基本范畴

案 例 4-3

　　某医院内科病房,治疗护士误将甲床患者的青霉素注射给乙床患者,而将乙床患者的庆大霉素注射给甲床患者。当她发现后,心理十分矛盾和紧张,并对乙床患者进行严密观察,没有发现青霉素过敏。该护士原想把此事隐瞒下去,但反复思虑后还是报告给护士长,同时作了自我检查。但不知道是否应该告诉患者。

　　【案例思考】
　　请同学们用所学的护理伦理范畴知识分析:该案例中护士将实情告诉护士长对吗? 该不该告诉患者?

案例 4-3
参考答案

　　护理伦理范畴是从一般伦理范畴中派生出来的,是反映护理过程中人们之间相互关系中最本质、最重要、最普遍的伦理关系的概念,护理伦理范畴是对护理道德实践的总结和概括。护理伦理的基本范畴主要包括权利与义务、情感与良心、荣誉与幸福、审慎与保密。

一、权利与义务

　　权利与义务是护理伦理范畴中最基本的一对范畴,护患双方都是权利与义务中的主体,他(她)们都享有一定的权利,也相应履行一定的社会义务和责任。护士作为一种社会职业,必须具有一定的权利才能保证护理职责的实现,同时护士也必须履行相应的义务,这样,患者享有的各种权利才能实现;患者在享有一定权利的同时,必须履行一定的义务,才能保证护理工作的正常进行。

(一) 权利

　　1. 权利的含义　权利是指公民或法人依法拥有的权利和享受的利益。从护理伦理角度看,权利包括两个方面的内容,即患者的权利和护理人员的权利。

　　患者的权利是指患者在医疗护理过程中应当行使的权利和享受的利益。护理人员的权利是指在护理工作中,护理人员应拥有的权利和享受的利益。

　　2. 权利的基本内容　(1)患者的主要权利。①生命健康权。指患者在患病期间所享有的生存权、恢复健康和增进健康的权利,这是公民最基本的、最重要的人身权。任何人都享有医疗护理的权利。任何医护人员都无权拒绝患者医疗护理的要求,违背了这一点,就违背了最起码的医德原则。②平等享受医疗护理的权利。每个患者享有平等的医疗保健和护理的权利,尊重和实现这种权利,是尊重患者人格和生存权利的表现。医护人员应平等地对待每个患者。③知情同意的权利。患者有权要求治疗护理,也有权拒绝治疗护理。在护理过程中患者有权获得关于自己的疾病情况及护理方案。同时,医护人员的决策应尽量争得患者的同意,尤其是实验性的治疗护理必须告知患者利害关系及其一定的危险性,患者有权利拒绝,医护人员应尊重患者的意见,不得强迫。医护人员更不能为了自己获取科研资料,隐瞒实情,骗取患者同意,这也是对患者权利的践踏。④要求保密的权利。在医疗护理过程中,医护人员获知患者的隐私,患者有要求医护人员保密的权利。医护人员不可将患者的隐私当成笑料,更不能告诉他人。⑤监督自身医疗护理权利实现的权利。患者有权监督自己医疗护理的实现,对各种阻碍医疗护理权利实现的错误做法,患者有权直接或间接地提出批评和指责,要求改正。医护人员不可将患者的医疗护理监督、正当批评或合理要求,一概说成是有意出难题,甚至进行打击报复,这是医德不允许的。⑥有了解医疗费用使用情况的权利。医院应该对各种常规费用明码标价,不得乱收费,患者有监督和向主管部门反映乱收费的权利。

(2) 护理人员的主要权利。①对患者的护理权。护理人员为维护患者的利益,首要拥有的就是对患者的护理权,并且这种权利是独立的,比如采用哪种护理方案,选用的护理级别等等。护理人员行使权利的独立自主性是由医疗职业特点所决定的,其出发点是维护患者医护权利的实现和正常的医护秩序,保证医疗过程的正常进行,从而达到保护患者健康利益的目的,所以全社会应尊重医护人员的这种权利。②对特殊患者的隔离权。医护人员有权对处于传染期的传染患者和发作期的精神患者等特殊患者实行隔离,以免造成对他人、社会的传染和伤害,医护人员行使这种权利的出发点是为了维护患者本人和社会公众的身心健康。③对特殊患者的干涉权。患者有拒绝医护护理的权利,如果患者拒绝治疗会给其带来严重的不良后果或不可挽回的损害时,医护人员有权进行干涉,在征得家属和单位领导同意后进行医疗护理。患者有权要求医护人员为其保守个人隐私和秘密,但是当这一要求可能对社会、他人产生危害时,医护人员有权利进行干涉。医护人员只能在维护患者健康权益和社会利益的前提下,在特定条件和有限范围内使用干涉权,不可滥用,否则是对患者权益的侵犯,是护理道德不允许的。

3. 权利的作用 护理人员明确了自己的权利之后,就会正确行使自身权利,而不滥用权利,避免出现不道德行为;在明确患者的权利之后,就会自觉尊重患者,全心全意为患者服务。

(二) 义务

1. 义务的含义 义务是指个人对社会、集体和他人应尽的道德责任,也是社会、集体、他人对个人行为的要求。义务的基本形式有两种,即法律义务和道德义务。护理道德义务是指护理人员应履行的道德责任,包括对社会和对患者承担的责任。

2. 护理人员的道德义务

(1) 为患者解除病痛的义务。护理人员为患者解除病痛是最基本的道德义务,从事护理这一职业,就应为人民的身心健康、患者的权益负责。医护人员不能把为患者治病护理,看成是对患者的恩赐,以恩人自居,这样势必颠倒护患之间服务与被服务的关系。一般情况下,一些患者尤其是生命曾一度垂危的患者会对抢救过自己的医护人员表现出感激之情,这是正常的,是患者道德意识的表现,但医护人员不能因此抛弃道德义务,向患者索取回报。

(2) 尊重、关心、爱护患者,保护患者的隐私。这实质上是对患者人格和权利的尊重,有利于与患者建立相互信任、以诚相待的护患关系。

(3) 参与公共卫生和疾病预防控制工作的义务。发生自然灾害、公共卫生事件等严重威胁公众生命健康的突发事件时,护士应当服从县级以上人民政府卫生主管部门或者所在医疗卫生机构的安排,参加医疗救护。

3. 患者的义务

(1) 积极配合医疗护理的义务。患者在接受医疗护理的过程中,应该尊重医护人员的工作,积极配合。如认真回答医护人员的询问;如实讲清病情体验及与之有关的疾病信息;提供尽可能详细、真实的病史;遵医嘱,按医护人员的要求配合完成诊疗护理工作,使自己早日康复。

(2) 遵守医院规章制度的义务。医院的规章制度是维护医疗护理良好环境和秩序的有力措施,这不仅依赖于医护人员更依赖于患者及其家属的自觉遵守。如遵守医院的就诊及住院须知、探视制度、陪床制度、交费制度、出院制度等。

（3）支持医学科研的义务。医学科学发展的最终目的是维护和促进人类健康，患者有义务在自己不受伤害的情况下，经知情同意，配合医护人员开展教学、科研、公益活动，如为医学生做示教、作为受试者自愿参加人体实验、义务献血等。

4. 义务对护理人员的作用　护理道德义务使护理人员明确了服务方向，强化了岗位职责，自觉地为人民身心健康服务；能够帮助护理人员正确处理公与私的关系，时时处处以患者利益为重，尽职尽责，全心全意为患者服务；能够促使护理人员不断提高道德修养，履行救死扶伤、防病治病的义务，把对患者的义务和对社会的义务统一起来。

二、情感与良心

护理伦理情感和良心是护理人员在履行自己的权利和义务过程中，在自己内心深处的一种态度体验和道德责任感。

（一）情感

1. 情感的含义　情感是人们内心世界的自然流露，是人们对客观事物和周围人群喜怒哀乐的外在表现，也就是人们客观事物所持的态度、产生的内心体验，如高兴、愤怒、爱慕、厌恶等。

2. 护理伦理情感　指护理人员在护理实践活动中对自己所履行的道德义务及行为的一种爱憎或好恶的情绪和态度。它建立在对患者生命的热爱，对患者人格的尊重基础上，是一种高尚的职业道德情感。

3. 护理伦理情感的主要内容

（1）同情感。同情感是护理人员发自内心的情感。面对受疾病折磨，盼望救治的患者，给予同情并愿为其解除病痛的情感。这是一个护理人员最起码的道德情感。同情感作为最基本的道德情感，是促使护理人员为患者服务的原始动力。

（2）责任感。同情感升华到一定程度就变成责任感，责任感是一种自觉的道德意识，其理性成分较大，使护理人员的行为具有稳定性。当护理人员把恢复患者健康，挽救患者的生命看作是自己崇高的职责时，他们就会夜以继日地工作，不分有无报酬，为护理患者奉献自己的一切。

（3）事业感。事业感是医护理人员最高层次的道德情感。把护理工作与护理事业的发展，与人类健康事业的发展紧密联系起来，把人类健康与护理事业看得高于一切，成为自己执著的终生追求。有了这种情感，就能够做到为了护理事业的发展，勇于探索，不断进取，甚至把自己的一生都献给护理事业。

总之，良好的护理情感既有利于患者的病情好转和早日康复，又有利于提高护理人员自身的道德素质，更好地为人民健康服务。

（二）良心

1. 良心的含义　良心是人们在履行对他人、对社会的义务过程中，对自己行为应负的道德责任的一种主观认识和评价能力。义务是对他人和社会的责任，而良心是对自己行为的责任，良心不受外界条件的影响，而是以个人感受的形式表现出来。

2. 护理人员的职业良心　护理人员的职业良心，是指护理人员在履行护理职业活动过程中道德责任的自觉认识和自我评价能力，它是维护道德原则、规范在个人意识中形成的稳定的信念和意识。

3. 良心的作用

（1）良心在护理行为前起选择作用。护理人员在行为之前，良心总是会根据护理伦理原则和规范的要求，对行为的动机进行自我检查。一旦意识到自己的行为违背护理伦理要求时，良心就会驱使内心产生一种责任感，一种发自内心深处的反思，对符合道德要求的动机予以肯定，对不符合道德要求的加以否定。一个有高尚护理道德的护理人员，在良心的支配下，必然会产生强烈的道德责任感，自觉地承担对患者、社会应尽的责任和义务，做出有利于患者健康的行为选择。

（2）良心在护理行为中起监督作用。由于护理人员的医疗行为大多是在无人监督、患者不了解甚至失去知觉的情况下进行的，因此，医疗行为的正确与否，是由护理人员单方面认可的，患者一般很难进行监督，这就要求护理人员时时刻刻用职业良心来约束自己的行为，为患者的利益着想。医德良心是指护理人员在内心"立法"，使人做到"慎独"。对符合护理道德要求的情感、观念、意志、信念予以支持和鼓励，对不符合护理道德要求的反常情感、私欲、邪念，本能地予以制止和纠正，扬善抑恶。良心的这种监督作用能使护理人员保持高尚的品德，不断提高道德境界。

（3）良心对护理行为的后果和影响起评价作用。良心不仅对护理人员的行为有监督作用，而且具有裁判作用。人们常说的"良心责备"、良心感到"内疚"或"问心无愧"等，就是这种内在的精神力量起作用的表现。良心可以自发地评价护理人员的医疗行为，是护理人员内心的"道德法庭"，自己既是起诉人又是审判官。当自己的行为符合自己的内心信念时自己就感到心理上、精神上的满足，从而力量倍增；当自己的行为背离了自己的内心信念时即使没人发现，或不会遭到社会舆论的抨击，自己也会感到内疚、悔恨，受到自我良心的谴责，感到羞耻，从而努力避免再发生类似行为。这就促使护理人员改正医疗行为中的缺点和错误，积极挽回不良影响，不断提高护理道德水平和道德修养。

三、荣誉与幸福

（一）荣誉

1. 荣誉的含义　荣誉是同良心、义务紧密联系的道德范畴，是对道德行为的社会价值所做出的客观评价和主观意向。荣誉一方面是指人们履行了社会责任，对社会做出一定贡献之后，得到社会舆论的认可和褒奖；另一方面，荣誉是指个人对自己行为的社会评价的自我意识，即良心中所包含的支持和尊重的意思。荣誉是鼓舞、推动人们自觉地为社会尽义务、作贡献的内驱动力。

2. 护理人员的荣誉观　护理人员的荣誉是为患者身心健康而奉献个人的全部智慧和精力，从而得到的社会公认和褒奖及个人良心慰藉。护理人员要树立正确的荣誉观。

（1）荣誉与义务相一致。忠实履行自己的护理道德义务，是获得荣誉的前提。一个护理人员，只有勤奋工作，为人民的身心健康工作出色，业绩非凡，获得同行和患者的好评，才能获得荣誉。坚决反对在护理实践中虚浮不实，甚至弄虚弄假，骗取荣誉的行为，应把获得荣誉与履行义务做到完美的统一。

（2）个人荣誉与集体荣誉是统一的。个人荣誉与集体荣誉是辩证统一的，离开了社会的发展、集体的支持，就不可能有个人的荣誉。个人的荣誉也包括集体的智慧和力量，是广大群众集体智慧的结晶。同样，社会的进步、集体荣誉的获得也是通过众多个人的努力和奋斗而实现的。集体荣誉是个人荣誉的基础和归宿，个人荣誉是集体荣誉的体现和组成部分，要自觉维护集体荣誉，以大局为重，在荣誉面前要谦让。

（3）荣誉与求是共存。要坚持荣誉的真实性，通过勤奋踏实地工作获取荣誉，反对弄虚作假，欺世盗名。只有实事求是才是真正的光荣，才能获取真荣誉。

总之，荣誉对护理人员起着非常重要激励作用，是他们不断进步的重要精神支柱，促使护理人员更好地为人民的身心健康服务。

（二）幸福

1. 幸福的含义　幸福是和人生的目的、意义以及现实生活和理想联系最密切的道德现象。幸福是指人们在创造物质生活和精神生活的实践中，感受和理解到目标和理想的实现而得到精神上的满足。

2. 护理人员的幸福　护理人员的幸福是在防病治病、救死扶伤的实践中，感受到自己为人民健康服务的理想实现而得到的精神上的满足和快慰。主要体现为在护理过程中解除了患者的痛苦，使患者重获幸福；在发展护理科学上有所贡献，受人尊重，感到幸福。

3. 护理人员的幸福观

（1）把创造幸福与享受幸福统一起来。劳动不仅创造了人，而且创造了幸福，人们在创造物质财富和精神财富的过程中既体会到劳动的艰辛又感受到劳动的幸福。护理人员在护理岗位上,通过自己辛勤的劳动,精心护理,使患者康复、重返岗位,从中感受到个人劳动得到社会的肯定,体会护理工作的意义,获得成就感,这时就会感到自己是个非常幸福的人。

(2) 把物质生活与精神生活的幸福统一起来。幸福不仅仅体现在物质生活方面,而且也体现在精神生活方面,有时,精神生活幸福更重要。若仅仅追求物质幸福,不注重精神生活,物欲横流,贪心不足,势必造成苦恼,这样离幸福就会越来越远。因此,护理人员既要注重物质生活水平又要注重精神生活质量,要把物质生活和精神生活的幸福结合起来。

(3) 把个人幸福与集体幸福统一起来。社会生活是互相联系的整体,个人离不开社会,个人幸福和集体幸福也是分不开的。集体幸福是个人幸福的基础,个人幸福是集体幸福的表现,离开集体,个人幸福就没有保障。护理人员在为患者、社会的幸福作出贡献的同时,不仅给患者及社会带来幸福,同时也给自己带来幸福。

树立正确的幸福观,可以使护理人员自觉履行护理道德义务和充分实现自我价值。

四、审慎与保密

审慎与保密是反映医学职业特殊道德关系行为的基本范畴,对于保护患者的生命和维护患者的尊严具有重要意义。

(一) 审慎

1. 审慎的含义　审慎是周密谨慎的意思,是指人们在行为之前的周密思考与行为过程中的小心谨慎,审慎是一种道德作风,对实践护理伦理原则和规范具有重要的意义。

2. 护理人员的审慎　护理人员的审慎是指护理人员在为患者治疗护理过程中详细周密的思考与小心谨慎的服务,以此保证患者身心健康和生命安全。审慎是医护人员最重要的品质。自古以来,许多名医都以"用药如用兵""用药如用刑"来告诫和要求自己,护理人员的语言、诊断措施要审慎,做到慎重、严谨、周密、无误,保障患者身心健康和生命安全,及时做出最优化的护理方案,促进患者恢复身心健康。

(二) 保密

1. 护理伦理保密的含义　保密就是保守机密,使之不外泄。护理伦理保密是指护理人员在护理过程中对涉及患者的秘密应予以保密,通常包括患者及其家庭隐私、独特的体征或畸形等患者不愿让别人知晓的事情。保密在医疗护理实践中有特殊的重要作用,从《希波克拉底誓言》到《日内瓦宣言》《患者权利法案》等,保守医疗秘密一直是非常重要的道德要求。因为患者是生活在一定社会环境中的,是有思想和心理活动的人,医护人员尊重患者也包括尊重患者保密的要求,若医护人员随意泄露医疗秘密,造成患者的痛苦,也会使患者产生对医护人员及医疗措施的不信任。

2. 保密的主要内容　一般包括两方面的内容:一是为患者保密,询问病史、查体应从疾病诊断护理的需要出发,不有意探听患者隐私,不泄露在诊疗护理中知晓的患者隐私;二是对于某些可能给患者带来沉重精神打击的诊断和预后,应对患者保密,但要告知患者家属。

本 章 小 结

本章主要讲述了护理伦理的规范体系,护理伦理的基本原则、基本规范和基本范畴,它是护理伦理研究的重点对象和核心内容。社会主义护理伦理的基本原则:救死扶伤,防病治病,实行社会主义医学人道主义,全心全意为人民的身心健康服务。社会主义护理伦理的基本规范:救死扶伤,尽职尽责;一视同仁,平等待患;钻研技术,精益求精;举止端庄,文明礼貌;互学互助,团结协作;廉洁奉公,不徇私利;言语谨慎,保守医密。护理伦理的基本范畴包括权利与义务、情感与良心、荣誉与幸福、审慎与保密。

直通护考

1. 护理伦理的基本原则包括(　　　)。

A. 自主原则、不伤害原则、行善原则、公正原则

B. 尊重原则、平等原则、行善原则、公正原则

C. 维护患者利益原则、公平原则、主动原则、自主原则

D. 自主原则、不伤害原则、行善原则、公正原则

E. 尊重原则、平等原则、自主原则、行善原则

2. 护理伦理的基本原则不包括(　　　)。

A. 不伤害原则　　　B. 行善原则　　　C. 自主原则　　　D. 尊重原则　　　E. 公正原则

3. 下列哪些做法最能体现尊重患者的自主权?(　　　)

A. 向患者提供所有的相关信息

B. 只提供有利的信息

C. 提供的信息夸大治疗护理措施的效果

D. 夸大具体治疗的危害,强制患者接受治疗

E. 向患者提供关键、适当量的信息

4. 一位住院患者在输液时担心某新护士的操作水平,提出让护士长来为其输液,此时,该新护士应当首先(　　　)。

A. 找护士长来输液

B. 装作没听见患者的话,继续操作

C. 表示理解患者的担心,告诉患者自己会尽力

D. 让患者等着,先为其他患者输液

E. 找家属,让其劝说患者同意为其输液

5. 患者,男,68 岁。48 小时前急性心肌梗死发作入院。现其病情稳定,家属强烈要求探视,但未到探视时间,此时护士首先应该(　　　)。

A. 请护士长出面调解　　　　　　　B. 请主管医生出面调解

C. 向家属耐心解释以取得家属理解　D. 悄悄让家属进入病房　　　　　E. 不予理睬

6. 当患者对护士所实施的护理行为有疑问时,护士必须详细介绍,在患者同意后才能继续进行,这属于患者的(　　　)。

A. 平等治疗权　　B. 疾病认知权　　C. 知情同意权　　D. 社会责任权　　E. 保护隐私权

7. 在护理实践中,尊重原则主要是指尊重患者的(　　　)。

A. 健康　　　　B. 家属　　　　C. 个体差异　　　　D. 自主性　　　　E. 疾病

(8~10 题共用题干)

患者,女,21 岁,在校大学生。因急性腹痛就诊,诊断为异位妊娠破裂出血,拟急诊手术。

8. 术前护理人员向患者介绍病情及预后,体现了护理人员(　　　)。

A. 保障患者权益的义务　　　　　　B. 及时救治患者的义务

C. 维护患者治疗安全的义务　　　　D. 保护患者隐私的义务

E. 认真执行医嘱的义务

9. 患者要求医护人员不要将真实情况告知同学,体现了患者的(　　　)。

A. 知情权　　　　　B. 回避权　　　　　C. 服务选择权　　　D. 隐私权　　　　　E. 公平权

10. 患者在了解病情后签字同意手术治疗,体现了伦理学的(　　)。

A. 自主原则　　　　B. 不伤害原则　　　C. 公平原则　　　　D. 行善原则　　　　E. 有利原则

11. 以下属于护士权利的是(　　)。

A. 遵守法律、法规、规章和诊疗技术规范的规定

B. 保护患者隐私

C. 对医疗卫生机构和卫生主管部门的工作提出意见和建议

D. 发现患者病情危急,立即通知医生

E. 紧急情况下,为抢救垂危患者生命,可先行实施必要的紧急救护

12. 以下属于护理义务的是(　　)。

A. 按照国家有关规定获取工资报酬、享受福利待遇、参加社会保险

B. 获得与本人业务能力和学术水平相应的专业技术职务、职称

C. 参与公共卫生和疾病预防控制

D. 对医疗卫生机构和卫生主管部门的工作提出意见和建议

E. 从事有感染传染病危险工作的护士,应当接受职业健康监护

13. 护士在紧急情况下为抢救患者生命实施必要的紧急救护,下列说法错误的是(　　)。

A. 必须依照诊疗技术规范　　　　B. 必须有医师在场指导

C. 根据患者的实际情况和自身能力水平进行力所能及的救护

D. 避免对患者造成伤害　　　　E. 立即通知医师

14. 护士在执业活动中出现下述情形,不适合依照《护士条例》进行处罚的是(　　)。

A. 泄露患者隐私　　　　　　　B. 发生突发公共卫生事件时不服从安排参加医疗救护

C. 因过失造成医疗事故　　　　D. 发现患者病情危急未及时通知医师

E. 发现医嘱错误未提出

15. 在护理实践中,护士有权拒绝执行医嘱的情形是(　　)。

A. 护理程序太烦琐　　　　　　B. 医嘱中需要监测的生理指标太多

C. 需要额外的劳动和付出　　　D. 医嘱有错误　　　　　E. 费用太昂贵

16. 一位患者因胆绞痛入院。患者疼痛剧烈,医嘱吗啡 5 mg,iv。护士认为医嘱存在错误,去找医生沟通,医生拒绝修改。护士的做法不妥的是(　　)。

A. 报告给护士长　　　　　　　B. 报告给上级医生　　　　　C. 按医嘱执行

D. 暂缓执行医嘱　　　　　　　E. 报告给科主任

17. 护士在护理工作中,首要的义务是(　　)。

A. 开展健康教育　　　　　　　B. 开展护理研究　　　　　　C. 维护患者利益

D. 带教护理实习生　　　　　　E. 书写护理病历

(18～19 题共用题干)

18. 患者,女,55 岁,因急性有机磷农药中毒到急诊科进行抢救,经过洗胃等抢救,现患者病情稳定。护士在抢救结束后(　　)要及时据实补记抢救记录和护理病历。

A. 2 小时内　　　B. 3 小时内　　　C. 6 小时内　　　D. 8 小时内　　　E. 9 小时内

19. 患者需要复印病历,不能复印的病历资料是(　　)。

A. 体温单　　　　　　　　　　B. 化验单　　　　　　　　　　C. 门诊病历

D. 会诊记录　　　　　　　　　E. 医学影像资料

20. 儿科的一名实习护士下班后在电梯中与一名外科护士说:"告诉你,×××大明星的女儿今天入住我们病房,你想不想知道是啥原因吗?"外科护士的正确回答是(　　)。

A. "我们去病房说吧,这里是公共场所,不适合讨论病情"

B."你简单跟我说说病情好了,我不能去看她"

C."请不要跟我说这些,你不能透露这些消息"

D."如果是外科疾病就告诉我,我也许能帮助你"

E."告诉我床号,明天我自己去看她"

21. 护士执业过程中要求定期进行健康体检,这是享有(　　)。

A.人身安全不受侵犯的权利　　　　B.履行职责相关的权利

C.安全执业的权利　　　　　　　　D.获得报酬的权利　　　　　　　E.培训的权利

22. 关于患者的权利的描述,正确的是(　　)。

A.患者都享有稀有卫生资源分配的权利

B.患者任何时候都可以选择拒绝治疗

C.任何情况下患者都有权要求护士替其保密

D.患者任何时候都有权要求免除全部社会责任

E.知情同意是患者自主权的具体形式

23. 下列不属于患者义务的是(　　)。

A.如实提供病情和有关信息　　　　B.避免将疾病传播他人

C.尊重医护人员的劳动　　　　　　D.不可以拒绝医学科研试验

E.在医师指导下对治疗做出负责的决定并与医师合作执行

24. 下列属于侵犯患者隐私权的是(　　)。

A.未经患者许可在其体检时让医学生观摩

B.在征得患者同意下将其资料用于科研

C.对疑难病例进行科室内讨论

D.在患者病历上标注患有传染性疾病

E.对患有淋病的患者询问其性生活史

25. 治疗要获得患者的知情同意,其道德价值不包括(　　)。

A.维护社会公正　　　　　　　　　B.保护患者自主权

C.解脱医生的责任　　　　　　　　D.协调医患关系　　　　　　　　E.保证医疗质量

26. 患者,男,28岁。因车祸受重伤后被送往医院急救,因身上未带现金,医生拒绝为患者办理住院手续,当患者家属送来钱时,已错过了抢救时机,患者最终死亡。上述医生的行为违背了患者的(　　)。

A.知情同意权　　　　　　　　　B.自主权　　　　　　　　　　　C.隐私保密权

D.基本的医疗权　　　　　　　　E.参与治疗权

27. 患者,男,45岁,因饮酒后出现心前区疼痛被紧急送入急诊室。入院后急查心电图和心肌酶谱均提示心肌梗死。经过治疗后患者病情平稳,医生要求患者现阶段须绝对卧床、入院观察,但患者拒绝入院,要求下床回家。此时护士应(　　)。

A.尊重患者自主权,同意患者下床回家

B.尊重患者自主权,但应尽力劝导患者卧床,无效时办好相关手续

C.尊重患者自主权,但应尽力劝导患者卧床,无效时行使特殊干涉权

D.行使护士自主权,为救治患者,强行要求患者卧床

E.尊重患者自主权,与患者家属商量后同意患者下床回家

(28～29题共用题干)

患者,女,20岁,未婚,因子宫出血过多住院。患者主诉子宫出血与月经有关,去年也发生过类似情况,医生按照其主诉实施相应的治疗。一位正在妇科实习的护士和患者年龄相仿,很谈得来,成为了无话不谈的好朋友。在一次聊天中谈及病情时,患者说这次子宫异常出血是因为服用了流产药

物,但她并没有对医生讲,并要求这位护士替她保密。

28. 实习护士知道上述情况后偷偷地告诉了自己的同学,这种行为侵犯了患者(　　)。

A. 平等医疗的权利　　　　　　B. 自主选择的权利　　　　　　C. 知情同意的权利

D. 隐私保密的权利　　　　　　E. 医疗监督的权利

29. 根据上述描述,实习护士应(　　)。

A. 替患者保密,不将患者真实情况告诉医生

B. 替患者保密,因为上述信息不会威胁到患者的生命

C. 拒绝为患者保密,直接告诉医生

D. 说服患者将真实情况告诉医生,但一定要替患者保密

E. 尊重患者的决定,因为了解病史是医生的事,与护士无关

30. 患者,女,28岁,因婚后2年未孕住院治疗。护士小张站在护士站和其他护士议论患者的病情,还将信息告诉同病房的其他患者。该护士的行为侵犯了患者的(　　)。

A. 平等医疗的权利　　　　　　B. 知情同意的权利　　　　　　C. 自主选择的权利

D. 隐私保密的权利　　　　　　E. 医疗监督的权利

(张　恭)

第五章　护理人际关系伦理

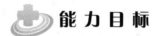

能力目标

1. 掌握：护患关系伦理规范。
2. 熟悉：护患关系模式。
3. 了解：护患关系的性质和特点。

护理人员在执业活动中要与他人建立各种各样的关系，如护理人员与患者的关系、护理人员与医生的关系、护理人员与医院其他科室人员的关系、护理人员之间的关系等。护理人际关系直接影响患者的生死安危和护理质量，同时，对促进医院精神文明建设、提高医院社会效益具有重要作用。

第一节　护患关系伦理

案例 5-1

护士小李在某医院急诊科工作，2018 年 3 月 4 日正常上班。上午 10 时，邻居王某急匆匆找到她，并说："小李，我刚在你们医院门诊看病，医生检查后确诊为上呼吸道感染，让我打青霉素，但是注射排队的人太多了，麻烦你帮帮忙吧。"小李一听说："可以。"王某说："小李，不用做皮试了。"小李说："这样是不行的。"王某说："我每年打青霉素 1～2 次，有时也不做皮试的。"小李碍于情面，在没有做皮试的情况下为王某注射了青霉素后，王某主诉心慌、胸闷，之后晕倒在地，小李立即报告医生，并采取肌注肾上腺素等抢救措施。急诊科医生闻讯赶到，立即行人工呼吸和胸外心脏按压，经全力抢救无效，王某于当晚 19 时死亡。

【案例思考】

从这一事件中应吸取哪些教训？

护患关系是护理执业关系中最为重要的一种人际关系，它建立在以患者为中心的护患双方双向作用的基础上。双方都应遵守护患关系伦理，以便护士更好地为患者的健康服务。了解并掌握护患关系伦理，对于建立良好的护患关系具有重要的意义。

一、护患关系的概述

（一）护患关系的特点

护患关系是指以护理人员为主体的群体与以患者为中心的群体之间所建立起来的医疗卫生保健供求的一种关系。随着护理实践范围和功能的不断扩大，护患关系中的活动主体包含了更加丰富的内容，护理人员一方可以是护理员、护士、护士长或护理部主任，而患者一方可以是患者及其家属、陪护人、监护人以及患者所在的单位，甚至媒体舆论。护患关系是一种双向关系，所以它具有以下特点。

1. 目标一致的相互依赖性　护患关系是在医疗卫生保健实践活动中建立起来的，双方共处于医疗卫生保健实践活动的统一体中。患者就医的目的是减轻自身的痛苦或（和）治愈疾病；护理人员为患者提供服务的目的也是减轻患者痛苦的同时治愈疾病。如果没有护理人员，患者的诊治护理需求无法得到解决和满足；同样，如果没有患者，护理人员没有服务对象，工作也就失去了意义。由此可见，在护患关系中双方的最终目标是一致的，且相互依赖、缺一不可。但是，因双方的信念、价值观和利益的不同，有时可能会出现具体目标的不一致性。

2. 利益满足和社会价值实现的统一性　在护患关系中，护理人员为患者提供医疗卫生保健服务，获得物质报酬而使经济利益得到了补偿，同时，解除了患者的病痛使护理人员实现了自身的社会价值，并获得了精神上的愉悦与满足。同样，患者诊治疾病支付了医疗费用，使其满足了解除病痛、心身康复的健康利益需要，康复后重返工作岗位也重新实现了自身的社会价值。由此可见，双方各自利益的满足和社会价值的实现也是互相影响、互相依赖和统一的。但是由于护患双方受其他利益的影响，有时会产生护患某方面利益的不一致性。

3. 人格尊严、权利上的平等与医学知识和能力的不对称性　在护患关系中，护患双方的人格尊严、权利是平等的，并且都受到护理道德的维护和法律的保护。因此，任何一方的人格尊严、权利受到对方的不尊重或者侵犯，都会受到护理道德的谴责甚至法律的制裁。但是，护理人员拥有医学知识和能力，而患者却对此不懂或者是一知半解。因此，护患双方之间实际存在着事实上的不平等，从这个意义来说，患者的确是处于劣势和依赖的特殊地位。这种地位既是患者信托护理人员的重要原因之一，也是患者具有若干正面权利、护理人员具有许多正面义务的理由之一。因此，要求护理人员具有更高的护理职业道德。

4. 护患冲突或纠纷的不可避免性　在护患关系中，尽管护患双方目标一致，利益、价值相统一，但是由于种种原因，特别是护患双方的地位、利益、文化、价值观以及法律意识等方面存在差异，对医疗卫生保健活动及其行为方式、效果的理解不同等，可能会发生相互间的矛盾或冲突，如果这种矛盾或冲突不能及时有效地调解，将酿成医疗纠纷。因此，在护患关系中，护患双方特别是护理人员要通过自己的努力减少和杜绝冲突，共同建立和谐的护患关系。

（二）护患关系的实质

1. 护患关系是一种契约关系　从法律上说，护患关系是契约关系。医疗契约是指平等主体的患者与医疗机构之间建立、变更、终止民事权利与义务关系的协议。这种协议的达成包括要约与承诺双方，患者到医疗机构挂号就医是求诊的要约，而医疗机构收取挂号费且交付挂号单是对患者的承诺，医患双方的医疗契约便确立起来。不过，这种契约关系并不完全等同于一般的契约关系，仅作为一种类比或隐喻，它强调的是护患之间平等的道德和法律地位。在这种关系中，护患双方拥有独立的人格，以尊重彼此的权利与履行各自的义务为前提，在法律的框架下以契约的方式忠实于彼此的承诺。

2. 护患关系是一种信托关系　从伦理上说，护患关系是信托关系。信托关系是指一方基于对另一方的信赖将自己的特定财产交于另一方管理，另一方则承诺为对方的最佳利益而行为或为了双方的共同利益而行为。护患信托关系是护理人员和医疗机构受患者的信任和委托,保障患者在诊治护理过程中的健康利益不受损害并有促进作用的一种关系。在这种关系中,患者由于缺乏医学知识和能力,对护理人员和医疗机构抱着极大的信任,将自己的生命和健康交托给护理人员和医疗机构,甚至把自己的隐私告诉护理人员,这就促使护理人员努力维护患者的健康,完成患者的信托。因此,这种关系不同于商品关系或陌生人之间的关系。目前,有些国家已将这种信托关系法制化。

二、护患关系的基本模式

护患关系包括技术关系和非技术关系两个方面。护患技术关系指护患双方在进行一系列护理技术活动过程中所建立起来的以护理人员拥有相关的护理知识及技术为前提的一种帮助性关系;护患非技术关系指在实施护理服务过程中,护理人员与患者由于社会、心理、经济等多种因素影响而形成的包含道德、利益、价值、法律、文化等多种内容的关系。

护理活动的完成是通过护患之间技术和非技术方面的交往来实现的,其中,护患技术关系是联系护患关系的中介桥梁或纽带,也是护患之间发生和维持非技术关系的前提和基础;非技术关系是护患关系中最本质、最重要的关系,是维持技术关系的保障,良好的非技术关系可为护患技术活动的顺利甚至高效开展创造有利条件,否则,就会使护患关系恶化。因此,护理人员更要关注护患非技术关系的建立和改善,而不能只有单纯的技术观点。

(一) 护患技术关系模式

1976 年,美国学者萨斯(Szase)和荷伦德(Hollender)在《内科学成就》上发表了《护患关系的基本模式》,文中根据患者症状的严重程度、诊疗过程中医患双方主动性的大小,将医患关系模式分为主动—被动型、指导—合作型、共同参与型三种,这三种模式同样适用于护患关系。

1. 主动—被动型　最古老的护患关系模式。此模式受传统生物医学模式的影响,将患者视为简单的生物体,忽视患者的心理、社会属性,将治疗疾病的重点置于药物治疗和手术治疗方面。此模式的特点是"护理人员为患者做治疗",模式关系的原型为母亲与婴儿的关系。在此模式中,护理人员常以"保护者"的形象出现,完全把握了医疗的主动权、决策权,处于专业知识的优势地位和治疗护理的主动地位,而患者无任何自己的意志,处于服从护理人员处置和安排的被动地位。此模式优点在于能充分发挥护理人员纯技术的优势,有益于发挥护理人员的积极性,但这种模式过分强调护理人员的权威性,忽略了患者的主动性。由于这种模式忽视了患者的主动性,有时会发生护理人员与患者价值观、自主性的冲突,可能会影响疗效并为护患纠纷下埋隐患。

在临床护理工作中,此模式主要适用于不能表达主观意愿、不能与护理人员进行沟通交流的患者,如神志不清、休克、痴呆患者以及某些精神病患者。

2. 指导—合作型　近年来在护理实践中发展起来的一种模式,也是目前护患关系的主要模式。此模式将患者视为具有生物、心理、社会属性的有机整体。此模式的特点是"护理人员告诉患者应该做什么和怎么做",模式关系的原型为母亲与儿童的关系。在此模式中,护理人员常以"指导者"的形象出现,根据患者的病情决定护理方案和措施,对患者进行健康教育和指导,患者接受护理人员的指导、密切配合,而且可以根据自己对护理人员的信任程度有选择地接受护理人员的指导并与其合作。该模式的进步意义在于能较好地发挥护患双方的积极性,提高疗效、减少差错,有利于建立信任合作的护患关系,不足之处在于护患双方的权利仍存在一定的不平等性。

在临床护理工作中,此模式主要适用于急诊患者和外科手术后恢复期的患者。

3. 共同参与型　一种双向、平等的新型护患关系模式。此模式以护患之间平等合作为基础,强调护患双方具有平等的权利,共同参与决策及治疗护理过程。此模式的特点是"护理人员积极协助患者进行自我护理",该模式关系的原型为成人与成人的关系。在此模式中,护理人员常以"同盟者"的形象出现,为患者提供合理的建议和方案,患者主动配合治疗护理,积极参与护理活动,双方共同分担风险,共享护理成果。该模式有助于护患双方的理解沟通,不但可以提高护理水平,而且有利于建立和谐的护患关系。从理论上讲,这种护患关系的模式是最理想的,但是在临床实际工作中,并非所有患者都具有参与的能力。

在临床护理工作中,此模式主要适用于具有一定文化知识的慢性疾病患者。以上三种护患关系模式在它们特定的范围内都是正确、有效的,但并不是固定不变的,护理人员应根据患者的具体情况、患病的不同阶段选择适宜的护患关系模式,以达到满足患者需要、提高护理水平、确保护理服务质量的目的。但对大多数护理人员来讲,应当按照指导—合作型模式和共同参与型模式来完成护理工作,特别是随着危重症患者的减少以及慢性病和心身疾病的增加,护患关系的模式将越来越多地采用共同参与型模式。

(二) 护患非技术关系模式

1. 道德关系　非技术关系中最重要的内容。在护理活动中,为避免矛盾发生,护患双方都应该按照一定的道德原则和规范约束自己的行为,切实履行各自义务,自觉尊重和维护对方的权利和利益。由于患者在护理专业知识以及求医心理上处于弱势地位,所以作为护理人员,更应承担更多的道德责任。

2. 法律关系　指护患双方在法律范围内行使自己的权利,履行自己的义务,同时各自的行为和权益都受到法律的约束和保护。一方面,护理人员的护理资格必须得到法律的认可,必须在法律规定的范围内从事护理工作,护理违法要追究护理人员的法律责任;另一方面,患者享有的医疗护理权利也必须受到国家法律的保护。因此,护患双方都应该认真学法、知法、守法,学会用法律武器保护自己的正当权益。

3. 价值关系　指以护理活动为中介,体现护患双方各自社会价值的关系。护理人员运用护理知识和技能为患者提供优质服务,履行了对他人的道德责任和社会义务,实现了个人的社会价值;患者恢复健康重返工作岗位,又为他人及社会作出贡献,同样实现了个人的社会价值,这体现了"我为人人,人人为我"的价值理念。

4. 利益关系　指在相互关心的基础上发生的物质和精神方面的利益关系。一方面,护理人员通过自己的服务得到工资、奖金等经济报酬,以及由于护理人员的劳动使患者康复得到精神上的满足和欣慰;另一方面,患者在付出规定的医疗费后得到了相应的医疗护理服务,从而满足了解除病痛、身心康复并重返工作岗位的需要。

5. 文化关系　由于护患双方在文化修养、风俗习惯等方面存在着一定的差异,这种差异在医德行为上的表现也有所不同,因此彼此之间的相互尊重显得尤其重要。特别是护理人员从治病救人的职业性质出发,更应该尊重患者的文化修养、宗教信仰以及风俗习俗,这对建立良好的护患关系来说十分重要。

在临床实际护理工作中,护患技术关系和非技术关系相互作用、相互结合,强调一方而否定另一方的做法是错误的,特别是许多护理人员常常重视技术方面的交往而忽视非技术方面的交往,这种只见病不见人的旧模式将严重影响良好护患关系的建立。

三、影响护患关系的主要因素和道德调节

(一) 影响护患关系的主要因素

1. 护方因素　主要包括护理人员的技术因素和非技术因素两个方面。

(1) 护理人员的技术因素。护理是护理技术与护理道德的统一,护理技术是基础,护理道德是灵魂。如果护理人员在护理过程中没有一套扎实过硬的护理技术,会给患者造成不必要的痛苦和麻烦,造成护患关系紧张和恶化。

(2) 护理人员的非技术因素。①缺乏同情心,沟通不畅。对患者病痛所致的痛苦反应麻木,表

语言的作用

情呆板;对患者需求置若罔闻;与患者交流过于应付,态度生硬;对需要进行的护理方法、措施缺乏必要的说明,甚至出现恶语伤人的情况。②责任心不强。对工作缺乏责任心,不认真执行操作规程,工作敷衍了事,对患者冷漠、推诿。③忽略患者心理。以生物医学观点来认识和治疗护理患者,只见病不见人,不愿与患者接触和交流,总是有意无意把患者置于被动接受治疗的境地。

2. 医院管理因素　①护理管理制度不健全、不完善、不科学,影响护理质量,造成护患关系紧张并给医院带来恶劣影响。②医院环境差。病房卫生设施不配套、医院布局不合理等,容易引起患者的怨气。③收费不合理。收费不合理会增加患者的经济负担,易引发患者的不满情绪。

3. 患方因素　①就医行为不文明。只强调护理人员的义务,不能很好地履行自己的义务,不尊重护理人员的人格和劳动;无视医院规章制度,不配合诊疗、护理工作导致治疗、护理不彻底,留下隐患;对医护人员隐瞒病史,当出现不良后果时,将责任推向医护人员。②对医疗护理技术期望值过高。医疗服务具有不可预测和不可控制性,有的疾病病因不明、诊断困难、治疗效果不佳,甚至可能出现一定的误诊误治。有些患者和家属对医疗护理效果过于追求完美,一旦没有达到他们的预期目的,就认为是医院或医护人员不负责任,对医护过程质疑,甚至对医护人员无端指责,这也是容易引发护患纠纷的一个极为重要的因素。

(二)护患关系的道德调节

1. 相互尊重　在医(护)患交往中,医护人员只有尊重患者,把患者当人看,而不是仅仅看作有病的躯体,患者才会信任医护人员,才会有较好的遵医行为;当然,患者要想获得医护人员的尊重,也必须尊重医护人员的人格和劳动,必须自尊、自爱,履行自己的义务,积极配合医生诊治,使医护人员的价值得以充分的体现,才能赢得医护人员的尊重。

2. 理解互谅　医护人员不仅要理解疾病对患者造成的痛苦,而且要了解心理、社会、环境对患者带来的影响,理解患者的心情、需求与愿望,随时从"假如我是一个患者"的角度来考虑问题,更加耐心地对待患者;患者要理解医者所处的地位、科学发展所提供的客观条件,理解医者的语言、心情和难处。只有医患双方都用理解、体谅的态度对待对方,才能建立和谐友好的医(护)患关系,使相互之间的关系正常化。

3. 相互信任　患者需要医者的技术帮助自己康复,医者需要通过患者的配合实现自身的价值。医(护)患双方彼此之间的依赖,特别是患者对医护人员的信任是一个综合概念。它和医者的风貌、举止、态度、技术等都有直接关系。如果医护人员具有较高的道德修养、正派的工作作风、彬彬有礼的言行举止、精湛的技术水平和熟练的操作技能,必然会更好地取得患者的信任与合作。

4. 求同存异　患方不应该因为医方没有满足自己的需要而妄加指责;医方也不应该因为患方与自己有不同想法而感到反感不满,彼此之间应该尽量看到双方的共同点。医(护)患交往的宽容与一般人际交往的宽容有所不同(患者是弱势群体)。对医护人员来说,应做到:有理也谦让,无理更要道歉认错;严于律己,宽以待人。心理学证明,自信心越强的人,宽容度越强。

5. 诚实守信　医护人员应做到言必信(说真话,言不背实、口不违心),行必果(守诺言、践诺言)。医(护)患双方的诚信应该是双向的。作为医方首先应做到竭诚为患者服务,做到以患者为中心,"承而有信"而不是"诺而不承"或"承而不力";对患方而言,对医方诚信就应该如实告知自己的病情,按时交纳医疗费用,严格遵守医嘱,积极配合诊治,从而获得医护人员的尊重、信任和有效诊治。

6. 依法调适　调适医患冲突不仅要靠道德规范、"人之常情",还必须依照有关法律法规来依法治医。因此,医护人员必须学法、懂法、依法,熟悉《医疗事故处理条例》《民事诉讼法》等与处理医(护)患冲突有关的法律文件。

第二节　护际关系伦理

护际关系指在医疗卫生护理实践中形成的护理人员人际关系的总称,主要包括护理人员之间、护理人员与医生、护理人员与医院其他科室人员之间的关系。护际关系间良好的协调与合作是为患者提供优质服务、提高护理质量和社会效益的重要条件,也是护理道德对护理人员职业素质的必然要求。

一、护护关系伦理

1. 彼此尊重,相互学习　护理工作具有目的的同一性,彼此之间应该相互尊重,取长补短,相互切磋业务技术,相互总结经验。资历深、职称高、经验丰富的老同志要关心、爱护、指导年轻的护理人员;年轻的护理人员要谦恭礼让,多请教,多在实践中观察,始终虚心向年长的护理人员学习,努力提高业务技术。

2. 相互理解,团结协作　护理工作具有衔接性与协作性的特点。只有护理人员之间相互理解,团结协作,发挥团队的整体力量,才能够落实护理工作的每个环节,保证护理工作的延续性、及时性,提高护理质量和服务水平,共同维护护理工作的信誉,并一致对患者的健康负责。

3. 分工明确,各司其职　护理工作是一项精细的工作,既要强调团结协作,也要明确分工和职责,使护理人员各司其职、各尽其责。护理人员要按照各自的分工和职责,坚守岗位,恪尽职守,做好本职工作,这是护理工作制度化、秩序化以及规范化的重要保证。

二、护医关系伦理

1. 相互尊重,彼此信任　医生和护理人员虽然分工不同,但目的都是防病治病,为人类健康服务。因此,医生和护理人员地位是平等的,彼此应该相互尊重与信任。护理人员要尊重医生,及时向医生汇报患者病情的变化,准确无误地执行医嘱,并对医疗工作提出合理的建议;医生也应该体贴护理人员,尊重护理人员的人格和尊严,重视护理人员提出的信息和合理的建议,及时修正诊疗方案。

2. 密切配合,团结协作　医生和护理人员的团结协作是医疗工作的基础,是患者康复的前提。医生的诊疗过程和护理人员的护理过程是两个不同的过程,但这两个过程又是有机统一的过程。医生的诊断和治疗方案需要护理人员创造性的工作才能得以实施和落实,而且诊疗的效果还与护理方案的制订与实施有密切关系。因此,双方应紧密合作,最大限度地提高治疗效果。

3. 相互制约,彼此监督　医疗过程关系到人的生命和健康,维护患者利益是重要的道德原则和医疗原则。为了维护患者的利益,防止差错事故的发生,医生和护理人员要相互制约和监督。无论是诊疗过程还是护理过程,双方都有责任按有关规定进行约束和监督。护理人员如果发现医嘱有误,应主动向医生提出并质疑,医生如果发现护理人员违反了诊疗护理规范、常规,也要及时加以制止。

三、护理人员与医技科室人员之间的关系伦理

1. 相互尊重,以诚相待　护理人员与医技科室人员是平等协作的关系,双方要互敬互尊、以诚相待。"敬"与"诚"是合作的伦理基础,"敬"是尊重的原则,即尊重对方的身份、人格、自主判断和专业角色,以敬待人;"诚"是忠诚的原则,是指要信守承诺,表里如一,以诚修己。所以,不管出现任何问题,护理人员及医技人员首先要从自己工作中找漏洞,及时分析原因,找出协调解决问题的方法。

2. 精诚合作,相互支持　护理人员与医技科室人员的工作密不可分。一方面,护理人员送检标

本、核对检查结果、协助患者做特殊检查、领取药品等,都需要和医技科室人员联系,需要医技科室人员密切配合;另一方面,护理人员也必须了解医技科室的工作环境、工作特点,主动与其协作。在工作过程中,二者要团结一致,相互协作,相互支持,尽心尽力为患者恢复健康服务。

四、护理人员与社会公共关系伦理

随着科学技术的发展、社会的进步和医学模式的转变,社区护理发展越来越快,并成为护理走向社会化的标志。各级医疗卫生机构中不但有现代化分科很细的综合性大医院,而且将有很多的小型灵活的专科医院、康复医院、诊疗所、社区保健站及大量的家庭病床,护理工作的范围将不断扩展,护理工作与社会公共利益的关系也更加密切,因此,护理人员与社会公共关系伦理也需要加强。

1. 热情服务,恪守规章　护理人员要在有关部门的领导下,面向社会积极进行预防疾病、卫生科普的宣传教育和疾病的社会调查,满腔热情地为增进社会群体健康水平而贡献自己的力量。由于护理人员在社区卫生护理工作中面向的是广大居民,而居民的职业、生活方式、文化水平、道德水平及对保健工作的认识有很大差异,这就要求护理人员要一视同仁、文明礼貌、积极热情地提供服务。遇到患者的个人利益与社会整体利益发生矛盾时,要坚持维护社会整体利益的原则,不能为少数人的利益而损害社会的整体利益。

在社区卫生服务中护理人员要以认真、严谨的科学态度,恪守操作规程和各项规章制度;技术操作要符合规程;对危重患者及时做好转诊工作;出现疫情时处理要及时、果断;卫生保健宣传要科学且生动活泼,注意实效;参与卫生监督、卫生执法任务的护理人员要秉公执法,遵守纪律。

2. 主动支持,全力以赴　社区卫生护理以预防为主,产生效益的周期长,不像临床医疗有那样明显的治疗效果。因此,社区卫生服务护理人员要脚踏实地、任劳任怨地做好本职工作,对卫生保健、预防保健、疫情料理等工作应担负起责任,主动支持,周到服务,并给予技术指导,加强信息交流。对于重大灾害救护的紧急任务,如水灾、旱灾、疫情等,必须发扬救死扶伤的人道主义精神,在抢救现场,要全力以赴进行救治和转移伤员,尽最大的努力减少不必要的伤亡,认真履行医务人员的社会责任。

本章小结

本章内容围绕护患关系伦理和护际关系伦理两个方面对护理人际关系伦理进行阐述。护理人员在执业活动中要与他人建立各种各样的关系,包括护理人员与患者的关系、护理人员与医生的关系、护理人员与医院其他科室人员的关系、护理人员之间的关系等,在这些关系中要注重伦理原则。护理人际关系直接影响患者的生死安危和护理质量,同时,对促进医院精神文明建设、提高医院社会效益具有重要作用。

直通护考

直通护考
答案

1. 体现护患之间契约关系的有下列做法,但不包括(　　)。
A. 患者挂号看病　　　　　　　　　　　B. 医生向患者作出应有承诺
C. 先收费然后给予检查处理　　　　　　D. 先签写手术协议然后实施手术
E. 患者被迫送红包时向医生保证不宣扬
2. 下列护患关系中,属于技术关系的是(　　)。
A. 护理人员对患者良好的服务态度　　　B. 护理人员对患者高度的责任心

C.护理人员对患者的同情和尊重　　　　　　　　D.护理人员为患者铺麻醉床

E.护理人员对患者人格的尊重

3. 下列选项中不属于护理人员之间关系的是（　　　）。

A.护理人员与医生　　　　　　　　　　　　　　B.护理人员与社会

C.护理人员与后勤人员　　　　　　　　　　　　D.医技与医技

E.护理人员与行政管理人员

4. 尊重患者自主权或决定,在患者坚持己见时,护理人员应（　　　）。

A.放弃自己的责任　　　　　　B.服从于患者

C.无需具体分析　　　　　　　D.必要时限制患者自主性　　　　E.不伤害患者

5. 对患者享有知情同意权的正确理解是（　　　）。

A.完全知情,只需签字同意　　　　　　　　　　B.不一定知情,只需签字同意

C.完全知情,无需签字同意　　　　　　　　　　D.患者与家属具有同等行使权力

E.无法知情同意时只好耐心等待

6. 对患者享有的知情同意权,正确的理解是（　　　）。

A.知情权是同意权的目的和价值体现

B.维护患者利益的前提是强调患者的同意权

C.维护患者知情权时,护理人员应考虑患者的病情及心理承受能力

D.在患者做出拒绝治疗护理决定时,护理人员应服从患者需要

E.在告知时做到在维护患者知情权时可能伤害患者

7. 落实知情同意权,护理人员错误的做法是（　　　）。

A.在患者入院时,对患者及其家属说明医院有关规定

B.对患者的治疗和护理措施予以解释和说明

C.在为患者提供服务时,应事先给予充分说明,鼓励他们主动参与到护理活动中

D.当患者拒绝治疗护理时,护理人员应竭尽全力说服患者接受治疗护理

E.急性心肌梗死患者要下床活动,护理人员可从患者的利益出发行使特殊干涉权

8. 护理人员在护理一名确诊的肝癌患者时,妥当的做法是（　　　）。

A.对患者绝对保密

B.同时向患者本人及其家属宣布病情危重程度

C.征求家属意见,尊重患者意愿,向患者家属如实交代病情

D.将诊断书直接交给患者本人

E.将假诊断书交给患者,隐瞒病情和预后

9. 下列选项中属于联系护患之间关系的中介桥梁或纽带的是（　　　）。

A.护患关系的非技术方面　　　　　　　　　　　B.护患关系的技术方面

C.护患关系中的护理人员的主导地位　　　　　　D.护患关系中的患者自主权

E.在护患相互关心的基础上发生的物质和精神方面的利益关系

10. 对于昏迷患者或患儿,护理时宜采取的模式是（　　　）。

A.并列—互补型　　　　　　B.主动—被动型　　　　　　C.指导合作型

D.共同参与型　　　　　　　E.主仆隶属型

11. 以下选项中不需要对患方告知的是（　　　）。

A.患者的病情　　　　　　　B.医疗处置上的重大改变　　　　C.护士家庭住址

D.疾病转归与预后　　　　　E.患者可能失去行为时间的长短

12. 护患非技术性关系中最重要的是（　　　）。

A.文化关系　　　B.道德关系　　　C.价值关系　　　D.法律关系　　　E.利益关系

13. 以下对患者生命健康权的叙述,错误的是(　　)。

A. 是相对的 　　　　　　　　　　B. 是无条件的

C. 包括健康权和生命权 　　　　　D. 不以义务为前提 　　　　　　　　　E. 是平等的

14. 某年轻女患者,自诉左侧乳房有硬结,到某医院外科诊治。经活体组织检查证实为乳腺癌。经患者及其家属同意后,收住院行乳腺癌根治术。在术中对右侧乳房也做了活体组织切片,检查结果为"乳腺瘤性肿瘤,伴有腺体增生"。虽然目前不是癌组织,但是将来有癌变的可能性,医生决定将右侧乳房切除。术后患者及其家属认为,医生未经患者或其家属同意切除右侧乳房,要求追究医生的责任并要求赔偿。对上述病例从伦理学上分析,以下选项中说法正确的是(　　)。

A. 该医生未经患者及其家属同意,自行切除患者右侧乳房,违背了患者的知情同意权

B. 该医生为了防止右侧乳房癌变,切除右侧乳房的做法是正确的

C. 该医生未经患者及其家属同意,自行切除患者右侧乳房,是对患者负责的态度,无需告知

D. 患者及其家属的赔偿要求是无理的

E. 以上说法都不对

15. 某医院眼科医护人员第二天要为一位患者做角膜移植手术,当天晚上发现准备的角膜不翼而飞。若患者第二天不做手术,将有完全失明的危险,于是医护人员未得到许可到医院太平间摘取了一位刚刚死亡的患者的角膜。第二天,手术很成功。但不久,死亡患者的家属发现角膜不见了,于是将医院告上法庭。关于这起案件,下列说法正确的是(　　)。

A. 医护人员没有征得死亡患者家属同意,自行摘走角膜,违反了知情同意权

B. 医护人员为了抢救患者才摘走角膜,他的做法没有错误

C. 该患者已死亡,无法征得其同意

D. 该患者已死亡,角膜在其身体内是无用的,医护人员自行摘走角膜来救治别人生命,这是人道的行为

E. 医护人员有自主权摘走角膜,不用征求家属的同意

(陈小红)

第六章 临床护理实践中的伦理道德

能 力 目 标

1. 掌握:基础护理、整体护理的道德要求;安乐死的伦理争议;器官移植的伦理问题、准则和伦理要求。

2. 熟悉:门诊、急诊、手术室、妇产科、儿科、老年科、精神科和传染科的护理道德;临终关怀的护理道德。

3. 了解:器官移植的含义和发展史。

临床护理是医院各类工作的重要组成部分。临床护理水平及护理质量直接关系到医院的诊疗水平及服务质量,关系到患者的健康利益。临床护理伦理是护士在临床实践中需要遵守的道德规范,它与临床护理的质量及是否满足患者的健康需求密切相关。因此,护士在临床上无论从事何种具体的护理工作,都必须遵循基本的道德原则,以高度的责任感和事业心做好各项工作,达到帮助患者减轻痛苦、恢复健康、预防疾病、促进健康的目的。

第一节 基础护理与整体护理伦理

案例 6-1

一名麻痹性肠梗阻患儿,因不能进食而插了鼻饲管并行输液支持治疗。医师查房后口头医嘱:"有尿后给氯化钾 10 mL 推入管内。"待患儿有尿后,护士执行医嘱时未再追问,即将 10% 氯化钾 10 mL 直接推入输液壶内,致使患儿心搏骤停,经抢救无效死亡。

【案例思考】

此医疗事故中护士的行为违背了哪些基础护理道德规范?

案例 6-1

参考答案

基础护理是护理工作的重要组成部分。在临床进行护理质量评比时,基础护理工作占很大比重。基础护理工作的好与坏,与护理人员的思想道德境界有着密切的关系。因此,护理人员从事基础护理工作时,必须重视伦理道德修养。

一、基础护理道德

(一)基础护理的含义

基础护理是以护理学的基本理论和基本技术为基础,结合人的心理、生理等特点,为满足患者需求、达到康复目的而必须提供的生活照顾和基本护理措施。其主要内容:提供安全、舒适的环境;基本的个人卫生护理;保证足够的睡眠;维护合理的营养和正常的排泄;动态观察病情;监测生命体征及做好各种护理记录;辅助检查和采集标本;执行药物及其他治疗;解除痛苦、不适和避免伤害;给患者进行心理护理和咨询等。

(二)基础护理的特点

1. 时序性 基础护理工作大多是每天例行性进行的常规工作,在时间上都有具体明确的规定。如晨间护理、生命体征测量、长期医嘱的执行、饮食与排泄护理等。从护理病区管理工作来看也有一定的持续性,病区清洁需要在晨间护理之前完成,医生查房与各种无菌技术操作要安排在晨间护理之后,对患者的健康指导要在午后进行。这样既能保证工作的有条不紊,又能为患者提供整洁、舒适的诊疗环境,避免发生感染,确保患者的安全。

2. 连续性 基础护理要求护士为患者提供安全和舒适的治疗环境,提供最基本的个人生活护理,解除由疾病引起的疼痛或不适,维持适当的营养与正常的排泄,执行药物治疗,密切观察病情,做好各种护理记录等。这些护理服务的提供要求做到 24 小时护理岗位时刻不离人,护理工作要处于一个连续完整的循环过程。

3. 服务性 基础护理工作的服务范围很广。要求护士既要进行生命体征的测量,实施发药、打针、输液、换药、灌肠、导尿等一般性护理技术操作,又要直接照料患者的饮食起居等生活护理,还要对病房的许多具体问题进行科学管理,因此基础护理的任务繁重、艰巨、庞大、复杂。护士需要具有全心全意为人民健康服务的奉献精神,才能赢得患者及其家属的信任,赢得社会的尊重。

4. 协调性 基础护理在为患者提供医疗休养环境的同时,还承担着为基本的诊疗提供必要的物质条件和技术协作的任务。如医生需要使用的一般器械、敷料、仪器设备等,大多由护士保管、消毒备用。医疗计划的落实需要医生和护士相互协作才能完成。

5. 科学性 基础护理工作既平凡、琐碎又有很强的科学性。在对患者的护理过程中,由于不同的病因和疾病本身的特点,机体的功能活动、新陈代谢、形态结构等都发生某种程度的变化,这些变化又可导致生理需要和生活上的变化。因此,要求护士必须运用所学的护理知识精心照顾患者,满足患者的生理、心理需求,保障患者的生命安全和促进患者早日康复。

(三)基础护理的道德要求

1. 爱岗敬业,乐于奉献 临床护理实践中护理工作平凡、琐碎,护士的劳动价值往往受到某些世俗的偏见影响,同时,基础护理工作的烦琐,护理职业的荣誉感缺失,都会使部分护士不安于本职工作,患得患失。因此,护士必须认识到基础护理工作的价值,护理工作虽然不容易造成辉煌的业绩,但在细微之处彰显对人类健康的重要性。护士应当担负起自己神圣的使命,以高度的责任心和敬业精神,通过自己辛勤劳动为推动基础护理技术和理论水平的提高做出不懈的努力,为患者减轻痛苦,为预防疾病作出贡献。

2. 认真负责,坚持岗位 基础护理工作关系到医院各项制度的落实、执行,更关系到患者生命的安全和健康。因此,护士必须把保障患者的生命安全和促进健康始终放在第一位,能认真负责、审慎周密地对待每项工作,在基础护理操作时需要严格执行"三查八对"原则和各项操作规程,不放过任何疑问,防止和杜绝任何差错事故的发生。基础护理工作有连续性和时序性的特点,护士要始终坚守工作岗位,经常巡视患者的病房,密切观察病情,主动与患者沟通交流,及时发现和解决问题,尽善尽美地完成各项工作。

南丁格尔的话

Note

3. 刻苦钻研,精益求精 基础护理学是一门理论性与实践性都很强的学科,随着医学科学技术的发展,护理学科和其他学科一样也在迅猛发展。人工心脏起搏、心脏电击复律、心功能测定等监护系统的运用以及大面积烧伤的治疗、康复医学的兴起和各种先进医疗设备的使用和发展带动了护理科学的内涵及外延不断变化。这需要护士树立终身学习的理念,刻苦钻研以使自己的知识不断更新,具有多层次的知识结构以适应现代护理工作的发展和需求。实践证明,只有掌握了丰富的护理知识和医学人文科学知识,才能胜任和完成好护理工作。

4. 团结协助,相互监督 基础护理工作的实施不仅关系到操作者与患者,也关系到医护、护护、护技等人员之间的配合与协调。为了促进患者康复,各级人员之间必须团结协作完成各项医疗护理任务。此外,在医院内部之间也要开展互相监督与自我批评。医护人员对待别人的忠告、批评应该抱着虚心、认真的态度,不能有意刁难,这样才能有利于同事间的工作协调发展。

二、整体护理道德

整体护理是以"人的健康"为中心,以现代护理观为指导,以护理程序为基础框架,并把护理程序系统化地应用于临床和护理管理的工作模式。

(一) 整体护理的特点

1. 整体性 整体护理要求以人为中心,以护理程序为核心框架,以现代护理论为基础,要求每个护士都要为患者全面负责。护士工作的思维方式不再是被动执行医嘱、机械完成护理任务,而是围绕护理程序,把护理伦理、职责、评价、人员的组织结构、标准、护理计划和教育计划等各个环节有机地结合在一起。

2. 全面性 整体护理以人的健康为目的,而人是生理、心理、文化、社会各个层面的综合体。护理工作自始至终贯穿于人的整个生命过程,所以护士必须对患者全面负责。此外,整体护理的实施还需要各类辅助系统的支持,如技术支持系统(物品、药物等运送系统,信息的传递系统等)、结构支持系统(人员的组织管理,医院的环境、设备、条件等)等。

3. 专业性 整体护理的实施有很强的专业性,护士要对各种疾病制订完善的护理计划,包括疾病的护理诊断、护理措施、护理评价等;要针对患者的需要个体化解决患者的健康问题;要注重以人为本,重视调动患者及其家属的自我保护意识,适时进行健康教育,商议和制订护理计划,鼓励患者积极参与自身的治疗和康复活动,促进护患关系良性发展。

(二) 整体护理的道德要求

1. 主动担责,自觉服务 自觉履行职责是整体护理的重要内容,也是整体护理取得成功的关键环节之一。开展整体护理时护士有一系列职责,如收集和记录患者目前的健康状况和病史,对病情进行连续的、准确的评估并进行恰当的处理,准确作出护理诊断,制订系统、合适的护理服务,依据患者的需要,遵循舒适和安全原则采取护理措施,遵医嘱准确给药并观察和记录患者对药物的反应等。这一系列工作都需要护士自觉地承担责任,积极热情地投入工作,处处严格要求自己,以良好的道德修养和娴熟的业务技能,圆满地完成护理工作任务。

2. 独立思考,及时解决 整体护理进一步明确了护理的业务范围、护理职责和专业任务,提供了解决护理问题的科学工作方法,促使护理专业走向独立。如在护理评估中,对患者资料的收集和处理,要针对不同对象的年龄、性别、文化程度、职业、知识结构、信仰、生活习惯、家庭社会环境及病史等有关内容,结合患者的身心状况进行独立的综合评判,具体分析,提出护理问题,进而制订解决问题的计划,并认真加以实施;而护士要作出准确、恰当的护理诊断,需要对服务对象现存或潜在的健康问题所反映的主、客观资料进行综合分析、独立思考。总之,护士只有善于思考,独立面对问题、主动解决问题,才能更好地发挥潜能,提高整体护理工作的质量,为患者解决更多的问题。

3. 刻苦钻研,提高水平 整体护理对护士的素质提出了新的要求,护士除了在职业道德、身心健康等方面应该达到更高要求的标准外,在基本业务方面应具有规范的基础护理能力;具有收集患者资料、分析和诊断一般健康问题、制订护理措施、实施身心整体护理的能力;具有对危重患者的应急处理能力和配合抢救能力;具有护理管理能力、计算机操作能力和较强的自学能力等。护士要具备以上素质和能力就必须刻苦钻研、积极进取,既要掌握临床基础知识,又要勤学苦练护理基本功,还要学习和了解新业务等。总之,刻苦钻研、积极进取是整体护理对护士提出的最基本伦理规范,也是每个护士追求个人价值和自我完善的必备道德品质。

4. 热爱本职,培养气质 在整体护理实践中,护士要涉及患者生理、心理和社会等各方面的护理问题和工作内容,要求护士要有较高的人文素质,如良好的语言表达能力、准确的判断能力、有效的沟通能力、高雅的个人修养等。因此,护士要努力树立"干一行,爱一行"的职业精神,培养正直、正派的工作作风,要始终保持乐观向上的良好心态,才能为患者提供全面、周到、细致的整体护理服务。总之,护士既要掌握临床护理专业知识,又要掌握伦理学、心理学、社会学及美学等人文社科知识,不断提高个人修养,培养良好气质,以充沛的精力和良好的形象为患者服务。

第二节　不同护理岗位的护理伦理

案例 6-2

某医院急诊科收治一名脑出血患者行开颅手术,术后连夜送至重症监护室。重症监护室护士刘某认真仔细护理患者,随时监测生命体征,应对病情一切变化,以提高抢救成功率为目标。次日凌晨 4 时,护士发现患者突然出现呼吸急促,呼吸频率为 32 次/分,脉搏快而弱,血压低至 60/40 mmHg,双侧瞳孔不等大,她预感到颅内出血,一边迅速向值班医生报告,一边打开呼吸机,做好二次手术的一切准备工作。二次开颅手术进展及时、顺利,且证实了患者脑部又有动脉破裂出血,由于发现早,医护密切配合,手术成功,患者得救。

【案例思考】
请对急诊科护士刘某的行为作出道德评价。

门诊与急诊是医院面向社会的窗口,是医院医疗工作的第一线,是医院直接为公众提供诊断、治疗、护理、预防保健的场所。明确门诊与急诊护理特点及其伦理规范,是做好门诊与急诊护理工作的重要内容。

一、门诊护理工作的护理道德

(一)门诊护理特点

1. 情况复杂,管理任务重 普通门诊是防治常见病、多发病的窗口,是患者就医最集中的地方。为了确保患者有秩序就诊,满足患者及时诊断和有效治疗的需要,缩短患者的候诊时间,护理人员既要做好分诊、检诊、巡诊的工作,还要指引患者化验、检查、取药、注射和处置各项具体工作。因此,门诊的管理任务非常重。

2. 人流量大,预防感染难 门诊人群流量大,患者集中,病情各异,且传染病患者在就诊前难以及时鉴别和隔离,混杂其中。同时,在门诊流动的人群中大部分是患者,患者因抵抗力低下,而更易受到感染。因此,门诊护理人员应该高度重视预防交叉感染,认真做好消毒隔离工作,做好传染病患者或疑似传染病患者的管理。

3. 服务性强,沟通任务重　门诊护理工作既有技术性服务,如预检分诊、治疗、健康教育等;也有非技术性服务,如初诊患者不熟悉医院的环境和工作,需要护理人员做好就诊指导,对复诊患者需要了解心理状态,做好心理疏导,增强其战胜疾病的信心,且门诊患者的病情各不相同,这就要求护理人员提供有针对性的医疗保健服务。不管是技术性服务还是非技术性服务,都需要护理人员与患者或家属进行沟通交流,而交流的对象情况不一,这就势必造成沟通任务重,需要护理人员做到耐心、细心、热心和服务周到。

(二)门诊护理道德

1. 热情关怀,高度负责　门诊患者因疾病痛苦,心理紧张,加上对医院环境和制度的不熟悉,拥挤、嘈杂的环境更加重了心理负担。尽管病种、病情不同,但患者都有一个共同的心愿,就是希望能得到医护人员热情的关怀,以尽早解除病痛,恢复健康。护理人员应根据患者的病情做好预检分诊,指导患者挂号及就诊等,并且细心地做好就诊前的各项准备工作。尽量缩短患者的候诊和就诊时间,减少患者的不适。如果遇到病情危重、年老体弱的患者,可以安排提前就诊,特别是危重的患者,还应该做好病情观察和配合抢救工作,利用患者候诊的时间做好健康教育。因此,门诊护理人员要充分理解、同情患者,主动热情地帮助患者就诊。

2. 细心观察,作风严谨　门诊患者的病种多样,病情变化快,而且大部分患者是随来随治随走。护理人员可以观察患者的时间有限,护理工作中的任何疏忽大意如打错针、发错药、生命体征测量不准确、病情观察不到位等,都有可能给患者带来不必要的伤害,甚至危及患者的生命。在治疗护理中,护理人员必须作风严谨,准确无误,严密观察治疗护理中的微小变化。例如,注射青霉素要让患者留院观察,确认安全后方可用药或离院。治疗时严格执行查对制度,门诊手术坚持无菌操作原则,认真履行护理职责,保证门诊患者的护理质量。

3. 环境优美,安静舒适　保持门诊环境优美、安静和舒适,可使患者心情稳定,提高诊疗护理效果。门诊布局要合理,可设立总服务台、导医处,配备醒目的标志、指示路牌、多媒体查询触摸屏和电子显示屏等,体现方便患者的宗旨;护理人员应认真做好门诊清洁卫生工作,维持良好的就诊环境,禁止随地吐痰、吸烟、大声喧哗及吵闹行为,加强巡视,及时地根据病情调整患者的就诊顺序;护理人员还要做好门诊污物、污水的无害化处理,做好医院物品和空气的消毒,做好传染病患者的管理,以预防交叉感染。此外,门诊环境还应做好绿化、美化,给人一种温馨舒适的感觉。

4. 团结协作,多方配合　门诊护理人员不仅要面对各种各样的患者,还要面对复杂的人际关系。护理人员不仅要处理好与患者、患者家属、医生、其他护理人员及其他科室的医技人员的关系,还要帮助协调患者与医生的关系、门诊与其他科室的关系。处理和协调以上关系需要护理人员具备较强的社交能力,注重相互尊重、团结协作。

二、急诊护理工作的护理道德

急诊是医院诊治急症患者的场所。急诊科医护人员的任务是做好急诊和急救工作。医护人员应注意迅速诊断、及时抢救,做到抢救生命高于一切。对患者要有高度的责任感和深厚的同情心,同其他医护人员密切合作,确保急诊生命通道的先锋作用。急诊护理人员必须具有救死扶伤的高尚品德、熟练的配合抢救技术和丰富的临床护理经验,要有"急而不躁、忙而不乱"的工作作风。

(一)急诊护理特点

1. 随机性强,必须常备不懈　急诊患者病情变化快,来诊时间、人数、病种及危重程度均很难预料,因此随机性大、可控性小。尤其遇有交通事故、集体急性中毒、传染病流行等,患者常集中就诊,所以急诊工作十分繁忙,要做到紧张有序,常备不懈,随时做好思想上、业务上的准备,做好急救设备和抢救药品的保障,确保随时都能胜任急救的需要。

2. 时间性强,必须争分夺秒 急诊患者发病急骤,来势凶猛,时间性强,所以一切工作突出一个"急"字,要争分夺秒,迅速处理,急诊护理人员应具备随时高速、高效参与急救工作的能力。赢得了时间,就赢得了生命,因此要争分夺秒、全力以赴投入抢救。

3. 病情多变,必须全力以赴 急诊患者病种复杂,疾病谱广,几乎涉及临床各科室,常需多科人员协作诊疗,因此,要有高效能的组织系统和协作制度。要求急诊护理人员快速准确地做出护理诊断,及时通知有关科室的医生进行诊治与抢救。在医生未到之前,既要做好抢救的准备工作,还要严密监护病情的细微变化,为医生诊断、治疗提供可靠的依据。对病情十分危重的患者,护理人员应主动予以处置,以免延误病情,丧失抢救良机。

4. 感染性强,必须预防为主 急诊患者中经常包括各种传染患者,极易造成交叉感染,因此,要特别注意无菌操作和严格执行消毒隔离制度,积极预防,防范医院感染发生。此外,急诊涉及暴力伤害和意外事件多,要求护理人员加强自我约束,周到服务,防止发生护患冲突。

(二)急诊护理道德

1. 要有时间紧迫感 急诊护理人员应树立"时间就是生命""抢救就是命令"的观念。做到急患者所急,争分夺秒,有条不紊,全力以赴,尽力缩短接诊时间,救人于危急之中。要以冷静、敏捷、果断的作风,配合医生抢救患者。

2. 要有高度的责任心 急诊多为突发病,患者易心理紧张,常痛苦不堪,生命垂危。护理人员要理解同情患者的痛苦,尤其对自杀、意外伤害的患者不能埋怨或责怪,要加强心理疏导,以最佳的抢救护理方案进行救治,争取最佳疗效。对危重患者要加强护理,还要掌握各种急诊抢救技术并积极配合抢救,如吸氧、洗胃、心肺脑复苏、气管插管、输液、保留排泄物并送检等,并详细、准确地做好抢救记录。对确诊或疑似传染病急诊患者应做好登记及报告。

3. 要有过硬的综合素质 护理人员只有具备过硬的急救技能和经验,才能保证临危不乱、有条不紊地施以相应的救治措施。此外,具备良好的耐心,才能认真应对患者及其家属的询问、质疑或过激言语。有较高的沟通技巧,方能取得患者及其家属的信任与合作。总之,急诊医护人员素质高,诊疗护理质量就高;服务态度好,医疗纠纷就少。

4. 要有团结协作的精神 急诊患者病情复杂,抢救成功往往需要多个科室相互协作、共同完成。所有参加抢救的人员,包括医生、护理人员、麻醉师、其他医技人员等都要精诚合作、密切配合、相互支持、相互理解,共同担负起抢救患者的职责。因此,护理人员要从全局出发,做好协调工作,发扬不怕苦、不怕累的精神,主动配合。

三、手术护理道德

外科手术是临床工作的重要组成,是外科患者的主要治疗手段。对于患者而言,手术治疗既是一个治疗过程,又是一个创伤过程。接受手术治疗要做好充分的心理和身体上的准备,同时,要接受手术带来的躯体上的改变和可能发生的意外。护理人员作为手术全程的参与者,要与其他成员密切合作,共同完成任务。

(一)手术护理特点

护理手术患者是一项充满挑战性的工作,需要护理人员对患者的生理、心理和社会支持系统有一个全面的评估,对手术患者护理流程娴熟掌握,正确应用护理伦理规范,确保护理工作顺利完成。

1. 受术者的生理特点 围手术期患者(术前 7 天至术后 12 天)的生理状况较平时可能会有较大改变。为确保手术成功实施,在手术前患者可能要接受大量的检查、药物治疗及术前准备等,此时患者的生理状况可能在短时间内有较明显的改变。术后,大部分患者处于麻醉恢复期,短时间内无法自理,有些患者的躯体会有较大的改变。患者短期内无法适应这种改变,会产生一些异常心理情绪,严重者会导致应激性的生理变化。

2. 受术者的心理特点 一般来说,多数患者术前会出现过度焦虑、恐惧、抑郁、睡眠质量下降等症状,还会伴有孤独和无助感等心理特征,这主要与人类对自身创伤与生俱来的恐惧感以及对手术未知结果的揣测有关。术后,患者多半会因为伤口的疼痛而变得敏感。有些手术造成患者外形的改变,患者会因为不认同自我形象而出现消极、抑郁心理;有些患者会质疑手术结果,常提出很多问题;有些患者会盲目乐观,轻视手术创伤等。

(二)手术护理道德

1. 术前护理道德

(1)心理护理,消除顾虑。多数患者对手术治疗手段不够了解,造成情绪波动较大,恐惧心理增加。确定手术治疗后,患者往往心绪难平,常伴有紧张、焦虑、失眠等表现。此时护理人员应主动关心体谅患者,耐心细致地给患者解释手术方案,让患者明白手术对其治疗的必要性。努力帮助患者摆脱不良情绪,鼓励患者以良好的心态接受和配合手术。护理人员应协助医生做好与患者及其家属的沟通,消除他们的心理顾虑,使患者情绪平静地接受手术。

(2)认真沟通,知情同意。《中华人民共和国执业医师法》规定:医师应当如实向患者或者其家属介绍病情,但应注意避免对患者产生不利后果。这表明医疗机构在为患者施行手术之前,有义务向患者或者其家属说明患者的病情、为什么要手术以及手术的风险,患者或者其家属有权决定同意或者不同意施行手术。知情同意是患者的权利,告知是医务人员的义务。因此,医务人员应该在手术前在适当的场合、以适当的方式向患者及其家属交代手术风险、手术方式、术中及术后并发症、预后等;并取得患者或者其家属签署的手术同意书,确保患者的知情同意权利不受侵害;无法取得患者意见又无家属或者关系人在场,或者遇到其他特殊情况时主治医师应当提出医疗处理方案,在取得医疗机构负责人或被授权负责人员的批准后实施。

(3)术前准备,程序完备。医生在选择手术治疗时,必须要慎重,要做好手术与非手术治疗、创伤代价与预期效果的利弊权衡。护理人员应该严格按照操作规程,做好术前准备工作。比如说做好手术区的皮肤准备,根据手术需要做好肠道准备,遵照医嘱给患者用药,准确查对患者姓名、性别、科室、手术诊断、手术名称、手术部位、血型、所需物品,认真细致地做好护理记录。在执行的过程中,注意做好解释工作,以免引起患者的恐惧,同时还要监测执行的效果,如有不妥,应及时解决。同时,护理人员应为患者创造一个整洁、安静、舒适的休息环境,保证患者得到充足的睡眠和良好的休息,确保手术的顺利进行。

2. 术中护理道德

(1)安全肃静,体恤患者。安全肃静的手术环境是做好手术的前提条件,要加强手术室的制度建设,严格遵守无菌操作规程,禁止无关人员进入手术室。手术器械要认真检查,确保性能完好,抢救物品要齐全,且位置固定。室内环境要保持清洁、无菌,温湿度符合要求。手术过程中,在患者面前不要大声讲话,减少不良刺激,不谈论与手术无关的话题,保持手术室的严肃、安静。患者进入手术室后心理紧张进一步加剧,护理人员应该陪伴在患者身边,简单地介绍手术室环境,协助患者上手术台,严格按照手术要求暴露手术部位,并注意保暖;协助其他医务人员做好术前指导,指导患者术中配合的方法和告知可能有的感受,避免谈论与手术无关的话题。手术中密切观察患者情况,随时解决患者提出的合理要求。

(2)操作娴熟,一丝不苟。手术的每一个步骤都与患者的安危紧密相连,其中很多操作需要护理人员独立处理完成,所以在任何情况下都要认真负责、一丝不苟、坚持原则。手术过程中护理人员要熟知手术的步骤和护理配合的要点,而且做到技术熟练、反应灵敏、沉着冷静、果断细致,操作稳、准、轻、快,尽量减少患者身体的暴露,传递器械要眼明手快、准确无误,伤口缝合前要认真清点核对,坚决杜绝手术事故的发生。

（3）密切配合，作风顽强。手术是由团队共同配合完成的，护理人员要从患者利益出发，服从手术全局的需要，与手术团队成员间通力合作。尤其面对复杂手术时，更需要医护人员相互间的密切配合和心理适应，在紧张的情况下，任何一方配合失误都可能导致手术的失败。手术中出现事故时，当事人要勇于承担责任，及时采取补救措施，尽可能减少对患者的伤害，不得欺瞒不报。手术工作是科学严谨的脑力劳动和艰苦的体力劳动相结合的一项复杂劳动，它需要医务人员不但具有清晰的头脑、敏捷的思维、渊博的医学知识、娴熟的技术操作，还要有强健的身体、顽强的作风和严谨的工作态度。

（4）理解家属，耐心解疑。患者家属往往急于了解手术进展和结果，护理人员应给予充分的理解，要保持和蔼的态度，耐心回答问题，以解除他们的忧虑和不安。如家属提出不合理要求，干预手术正常进行，护理人员应拒绝并进行解释。手术结束后，医护人员应主动将手术结果告知患者家属，做到热心服务。

3. 术后护理道德

（1）密切观察，谨防意外。护理人员应在手术患者回病房前做好迎接患者的各项准备，与护送患者回病房的医护人员双方就患者手术过程、生命体征、意识、出血、输血、输液、用药、引流、插管、皮肤等情况进行详细的交接，并及时告知患者和家属结果，满足其心理需求。患者回病房后护士要密切观察患者的生命体征，准确执行术后医嘱，尤其要注意呼吸道是否畅通，引流管和导尿管有无异常，手术创口有无渗血，生命体征是否正常，有无休克、内出血等现象，发现异常时应及时通知医生，并协助做好紧急处理，尽量减少或消除术后可能发生的意外，确保手术成功。

（2）安抚鼓励，促进康复。患者麻醉苏醒后，伤口疼痛开始发作，活动及饮食受限，有时身上还插有各种导管和引流管，给患者带来很大的痛苦。患者这时通常十分关心手术效果，手术室护士应守护在患者身旁，并及时告诉患者手术进行得很顺利以增强其康复的信心。有些患者因手术失去某些生理功能或机体组织，产生不良情绪，护理人员应体会患者的痛苦并理解患者的心情，给予有效的心理护理，尽量减轻患者的痛苦，创造良好的病房环境，同时告诉他们要适度锻炼，增强信心，促进患者早日康复。

第三节　特殊患者的护理伦理

案例 6-3

案例 6-3
参考答案

某医院儿科收治一名高热患儿。患儿为留守儿童，经济条件较差，父母外出打工。经医生初诊"发烧待查，不排除脑炎"。急诊值班护士凭多年经验，对患儿仔细观察，发现其精神越来越差，末梢循环不好，伴有谵语，但患儿颈部不强直。于是，护士又详细询问家长，怀疑是中毒性菌痢。经肛门指诊、大便化验，证实为菌痢，值班护士便及时报告给医生。经医护密切配合抢救，患儿得救。

【案例思考】
请对该儿科护士的行为作伦理分析，它符合哪些护理道德？

特殊患者的护理是指对各种特殊疾病患者的护理，如特殊年龄段患者、传染病患者、妇产科患者等的护理。特殊护理接触的患者病种多、病情复杂、需求不同，时间紧迫，对护理的要求高。此外，在服务对象和服务方法上,特殊患者与一般患者不同,因此在护理工作中除应遵循护理道德的基本原则外,又因其服务难度大、范围广,道德要求标准高,伦理难题多等护理特点,还应具有一些特殊的伦理规范。

一、妇科护理道德

(一) 妇科患者的护理特点

女性患者具有心理特殊、护理责任重大、涉及面广、技术要求高等特点。因此,护理服务工作不能只停留在疾病的护理上,还应重视心理护理和家庭护理。

1. 转变观点,强化服务 妇科服务领域广泛,不仅针对患病的女性,针对健康女性的健康宣教也同样重要。

2. 重视心理,维护尊严 生殖系统的特殊性,决定了患病女性心理上的特殊反应。生殖系统虽非生命器官,但却肩负着孕育生命的重要功能,对人类的繁衍、维护女性的自尊起着至关重要的作用,因此当女性生殖系统出现疾病时,直接影响女性的婚姻生活,患者可能面临生育功能、性功能受损的威胁,要承受女性特征减弱、自尊心受损的伤害。患病女性心理上受到的打击尤为明显。

3. 爱护患者,保守秘密 生殖器官是女性身体最私密的部位,因此妇科诊疗和护理要特别注意保护患者的隐私和尊严。

4. 沟通合作,促进康复 当女性患有生殖系统疾病时,在对患者做好心理护理的同时,要特别注意对其配偶做好解释工作和健康生活方式的宣教,以获得其配偶的理解和配合,共同促进疾病的康复。

(二) 妇科护理道德

1. 态度诚恳,和蔼可亲 女性患者情绪波动大,依赖性强,忍耐性差,疼痛阈值低。结合女性的这些特点,护理人员在工作中要注意主动关心体贴患者,态度和蔼,说话亲切,言行礼貌,对患者的劝说、解释要耐心,帮助患者建立自尊心、自信心,增强信任感和安全感。

2. 行为端庄,作风严谨 女性患者患有生殖器官疾病时,害羞、恐惧、压抑是普遍的心理状态。所以在进行诊疗或护理操作时,态度要严肃认真,行为要举止端庄,并注意避开人群尤其是异性,注意保护患者的隐私,不得过分暴露患者的身体。在进行各种操作时要注意动作轻柔,避免反复操作。对未婚女士要尽量以肛诊代替阴道检查,不得以任何方式帮助孕妇非法堕胎,更不能从中牟利。对待患者的态度不得带有世俗的偏见,无论患者所患为何种疾病,都要一视同仁,尊重患者的人格。

3. 掌握心理,耐心指导 女性患者情绪容易波动,再加上疾病带来的内分泌的变化以及疾病本身或手术等因素,都会导致患者出现一些特殊的心理变化。患者可能会出现隐瞒病史、拒绝检查等情况。护理人员要充分理解患者,掌握患者的内心变化,有针对性地进行耐心的解释、诱导和劝说,以高度的同情心来关心患者、消除其顾虑,增强其治愈疾病和恢复正常生活的信心,减轻其身心痛苦。

4. 健康指导,提高疗效 患者的病情可能会对家庭生活尤其是夫妻性生活造成一定影响,护理人员要根据患者病情,对其配偶进行健康宣教,使其主动配合妻子的治疗,提高疗效。

二、母婴护理道德

(一) 母婴护理工作特点

要做好母婴护理,就必须正确分析患者的需求,理解患者及其家属的心理,掌握母婴护理的特点。

1. 重视家庭护理,提高护理质量 妊娠、分娩、产褥虽然由产妇的身体承担,但其本身就是家庭事件,所以护理人员的服务对象不仅仅是产妇本身,同时要涵盖其丈夫、胎儿或新生儿及其整个家庭。

2. 加强心理护理,防范产后抑郁 孕育和分娩胎儿,使孕产妇成了家庭关注的中心,加上孕期和产后激素水平的改变,孕产妇所承受的心理压力很大。尤其分娩后的产妇身体虚弱,激素水平改变明显,家人的关注焦点由孕妇转为婴儿,此时,如果产妇心理调节不当,极易出现产后抑郁。

3. 强化围产保健,提高优生概率　在我国,随着医学事业的飞速发展,计划生育这一基本国策已经深入人心,优生成为每个家庭的期盼,围产期保健逐渐从以母体为中心的医疗保健转为更重视围产儿的保健工作。因此,要求妇产科的护理人员为积极开展围产儿保健工作而不懈努力。

4. 坚持学习提高,胜任护理需求　当前,各种先进的诊断、检测和治疗仪器广泛应用于妇产科临床实践。比如内镜的广泛使用对妇产科的诊断治疗和优生优育起着重要作用;胎心监护仪、超声多普勒听诊仪在产科中已成为必不可少的仪器。护理人员只有认真学习新知识、新技术,才能胜任妇产科临床的护理工作。

5. 掌握婴儿特点,开展优质护理　婴儿在生理、心理等方面都与成人不尽相同。表现如下:①婴儿生理反应比较灵敏,治疗和护理中不予合作,给操作带来很大困难;②婴儿没有语言表达能力,无法清楚表达自己的感受,当有不适时只会哭闹,这时护理人员要多留心;③婴儿幼稚,接受医护操作的耐受力差,实施护理操作的选择范围小;④婴儿生长发育不成熟,免疫系统不完善,抵抗力差,易感染疾病,因而发病率高、起病急、进展快、病情变化大,给护理工作带来了困难和风险。

（二）母婴护理道德

1. 加强孕产保健,保障母婴健康　孕产期保健的好坏,直接关系到母婴的健康和安全。孕期保健应该从孕前开始。产科护理人员应重视对孕妇进行优生卫生知识的普及,指导孕妇定期进行产前检查和自我监护,积极防治各种并发症。分娩时,应严格执行消毒隔离和无菌操作,以防止感染,产褥期应做好保健工作,避免病理性变化的发生。降低孕产期并发症、合并症及难产的发病率,降低孕产妇死亡率、围产儿死亡率和病残率。

2. 加强沟通能力,做好心理护理　产科患者由于害羞、压抑、恐惧等心理问题而背负着极大的心理包袱。比如,年轻女性未婚先孕,常使患者在面对诊治和护理时感到难以启齿,不愿坦露实情,甚至拒绝检查和护理,给治疗和护理带来困难。这时,护理人员要体谅患者的心理,理解和同情其处境,用合适的语言和行动,做好患者的心理疏导,使患者主动配合疾病的治疗。又如,产妇分娩后家人往往把注意力的焦点转移到孩子身上,会让产妇有失落感,如果产妇的心理调节不好,极易出现产后抑郁。护理人员要认真观察产妇的反应,及时做好心理疏导,并对其家庭成员做好健康宣教。总之,护理人员的沟通能力的提高对患者身心健康有着重要的作用。

3. 加强消毒隔离,做好观察记录　孕妇的身体状况事关母婴安危,在治疗和护理时必须十分谨慎小心,稍有不慎,都会给母婴、家庭以及社会带来不良的影响,所以护理人员对待任何细节都不能掉以轻心。尤其是婴儿病情变化快且不能表达,护理人员要严密观察婴儿的反应,及时记录和报告医生,以供医生及早做出判断。此外,婴儿免疫机制尚不成熟,易发生交叉感染,护理人员要严格执行消毒隔离制度。

4. 加强施救力量,冷静果断处置　产科患者随时都有可能发生异常或意外,例如,分娩时可能会突然发生羊水栓塞;正常胎心改变可能发生胎儿窘迫;妊娠合并心脏病会突然发生心力衰竭、子宫破裂等。产科患者病情变化快的特点,使得产科急诊多。因此当病情发生突然改变时,产科护理人员要迅速判断病因、病情,果断实施措施,积极配合抢救。

三、儿科护理道德

（一）儿科患者的护理特点

儿科患者特别是婴幼儿不具备或缺乏主诉能力,病情叙述往往由其父母和其他监护人替代,使病情陈述具有间接性特征,可靠性较差。

1. 患儿病情变化快　儿科患者因处于生长发育期,基础代谢旺盛,但免疫功能较成人低,抵抗能力较差,对疾病的防范意识不强,易感染疾病。

2. 患儿自述能力差　儿童语言表达能力和理解能力不完善,不能完整描述疾病症状和自身感受,多以哭闹表达病情。患儿对疾病缺乏足够的心理应对能力,心理活动受环境影响很大,对陌生的环境易产生恐惧心理,会给诊治和护理带来一定难度。

3. 健康教育难度大　患儿大多数是完全依赖型,如暖箱中的新生儿,他们的生活照护和临床护理都要由护理人员来完成。初为父母的家长,对抚育孩子没有经验,指导他们喂养、清洗等要靠护理人员手把手地教,反复讲解。儿科护理工作烦琐,更加要求护理人员要细心、耐心。

4. 技术操作要求高　儿科的常规护理操作如小儿头皮静脉穿刺、颈静脉采血、股静脉采血、皮试、肌注等都比成人困难得多,要求儿科护理人员技高一筹,确保护理操作顺利。

5. 临床护理难度大　由于婴幼儿语言表达能力较差,一些年长儿都不能完整准确地叙述病情,往往靠哭闹不安、拒绝进食、不愿活动、精神欠佳等表现来反映身体的不适。一些年幼体弱儿对疾病反应差,往往表现为体温不升、不哭闹、表情淡漠等。而且儿科病情发展快,来势凶险。同时,由于小儿身体稚嫩,护患配合较困难,接受医护操作的耐力差,这无疑为儿科护理增加了难度。

（二）儿科护理道德

儿科必须树立以患儿为中心的护理理念。儿科的护理实践活动要求儿科护理人员必须具备特殊的素质,应有强烈的责任感,爱护及尊重患儿,具有丰富的知识和熟练的技术操作能力,同时具备针对患儿的沟通技巧和洞察患儿家属心理的能力,这样有利于提高护理质量、化解护患矛盾、减少护患纠纷。

1. 关爱患儿,平等尊重　患儿的健康成长,不但需要物质营养,也需要精神哺育,其中"爱"是重要的精神营养要素之一。护理人员要发自内心地爱护患儿,做到一视同仁,并要尊重患儿,做到言而有信,与患儿建立平等友好的关系,更好地保护患儿,此外还要注意积极与患儿家属进行沟通。

2. 细致严谨,业务精湛　儿科患者因不能主诉病情,且病情变化快,容易误诊、漏诊。所以儿科护理人员必须具有强烈的责任感、良好的慎独修养及严谨的工作作风,密切观察病情,除此之外,还需具备精湛的业务能力。护理人员可以通过其丰富的科学知识及熟练的操作技巧,发现儿童生长发育过程中的变化及生理、心理和社会的需要而给其以全面的护理;根据所掌握的各年龄组儿童对疾病的心理及情绪的不同反应,通过细致严密的观察,注意患儿有无身心两方面的客观征象及主观症状;熟悉儿科常用药物的剂量、作用及用法。随着医学科学的发展,护理人员应胜任比较复杂的临床护理技术、抢救技术及先进护理和检查仪器设备的操作,儿科护理人员只有熟练地掌握这些相关的技术,才能减轻患儿的痛苦,取得最佳的护理效果。

3. 有效沟通,治病救人　现代的儿科护理不仅要挽救患儿的生命,同时还必须考虑疾病的过程对患儿生理、心理及社会等方面发展的影响。要求儿科护理人员必须掌握有效的人际沟通技巧,与患儿及其家长交流信息,全面了解患儿的生理、心理和社会情况,促使其身心健康。在平时的护理活动中,不但要照顾他们的生活,还要启发他们的思维,与他们进行有效的沟通,以取得他们的信任,建立良好的护患关系。护理人员是儿童学习的对象之一,因此还必须做到以身作则,加强自身的修养。

四、精神科护理道德

精神病是大脑功能紊乱所导致的以认知、情感、意志和行为等精神活动不同程度障碍为主要表现的一类疾病。精神病最大的特点是患者出现人格障碍或缺乏自知力和自控力。由于患者自知力和自理能力减退或丧失,否认有病,拒绝治疗,而且多数患者病因不明,使得护理工作难度加大,对护理道德也提出了更高的要求。

（一）精神病患者的护理特点

1. 病情复杂,护理难度大　护理对象是患有各种精神疾病的患者,与躯体疾病不同,精神疾病主要表现为精神和行为上的异常。患者的心理状态紊乱,难以理解客观事物,不能适应社会生活。在护理过程中,患者认知能力差,突发事件多,会给护理工作带来意想不到的困难。

2. 任务艰巨,随机事件多　因患者出现人格障碍或缺乏自知力和自控力,常表现为思维紊乱、精神失常。患者常会在不理智的情况下做出一些病态的举动,尤其是精神分裂症、躁狂症患者,因其病理性特征,随时都有可能冲动伤人、毁坏财物或自残,严重危及人身安全,影响社会安宁和个人安危,给家庭和社会造成了严重后果。精神科疾病病程长,难治愈,且容易反复。患者容易失去生活的动力,对治疗信心不足,多数患者性格极端、情绪反常。甚至很大一部分患者否认自己有病,拒绝治疗,只能被家人诱导、哄骗,甚至强行送医,使病患抵触情绪大,不愿配合治疗。所以精神病患者的诊疗任务重,护理任务艰巨。

(二)精神科护理道德

1. 尊重患者,一视同仁　精神病患者在感知、思维、意志、情感方面的异常,常常会给患者和周围人带来困扰,患者的一些异常行为常会影响正常的家庭生活和社会秩序。因此,精神病患者经常遭受社会的歧视和人们的疏远,甚至遭受到愚弄和凌辱,社会地位低下,合法权益常被侵犯。护理人员要努力消除人们对精神病患者的偏见,在临床诊疗护理上充分尊重精神病患者,把他们同普通患者一样看待。

2. 加强护理,确保安全　精神病患者因缺乏自知和自控能力,意外状况时有发生,危及自身和他人人身安全和财产安全。因此要求医护人员必须严格坚守岗位,定期巡视,履行职责,密切观察患者的病情和心理变化,做好处理危机事件的预案。特别是对有自杀、自伤、破坏和暴力倾向的患者,要重点巡视和监护,严格遵守病房管理制度,按时检查和收缴危险物品,杜绝隐患。

3. 保守秘密,精心呵护　保密是保护性医疗制度的一项具体措施,是建立和谐护患关系、赢得患者及其家人信任和配合的基本前提,充分体现出对患者权利、人格尊严的尊重和维护,亦是护理道德的基本要求。保密原则在精神科护理中尤为重要。一些患者在精神异常情况下做出的非理智行为是患者本人不愿看到和听到的,当患者恢复自知力之后知道自己的所作所为一定会羞愧难当,难以面对他人,自我否定,甚至可能会有轻生的想法,导致严重后果。因此护理人员要尽心呵护患者的心理,帮助他们树立信心,早日回归社会,关于患者病情的隐私绝不可泄露出去,这是对精神病患者的尊重和保护。

4. 自尊自爱,保护自我　精神科护理人员在护理患者时,要做到态度自然大方、稳重端庄、亲疏适度,不可过分殷勤或有任何轻浮举动,以免患者产生错觉或误解,导致钟情妄想,给治疗和护理带来不必要的麻烦。女性护理人员工作期间不可浓妆艳抹、过分打扮,以免招致男性患者的性幻想、性冲动。护理人员要高度警惕自身原因导致异性患者的情绪异常,给患者治疗带来的反复和波动。护理人员要自尊自爱,不做有损法律和道德的事情。

5. 遵章守纪,慎独修养　精神病患者因常常不能正确反映和评价客观事物,不能对自己的言行负责,对护理人员的行为也不能给予恰当的评价。这就要求护理人员在工作时自觉遵守工作纪律,严格要求自己,恪守慎独要求,无论有无监督,都凭良心和责任感认真对待每一位患者,严格执行每一项护理操作,按时巡查病房,观察病情,以防意外。在任何情况下都不能违背自己的良心和职业道德,尽职尽责、自觉主动、及时准确地完成各项护理任务。

五、传染科护理道德

传染病是指由各种病原体如细菌、病毒、立克次体和原虫等,通过各种途径侵入人体而引起的传染性疾病。能在人与人、动物与动物或人与动物之间传播。传染病具有传染性、阶段性、流行性和季节性等特点,决定了传染科护理工作的特殊性。

(一)传染病患者的护理特点

1. 消毒隔离要求严　传染科是各类传染病集中的地方,每一个传染病患者都是传染源。为了控制感染源、切断感染途径、保护易感人群,护士必须对感染病患者进行隔离,在整个护理过程中严格执行消毒隔离制度。在传染病的护理过程中,护士要对患者入院时的衣物、生活用品以及分泌物、排泄物等进行消毒;对患者执行严格的消毒隔离制度;防止将传染病房内的污物、污水传播到社会、家庭等。

2. 心理护理要求高　传染病患者的心理压力大,容易产生心理问题,如被限制感、孤独感、自卑感和不安全感等,护理人员应针对每个患者的不同心理问题进行心理护理,护理人员为使患者处于最佳的心理状态接受治疗和护理,必须帮助患者消除顾虑和心理负担,增强战胜疾病的信心,促进患者尽快康复。

3. 社会责任大　在传染病护理中,护士不仅仅要对患者负责,还要对他人、整个社会负责。如果在护理过程中因消毒不严格造成院内感染,在一定条件下会引起传染病的大暴发,从而造成严重社会后果。特别是一些特殊的传染病,如艾滋病等,如果不抓紧进行性健康教育、预防检查及治疗,就会造成性传播疾病的流行,对社会危害极大。

（二）传染科护理道德

1. 勇于奉献,忠于职守　在传染病的护理过程中,传染科护士每天都要接触传染源,在工作中可能接触到具有传染性的分泌物、呕吐物和排泄物。在抢救危重患者时,护理人员更容易被传染,所以传染科护士应严格执行消毒隔离制度,牢固树立无菌观念,切断各种传播途径,防止患者交叉感染。护士的生命和患者的生命同样珍贵、神圣,因此护士也要做好自我防护和职业防护,切不可因为措施烦琐而省略;一旦发生职业暴露,要及时处理,将对护士的危害降到最低。

2. 尊重患者,关注心理　由于传染病患者被隔离,个人的正常生活环境和习惯发生了极大的改变,患者心理上要承受极大的压力。传染病患者的心理状况复杂,护士应关注患者的心理动态,一视同仁,维护患者的人格尊严。针对患者的心理问题进行护理,帮助患者解除不良情绪,使其积极配合治疗及护理,尽早恢复健康。护士应给予隔离的人群更多的同情和关心,提供全面周到的服务,鼓励患者通过电话、网络等方式获得更多的社会支持。

3. 预防为主,服务社会　由于传染病具有传染性、流行性的特点,对社会危害性较大,因此国家对传染病的防控要求高。一旦确诊患者是传染病患者和疑似患者,必须在规定时间内向卫生防疫机构报告。特别是发现甲类传染病和乙类传染病中的艾滋病、肺炭疽病、SARS等,应以最快的通讯方式向发病地区的卫生防疫机构报告,同时填报疫情报告卡。任何人不得隐瞒、漏报、谎报,否则将负法律和道德责任。因此护士应利用各种途径加强宣传和教育,提高全民的预防保健意识,防止传染病的发生和传播。

六、老年科护理道德

（一）老年患者的护理特点

人到了老年后会出现器官、组织、细胞的自然老化,生理功能日渐衰退,机体抵抗力下降。同时老年人的心理、精神活动和人格特征等也会发生相应的改变,导致老年人易于患病,且病情复杂,往往具有多科疾病的临床表现,病程长,并发症多,恢复缓慢,易反复。因此老年患者护理工作强度高,难度大,具有如下特点。

1. 病情复杂,护理任务重　老年患者在生理、心理方面都处于衰退阶段,发病率高,并发症多,恢复缓慢,容易留下各种后遗症。

2. 病情多变,护理难度大　老年人患病后,体质更加虚弱,抵抗力迅速下降,且许多老年患者往往一身多病,复杂多变,确诊难。有些老年人患病后记忆力明显减退,对于自己的身体不适主诉不清,对于疼痛的感觉不敏感,造成症状和体征不典型,易误诊。有些老年患者自理能力差,心理上固执不易合作,使护理难度增大。

3. 疑虑多，心理护理要求高　老年人大多阅历丰富，经历很多坎坷，心理活动复杂。当老年患者来院就诊时，经常表现出精神过度紧张、忧郁，甚至惊恐不安，由于行动不便，心理上常常处于痛苦不堪的状态。

（二）老年科护理道德

关注老年人群体的健康和生活质量，是一个国家社会文明程度的标志之一。随着科技和生活水平的提高，人的平均寿命不断延长，老年人口比例逐渐上升，我国已提前步入老龄化社会，如何实现健康老龄化，既是和谐社会发展的要求，也给护理工作提出了新的课题。老年护理不仅仅是护理道德的体现，也是全社会爱老、敬老风尚的体现，关怀、敬重、真诚、平等是老年护理的基本道德原则，护理人员在护理工作中必须一丝不苟、认真照顾、耐心解释，为老年患者提供高水平、高质量的护理服务。

1. 理解与尊重，维护老年人权益　老年人多数很敏感，对医护人员很挑剔，尤其对频繁接触的护理人员的态度、表情、语言观察得十分细致，容易对护理人员产生误解。这时护理人员应充分理解、尊重和宽容老年患者，对老年患者提出的要求，应耐心地倾听，并认真对待；态度要和蔼可亲；行为举止要有礼貌且适宜，语言要得体；护理人员应充分尊重老年人的生活方式和行为习惯，尽量满足老年人的需求，不要强求老年人改变多年的习惯来符合医院的要求。

2. 耐心与细致，杜绝护理事故　老年患者因身心衰老，常表现为说话啰嗦、表述不清或语无伦次，且行动不便、动作缓慢、反应迟钝。护理人员一定要有足够的耐心和同情心，切忌急躁，不能流露出不耐烦或者厌恶的情绪，要同情、谅解他们，耐心倾听他们的诉说，采取老年人愿意接受的方式进行护理。对于卧床患者，更要精心护理，勤巡视，细观察，凡事为老年人的安全和舒适着想，不断改进护理措施，防止差错事故的发生。

3. 疏导与关怀，做到尊老爱老　生理或病理因素给老人带来的痛苦和折磨，使老人的心理活动变得复杂，老人常会因衰老和疾病给家人增添了负担而感到自卑、自责和不安。同时长期的病痛折磨易使老人产生悲观厌世等消极情绪，表现为沉默、寡言少语，有时会因为小事而脾气暴躁。护理人员要充分了解老年人的社会背景、家庭环境、个人喜好，针对患者的不同性格、心理需求，给予充分的理解和同情，用真诚去感化老年人，多与老年人聊天，积极做好心理疏导，了解和满足老年人的合理要求，让老年人产生信任感和安全感，保持最佳的心态，愉快地接受治疗和护理。

七、临终护理的护理道德

近些年发展起来的临终护理使传统的护理内容有所丰富，护理的范围有所扩大。它突出了以人的健康为中心的护理特点而不只是以患者为中心。通过对临终患者的各种关怀、照顾和护理，使人道主义能够更加科学化地得以实现，标志着人类文明在临终护理领域的进步。

（一）临终患者心理特点与需求

1. 临终与临终患者的含义　临终是指由于疾病末期或意外事故造成人体主要器官功能衰竭、各种迹象显示生命即将终结、不能用现有医疗技术治愈、死亡即将发生的过程，是生命活动的最后阶段。

目前，世界上不同的国家对临终的时限尚未有统一的标准。我国将预计能存活 2～3 个月的患者视为临终患者；而美国把估计只能存活 6 个月以内的患者称为临终患者；英国把预计能存活 1 年以内的患者称为临终患者；日本则把预计能存活 2～6 个月的患者称为临终患者。在实际生活中，临终的过程可以很短，也可能超出原有的存活时间预期。判断患者的存活时间需要医生根据医学知识对患者的情况做出一种推测和判断，这种判断受到医生个人因素和现代医学技术的影响，有可能会出现失误。比如由于医疗水平有限，医生的经验不足，难以对患者的存活时间做出准确的判断。由于现代医学技术的发展，有些器官功能衰竭的患者通过机器的维持可以存活很长时间。因此，临终时间的界定需要医生具备渊博的医学知识、丰富的临床经验、准确的判断能力,还要排除医疗技术的影响。

2. 临终患者的心理特点 临终意味着即将走向死亡。在这即将告别亲人的最后人生旅程中,患者不仅在生理病理上会发生很大变化,而且在心理和行为上也反应复杂。美国医学博士伊丽莎白·库布勒·罗斯曾对 400 名临终患者进行过心理调查,总结出临终患者的心理过程大致经历以下五个阶段。

(1)否认期:患者不承认自己患了绝症或病情在恶化,认为可能是医生的误诊。患者的典型反应是"不,那绝对不可能,不可能是我,肯定是弄错了"。

(2)愤怒期:患者已知自己的病情或预后效果不佳,于是气愤命运作弄自己。患者的典型反应是"为什么是我,而不是别人,这太不公平了"。

(3)协议期:患者开始接受自己患了不治之症的事实,期待医护人员能妙手回春,扭转死亡的命运或延长生命。患者的典型反应是"如果让我好起来,我再也不……"。

(4)抑郁期:患者已知治疗无望,必死无疑,将要离开人间,面对许多未尽的事情而感到极度的伤感、抑郁。患者的典型反应是"好吧,那就是我"。

(5)接受期:临终患者最后的心理反应。患者面对死亡的现实,对后事有了安排,反而平静、安宁。患者的典型反应是"好吧,既然是我,那就去面对吧"。

但由于个体差异,并非所有患者都经历上述五个阶段的全过程,各期可以交错、重叠,有时可逆,持续时间的长短也不一样。

3. 临终患者的要求 临终患者在未进入昏迷状态之前,大多对自己的情况能做出较为实际的判断及推测,会对医护人员提出一些要求,包括以下几方面。

(1)生理方面的需求。希望生活环境舒适一些,有一定的支持治疗措施,主要有三个方面的需求。一是控制疼痛。护理人员应该观察患者疼痛的原因、部位、时间、性质等,根据患者疼痛的特点,提供相应的止痛方法,以减轻或解除疼痛。二是做好生活护理。包括保持身体清洁、保证营养供给、预防压疮的发生、保持大小便通畅、防范坠床的发生等。三是创造舒适的生活环境。舒适生活环境的需求排在临终患者需求的前几位,临终患者希望周围环境安静、整洁、舒适、温馨。

(2)心理方面的需求。要求尊重和保留一些生活习惯,要求参加治疗和护理方案的制订,要求有否定、拒绝治疗的权利,有选择死亡方式的权利。同时,希望医生或护理人员能够与自己交谈,了解自己的疾病情况。

(3)社会方面的需求。临终患者面对死亡的来临,经受着心理和生理上的痛苦与折磨,都希望家人时刻守护在自己的身旁,尽管亲人、朋友的守护和探望并不能像医护人员那样解除患者身体上的痛苦,但却能使患者感受到人间的亲情、友情和真挚的爱。此外,高昂的医疗费用也是沉重的负担,他们希望得到多方的帮助,比如说政府给予报销、单位给予补贴、医院给予减免、社会给予捐助等。病情的严重使患者不得不考虑后事,家产比较丰厚的患者大多要立遗嘱,对自己的财产进行安排,遗嘱还可能包括遗体火化、丧事的办理、遗体的捐赠等内容。

(二)临终关怀的护理道德

1. 临终关怀的含义 临终关怀,又称善终服务、安宁照顾等。临终关怀是指由社会各层次人员(医生、护士、社会工作者、宗教人士、志愿者以及政府和慈善团体人员等)组成的团队向临终患者及其家属提供一种全面的照料,包括生理、心理和社会等方面,使临终患者的生命得到尊重,症状得到控制,生命质量得到提高,家属的身心健康得到维护和增强,使患者在临终时能够无痛苦、安宁、舒适地走完人生的最后旅程。因此,临终关怀不仅是一种服务,而且是一门以临终患者的生理、心理发展和为临终患者提供全面照料、减轻患者家属精神压力为研究内容的新兴学科。

2. 临终关怀的伦理意义 随着人类文明的发展,临终关怀越来越受到世人的关注和支持。这

世界上第一所
临终关怀机构

项事业具有特殊的伦理意义，具体表现在以下方面。

（1）人道主义在医学领域内的升华。长期以来，医院是救死扶伤的场所，以维护人的生命和促进人类健康为宗旨。但是，一些无法救治的患者，虽痛苦万分也难以住进医院。即使住进医院也只是痛苦生命的延长，不能得到更多的关心和照顾。临终关怀事业的发展，不以延长患者痛苦的生命为目标，而主要是满足临终患者和家属在生理、心理、伦理和社会等方面的需要，使患者在一个舒适的环境中有尊严地、安宁地离开人间，使家属心灵上得到慰藉。

（2）体现了生命神圣、质量和价值的统一。人们为自身、为他人、为社会、为后代而创造、奋斗和拼搏了一生，当生命临终时得到应有的关心和照顾，体现了生命的神圣。同时，在一个舒适、无痛苦的环境中度过临终生活，提高了生存的质量，最后有尊严地离开人间，提高了生命的质量。

（3）表明了人类文明的进步。临终关怀可以使临终患者生活质量得到提高，减轻痛苦，维护尊严，使临终患者安然度过人生的最后阶段；同时可以减轻家属照顾患者的负担，减少不必要的高昂医疗支出，并获得心理支持；使社会医疗资源得到合理分配，减少无谓的消耗，保证医疗卫生服务的公平性。随着社会的发展，社会上越来越多的个人和团体关心和参与这项事业，标志着人类文明的进步。

（三）临终关怀的护理道德

做好临终患者的护理是护理人员应尽的道德义务，这种义务与一般的慈善和怜悯之心不同，不是对患者的恩赐与施舍，而是对生命的热爱，对事业的责任感。

1. 提供全面照护，满足患者生理需要　临终意味着面向死亡，不管临终阶段时间长短，均给患者带来不同程度的肉体和精神上的双重折磨。而医务人员的辛勤付出，很可能改变不了患者死亡的命运。这时患者比任何时候更需要护理人员，照料比治疗显得更重要。护理人员应学习并掌握临终患者的生理特点，为临终患者创造良好的休养环境和氛围，提供全面的照护，解除身体痛苦，坚持以控制症状、减轻痛苦为主要任务，适当治疗。如果患者尚能自理，应尽量帮助他实现自我护理以增加生活的乐趣，保持尊严。总之，护理人员要像对待其他可治愈的患者一样平等地对待临终患者。

2. 消除紧张恐惧，满足患者心理需要　尽管死亡是自然规律，是生命运动发展的必然过程，但是临终患者仍有享受生活的权利。护理人员除了以良好的服务态度积极、主动地做好基础护理和及时的疼痛治疗外，在心理护理方面，护理人员应在认识临终患者不同心理阶段的基础上，对患者某些失常的行为、言语、情绪变化予以理解、宽容；发扬人道主义精神，以最真挚、亲切、慈爱的态度对待临终患者，尊重他们的意志，宽容大度，满足他们合理的心理需要，使他们身心处于最佳状态，在生命最后的时刻享受到良好的护理，在极大的宽慰中逝去。同时，应积极安排患者与家属、亲朋好友会面的机会和时间，让临终患者说出自己的心里话，并安排参加力所能及的社会活动，完成他们的夙愿等。

3. 尊重生命价值，保护患者权利　临终患者的生命虽已进入倒计时，但仍然是一个活生生的人，护理人员作为患者的代言人，要维护他们的权利。如维护患者保留自己的生活方式、保守隐私、参与医疗护理方案的制订、选择死亡方式等权利。对临终患者或晚期肿瘤患者，是否真实告诉其病情，也是涉及临终患者享受个人权利和利益的道德问题。在向临终患者和晚期肿瘤患者说明病情时护理人员要和医务人员口径一致、语言温和、态度诚恳，患者该知道的一定要讲清楚，使者放心；而暂时还不让患者知道的要告诉家属，对患者要慎言守密，不可随心所欲地说。总之，护理人员要认识患者最后阶段生活的意义，让希望充满他们最后的生活。

4. 关心理解家属，做好家属心理护理　在临终关怀中，护理对象除了患者，还包括家属。当亲人即将离世时，家属悲痛欲绝。护理人员要设身处地给予家属理解和同情，关心、体贴家属，真心地帮助他们解决实际问题，减轻他们的精神痛苦，使他们能正确对待亲人的死亡。如护理人员应及时告知家属患者的病情，告知患者受到了良好的照顾，鼓励家属参与患者的日常照顾，关心和支持家属，协助家属处理后事，帮助家属解决实际困难。

第四节　脑死亡和安乐死的伦理问题

 案 例 6-4

案例 6-4
参考答案

　　患者,王某,男,76 岁,离休干部。因与家人争吵过度激愤而突然昏迷,迅速送至某医院急诊。经医生检查,仅有不规则的微弱心跳,瞳孔对光反应、角膜反射均已迟钝或消失,血压 200/150 mmHg,大小便失禁,面色通红,口角歪斜,诊断为脑出血、中风昏迷。经三天两夜抢救,患者仍昏迷不醒,且自主呼吸困难,各种反射几乎消失。面对患者,是否继续抢救? 医护人员和家属有不同的看法和意见。

　　护士 A 说:"只要患者有一口气,就要尽职尽责,履行人道主义的义务。"护士 B 说:"病情这么重,又是高龄,抢救仅是对家属的安慰。"护士 C 说:"即使抢救过来,生活也不能自理,对家属和社会都是一个沉重的负担。"

　　但是,患者长女说:"老人苦了大半辈子,好不容易才有几年的好日子,若能抢救成功再过上几年好日子,对儿女也是个安慰。"表示愿不惜一切代价地抢救,尽到孝心。儿子说:"有希望抢救过来固然很好,如果确实没有希望,也不必不惜一切代价地抢救。"

　　【案例思考】
　　对上述案例及各种意见和态度,你是如何看待的?

一、脑死亡及其伦理意义

（一）死亡与脑死亡的含义

1. 死亡的含义　死亡是生命活动和新陈代谢的终止,是人的本质特征的消失,是不可抗拒的自然规律。传统的死亡定义是心跳、呼吸的停止。随着医学的发展,经过多年的研究与争论,现代医学把人的生命的主导器官由心脏转向了大脑,从而提出了脑死亡的概念。

2. 脑死亡的含义　脑死亡即全脑死亡,为大脑、中脑、小脑和脑干不可逆的死亡,是指由于某种病理原因引起脑组织缺血、缺氧而坏死,致使脑组织功能和呼吸中枢功能达到不可逆转的消失阶段,最终必然导致的病理死亡。

（二）死亡的标准

1. 传统心肺死亡标准　传统的死亡标准是心肺功能的停止,简称"心肺标准"。但是心跳和呼吸的停止并非死亡的本质特征。随着心肺复苏术、心脏起搏器、除颤器、呼吸机的使用,很多呼吸、心跳停止的患者又重新恢复了生命,这说明传统的死亡标准已不符合现代医学的发展,必须寻找一种更科学的死亡标准。

2. 现代脑死亡标准　脑死亡标准也称"哈佛标准"。在 1968 年召开的世界第 22 届医学大会上,美国哈佛大学医学院特设委员会提出了"脑功能不可逆性丧失"作为新的死亡标准,即脑死亡标准。并提出了四条诊断标准:一是不可逆的深昏迷,即对外部的刺激和内部的需要无感受性和反应性;二是自发呼吸停止,即人工通气停止 3 分钟仍无自动呼吸恢复的迹象,即为不可逆的呼吸停止;三是脑干反射消失,即瞳孔对光反射、角膜反射、眼运动反射、吞咽反射、打喷嚏反射、发音反射等一律消失;

脑死亡诊断
标准的诞生

Note

四是脑电波消失。以上四条标准在 24 小时内反复测试结果无变化，并且排除体温过低（低于 32 ℃）及巴比妥类中枢神经系统抑制剂等因素的影响，即可宣布死亡。

关于脑死亡的标准，目前尚有争议。在临床实践中，有些脑电波平直的患者又得到复苏，这给脑死亡提出了挑战。在现有的条件下如何判断死亡，很多国家选择接受哈佛方案，采取两个死亡标准共存。我国也采用两种标准共存的方式来确定死亡，即呼吸、心跳停止；瞳孔散大固定；所有反射消失，整个身体处于松懈状态；脑电图显示脑电波平直。

（三）脑死亡标准的伦理意义

1. 有利于科学地确定死亡 脑死亡作为死亡标准在临床中的应用，是人类死亡观的新发展。大量的临床事实已经表明，传统的死亡标准存在一定的缺陷，比如现代的人工低温，在体温降至 −5 ~5 ℃时，心跳和呼吸完全停止若干小时后经过复温，生命活动可以恢复。而以医疗设备维持心跳、呼吸，而大脑的功能已经丧失，这种生命质量是很低的。我们应该认识到"脑死＝心死"的观念使死亡概念更趋科学化。脑是人体的中枢，是思想、意识、情操、智能等人的个体特征的代表器官。脑死亡的人，即使心跳、呼吸尚存，但由于意识的丧失，已经不能主动、自觉地产生人的行为，不能行使一个社会人的权利和义务。因此，这种死亡既是临床死亡，又是社会死亡，是人的整体生命的终结。同时，它避免了用"心死＝人死"的标准误判假死状态的患者为死亡的现象，如服毒、溺水或冻死等，往往因此放弃或延误抢救时机。使用脑死亡标准更能准确反映生命的完全终结，比传统的死亡标准更具有科学性，也有利于及时抢救假死状态的患者。

2. 有利于节约卫生资源 随着科学技术的发展，使呼吸、心跳停止的人维持其植物性生命已是不难做到的事情。但利用现代生命支持技术维持大脑不可逆转的、无意识的植物状态生命，是无价值的或者是负价值的，并且花费巨大。在卫生资源有限的情况下，浪费大量的人力、物力、财力去维持这种植物状态的生命，是对有限卫生资源不合理、不公正分配的现象。执行脑死亡标准可以节约卫生资源，有助于卫生资源合理有效的利用，减轻家庭和社会负担。

3. 有利于器官移植的开展 器官移植需要从死者身上摘取活的器官，摘取越早，新鲜度越高，移植后成功率越高。但供移植用的器官来源大大地限制了移植技术在临床上的广泛应用，不少患者在等待移植器官的过程中丧生。依照脑死亡标准对供体作出死亡诊断，可以及时摘取有用器官或组织，应用于器官移植，从而提高器官移植率。这既对器官受体有益，又对器官供体（死者）有益，符合功利论的要求。

4. 有利于社会精神文明建设 现行法律以心肺功能停止作为死亡判断标准，造成一些案件处理中出现合法但不科学的情况。脑死亡标准的确立为此提供了科学依据，有助于防止和处理此类医疗纠纷，正确实施法律。同时，脑死亡标准的确立有利于转变守旧的伦理观念，树立科学、务实的死亡观念，有利于社会主义精神文明建设。

二、安乐死及其伦理争论

（一）安乐死的含义

安乐死一词来源于古希腊文 *euthanasia*，其原意有二：一是指无痛苦的死亡，二是指无痛致死术。现代医学伦理学认为，安乐死是指对患有不治之症、濒临死亡的患者，由于其精神和躯体的极端痛苦，在患者和其家属的强烈要求下，经过一系列的法律、道德和科学，由医生鉴定及有关部门认可而采用医学的方法，使患者在无痛苦的状态下度过死亡阶段的全过程。安乐死的目的是避免死亡的痛苦折磨，代之以相对舒适和幸福的感受。安乐死的对象仅仅是濒临死亡的患者。

从上面的定义中我们可以看出，为患者实施安乐死必须具备以下条件：①接受安乐死的患者所患疾病是当时医学上公认的绝症，并且患者已经处于临终状态；②患者正在遭受无法忍受的躯体和精神上的痛苦，患者请求通过安乐死来解除痛苦，家属也表示同意；③患者或者其家属的安乐死要求必须得到医生、法学家、伦理学家和社会学家的认可,安乐死的申请、受理、审批和执行必须接受法律的全程监控;④实行安乐死的目的是出于对患者的同情和帮助,出于对患者自主权和尊严的尊重;⑤安乐死要由专职的安乐师来依法实施,实施安乐死所采取的手段或方法应尽可能无痛苦。

(二)安乐死的发展现状

现代的安乐死开始于 17 世纪的西方国家,这个时期人们所讲的安乐死是指医生采取措施让患者死亡,甚至加速患者的死亡。从 19 世纪开始,安乐死作为一种减轻死者痛苦的特殊医护措施在临床实践中应用。进入 20 世纪 30 年代,欧美各国都大力地提倡安乐死,精神分析大师弗洛伊德就是以自愿安乐死的方式结束了自己的生命。随后安乐死得到了越来越多人的拥护,他们成立了各种安乐死组织并发起了各种关于安乐死的运动。20 世纪 20 年代,英国率先开展安乐死大讨论,1935 年,英国又率先成立了自愿安乐死协会,并于 1936 年向其上院提出了关于安乐死的法案。1937 年,瑞典出台了可以帮助自愿安乐死者的法律规定。1938 年,美国成立了无痛苦致死协会。1944 年,澳大利亚和南非也成立了类似的组织。在安乐死蓬勃发展的同时,它却被纳粹组织利用为杀人的工具,残杀了 20 多万无辜者。从此安乐死声名狼藉,随后的几十年关于安乐死的讨论销声匿迹。

20 世纪 70 年代,关于安乐死的运动重新兴起。1967 年,美国成立了安乐死教育协会,1969 年,英国国会再度对自愿安乐死法案进行讨论,1972 年,美国《生活》杂志就临终患者是否有权拒绝延长生命进行民意测验,1973 年,荷兰成立自愿安乐死团体,1976 年,日本、德国也成立了安乐死团体。20 世纪 70 年代以来,关于安乐死的立法问题也受到了各国的重视。1976 年,美国加利福尼亚州颁布了人类历史上第一个有关安乐死的法案——《自然死亡法》。1987 年荷兰就安乐死问题通过了有严格限制的法律条文,允许医生为身患绝症且主动提出要求的患者实行安乐死。2001 年 3 月,荷兰上院通过了《安乐死法案》,成为世界上第一个使安乐死完全合法化的国家。随后,一些国家也出台了相关的法律,使安乐死合法化。

我国的安乐死发展较晚,20 世纪中叶才从其他国家传入我国,由于我国传统文化认为生死是命中注定的,谁也没有权利去干涉别人的生死,因此,安乐死传入我国以后一直没受到大家的关注。直到 1986 年我国首例安乐死案件"汉中案件"的发生,才引发人们对安乐死的关注。1988 年,我国在上海举行了首次"安乐死学术讨论会",讨论安乐死在我国实行的可能性和可行性。1992 年,33 名人大代表联名提案要求对安乐死立法,随后又有代表多次提案对安乐死立法,但得到的答复都是时机不成熟。近年来,随着社会的进步,人们的观念也在发生着改变,从单纯延长生命发展到了重视生命质量,越来越多的人希望安乐死在我国合法化。

(三)安乐死的分类

根据不同的划分方法,可将安乐死划分为不同的类型。

1. 积极安乐死与消极安乐死 根据实施中的控制方式不同划分。

(1)积极安乐死,又称主动安乐死,即对已无法借现代医学知识或技术,挽救其生命的患者,医师为缓和其痛苦,主动以直接或间接的方法,提早结束其生命。直接的方法是直接注射药物让患者的心跳停止,或给予过量的镇静剂让患者死亡。间接的方法是停止供给饮食等。此种行为在法律上被认为是有意的、有计划的蓄意谋杀。护理人员绝对不能参与这样的行为,即使是在医师的指示下进行,也同样会构成谋杀罪。

(2)消极安乐死,又称被动安乐死,即医师对无法借助现代医学知识或技术救治的濒死患者或为缓和濒死患者痛苦,停止治疗,让患者自然死亡。消极的安乐死只是让死亡过程自然进行,是让一个人自然死去,这与杀死一个濒死患者是不同的。临床上将不能恢复正常的昏迷患者的呼吸器撤除,或最初就不使用呼吸器急救,就是一种任其死亡的消极安乐死。

2. 自愿安乐死和非自愿安乐死 根据患者是否有表达意愿划分。

(1)自愿安乐死:患者本人要求安乐死,或者有过这种愿望,或对安乐死表示过自愿。当执行自愿安乐死时,执行者只是遵从自愿死亡者所表达的意愿而已。

（2）非自愿安乐死:对那些无行为能力的患者,如婴儿、脑死亡者、植物人等,本人没有安乐死的意愿,而由家属或其他有关人员提出建议实施安乐死。当执行非自愿安乐死时,执行者等于替患者做决定,认为该患者在目前的情况活下去不如死去。

3. 各种不同的安乐死在道德上被接受的情形　以上的安乐死类别,由于个人价值不同,产生了极大的道德差异。将其区分为下列四大类:①非自愿的积极安乐死;②非自愿的消极安乐死;③自愿的积极安乐死;④自愿的消极安乐死。以上的排列方式可使我们依其道德的严重性程度来加以区分。通常非自愿的安乐死比自愿的安乐死严重,在道德上较难以正当化。积极的安乐死也比消极的安乐死难以正当化。如果依照上面四种形式加以比较其在道德上被接受的情形,我们可以说第一种最难以被正当化,也最难被接受;而第四种则最容易正当化,也最容易被接受;第二种与第三种比较,则第二种比第三种难以正当化,也比较不容易被接受。

（四）安乐死的伦理争论

由于安乐死在医学上表现为一种逆向的操作,即医务人员或消极或积极地加速而非延缓患者的死亡,以求实现社会利益最大化的"人为"死亡方式,故这种死亡方式一直是社会各界争论的热门话题。

1. 支持安乐死的观点

（1）符合患者的利益。安乐死的对象仅限于濒临死亡且痛苦不堪的患者,其死亡已不可避免,其生命质量和价值已经失去,实施安乐死可解除其肉体和精神痛苦,符合人道主义原则。

（2）避免资源的浪费。安乐死不仅可以减轻患者亲属的精神和经济负担,把其从无意义的经济和身心消耗中解脱出来,还可以合理分配社会资源,将有限的卫生资源用于可救治的患者和卫生保健上,充分发挥资源的效率和效益。

（3）给予患者的权利。人有生的权利,也应当有选择死亡方式的权利。安乐死反映了人类追求无痛苦的、有尊严的死亡的愿望,是人道主义的进一步延伸,是社会进步和人类文明的标志。

2. 反对安乐死的观点

安乐死陪护者

（1）违背职业道德和法律。只有政法部门有权对违反刑法条文的人定罪量刑,构成死刑罪的将剥夺其生命,其他任何部门或个人均无此权。而安乐死在我国未立法,在任何情况下,医者只能延长患者的生命,而不能促进其死亡。由医务人员和患者家属来执行安乐死也是非法的,无异于杀人,容易被他人为某种不正当目的和企图所利用,成为变相杀人的手段。

（2）妨碍医学科研的发展。随着医学进步,许多"不可逆转""不可救治"的疾病都进入了"可逆转""可救治"的范围。如果实施安乐死,在一定程度上将导致医务人员放弃探索根治"不治之症"的责任,使患者错过转危为安的机会,将妨碍医学科研的发展。同时,"不可逆转"的诊断不一定准确,一旦误诊,就可能使本该生存的患者误死于安乐死。

3. 区别对待安乐死的观点

（1）对于极度痛苦且无法救治的患者,只要患者有要求、家属同意,而且手续完备,就可实施安乐死。

（2）有些患者虽无救治希望且极度痛苦,但患者清醒而又没有安乐死的愿望,则不能放弃治疗,即使家属或有关人员要求安乐死亦不能实行。对于昏迷的临终患者,患者昏迷前无明确意向表示实施安乐死也要持慎重态度。

（3）对自愿安乐死也要采取慎重的态度,除非在不治之症的疾病诊治上有充分的证据,且结束生命确实对患者有利,否则不能实施安乐死。

Note

第五节 器官移植中的护理伦理

案 例 6-5

　　患者,杨某,男,28岁,2018年12月,查出患上尿毒症,需进行换肾手术。杨某有兄弟四个,患者排行第二,肾脏的捐赠者是最小的弟弟杨老四,老四智力水平低于常人。让老四给老二捐肾是"全家人一起做出的决定",为了让在外打工的老大和老三不因捐肾而丧失劳动力。老二、老四一同住进了医院,经检查,哥俩的肾脏配型指标完全吻合。在记者采访中,老四一直低着头坐在哥哥床边,对于"是否愿意给哥哥捐肾",他停顿了一会,点点头,小声回答:"愿意。"他也说希望哥哥快点好起来。不过,当问他捐肾对他会有什么影响,他摇头说:"不知道。"

　　【案例思考】
　　请对上述事件进行伦理分析。

案例 6-5
参考答案

　　器官移植是20世纪医学领域的一项重大成就。随着手术向广度和深度发展以及免疫抑制剂的改进,近60年来各种器官移植手术的开展,为众多器官衰竭的患者提供了新的生存机会。但是,器官移植也带来了许多伦理问题,并成为目前社会各界特别是医学界、伦理学界所关注的热点之一。

一、器官移植概述

(一)器官移植的含义

　　器官移植是摘除供体健康的器官移植到受体体内,去置换被损害、丧失功能而无法挽救的衰竭器官,以挽救患者生命的一项高新医学技术。其中,捐出器官的一方称为供体,接受器官的一方称为受体。在今天,广义的器官移植不仅包括肾、心、肝、肺等实质脏器的移植及其联合移植,还包括血液、骨髓、角膜等组织、细胞的移植。

(二)器官移植的类型

　　按照移植物的来源及其遗传背景不同,我们将器官移植分为以下四类。

　　1. 自体移植 供者和受者为同一个体,此种移植不会发生排斥反应。

　　2. 同质移植 供者与受者虽非同一个体,但有着完全相同的抗原结构,指相同基因不同个体之间的移植,这种移植如同自体移植,一般也不会发生排斥反应。

　　3. 同种异体移植 供者与受者属于同一种属但不是同一个体,临床大多数移植属此类型,常出现排斥反应。

　　4. 异种移植 不同种属之间的移植,此种移植可产生严重的排斥反应。

(三)器官移植的发展史

　　1. 世界器官移植的发展史 19世纪人们开始了器官移植的实验研究。维也纳的外科医生进行了首次肾移植试验,他把摘出的肾移植到同一条狗的颈部。这是器官移植的第一步,具有划时代的意义。1905年法国里昂的卡雷尔用丝绢完成了器官移植中最重要的血管吻合术。由于同种异体移植涉及大量社会伦理问题,所以首先进行的是异种移植,因排异反应而失败。1936年苏联的弗尔里进行了最早的同种移植,他把尸体肾异位移植于急性肾功能衰竭患者的腹股沟,也因免疫排斥反应,患者于术后84小时死去。

20世纪中期以来,由于显微外科技术不断提高,低温生物学不断发展,免疫抑制剂的应用以及外科麻醉的进展使脏器移植作为治疗某些疾病的手段运用于临床。1954年美国波士顿医院约瑟夫·默里医生首次在一对孪生兄弟间成功移植肾脏,开创了人类器官移植的新时代,因此他与另一位美国医学家唐纳尔·托马斯(于1956年第一次给一位白血病患者进行了骨髓移植手术)同获1990年诺贝尔生理学或医学奖。1963年3月美国的斯塔齐尔第一次在临床上施行原位肝移植。2014年全球器官移植领域最重要的学术会议——国际移植大会于7月26日至31日在美国旧金山召开,来自全球6500余名器官移植及组织移植等相关领域的临床及基础研究人员、工程技术人员出席了本次会议。大会引用了世界卫生组织2013年的统计资料:截至2012年末,全球主要器官移植累积总数达到1396738例,其中肾移植累积例数居首位,达966286例;肝移植累积例数居第2位,达240929例;移植数量第3位的心脏移植累积100466例;肺移植累积39727例,胰腺移植11840例,小肠移植1268例。近年来,细胞移植在器官移植学科中占据了十分重要的地位。各种类型的器官移植目前已成为人类医治某些疾病的有效手段。据统计,肾移植1年有功能存活率达95%以上,肝移植达70%~80%,心脏移植达80%,出现了大批5年、10年甚至20年以上移植器官功能完好,有充分生活能力、工作能力及正常精神与生理状态的长期存活者。

国际上相继出台与器官移植相关的准则与法律,以规范这个领域的活动。从伦理准则上看,具有代表性的文件是1987年5月13日于第40届世界卫生大会上通过的《人体器官移植指导原则》、1986年国际移植学会发布的《活体捐赠肾脏和尸体器官分配的准则》以及1968年美国医学会制定的《器官移植准则》。

其他国家的
器官捐献

2. 我国器官移植的发展史　我国于20世纪60年代启动器官移植工作。几十年来,我国器官移植临床和科研工作取得了较大进展,目前年均器官移植数量仅次于美国,居世界第二;移植患者的1年生存率和5年生存率等指标已居国际领先水平。但我国目前每年约有30万患者急需器官移植,每年器官移植手术仅为1万余例。凡是有资格的医院,患者都排成了长队。他们中的一些人,已在等待中离开了这个世界。

我国卫生部2007年5月1日开始实施《人体器官移植条例》;2011年5月1日正式实施的《中华人民共和国刑法修正案(八)》增加了有关器官买卖罪的部分;2013年9月1日正式实施的《人体捐献器官获取与分配管理规定(试行)》,使器官分配阳光运行有了制度保障,避免器官移植受关系、金钱的影响,是一种进步。这3项法律法规构成了器官移植的法律法规框架。

世界卫生组织
人体器官组织
捐献与移植
特别委员会

器官来源匮乏制约我国器官移植行业健康发展。2010年以前,我国没有捐献体系,捐献无门。2010年中国卫生部和中国红十字总会正式开启人体器官捐献体系试点工作,并于2013年成功在全国铺开。2012年7月,中国人体器官捐献管理中心由国家批准成立。该机构负责全国人体器官捐献的宣传动员、报名登记、捐献见证等工作,同时负责建立人体器官捐献工作队伍并开发和维护国家人体器官捐献者登记管理系统。自2013年起,我国正式开展"中国人体器官捐献协调员"资格认证。截至2015年,全国共有1151名协调员,覆盖28个省、市、自治区。每一例器官捐献,都有协调员参与见证。目前已经在全国各地建立了系统的医院人体器官获取组织(简称OPO)和统一的人体器官分配与共享计算机系统(简称COTRS),让器官捐献程序整体变得透明化了。截至2018年9月9日,我国公民器官捐献志愿登记人数达614608人,实现捐献19380例,捐献器官54956个。我国器官移植事业改革现已取得举世瞩目的成就,公民逝世后器官捐献工作进展迅速,现已成功实现了移植器官以公民自愿捐献为唯一合法来源的历史性转型。但是我们也要看到,我国器官捐献与移植工作起步晚,社会需求量大,与人民群众对临床器官移植的需求相差甚远,器官捐献与移植工作仍然任重而道远。

Note

二、器官移植的道德难题

器官移植从产生开始就引起了伦理道德的争论。经过近一个世纪的医学发展,尤其近 20 年来器官移植技术有了突破性的进展,因器官移植而产生的伦理学争议并没有完全解决,主要有以下几点。

（一）与供体相关的伦理问题

从临床的角度看,器官移植的关键在于获得可用于移植的正常器官或者组织,这对临床医学提出了一些伦理要求,也引发了诸多伦理问题。

1. 活体器官 器官来源于活体,成功率较高,但面临的伦理问题较多。主要存在的问题是如何保证对捐献者不造成致命伤害,同时使患者恢复健康或救助患者的生命,并防止以捐献为名进行器官买卖等。获得活体器官的途径主要是自愿捐献。对于是否赞成器官买卖或器官商业化主要存在两种观点。赞成者的主要理论根据:①允许器官上市买卖,可增加器官供应,解决目前器官奇缺的问题;②本人或其委托的代理人有使用和处置自己身体的自由;③器官上市可以使器官摘取及时,改善移植质量,缓解供体与受体之间的矛盾。反对者的主要理论根据:①个人利用或处置自己身体的自由是相对的,不是绝对的,比如禁止伤残自己的身体;②器官上市把人体各部分看成商品,削弱了利他主义的道德观,违反了平等公正人道主义原则,如生活贫困者,为了生活只能出卖自己的器官,并非真正的自愿,这违背了自愿的伦理原则;③器官的商业化会引发社会性犯罪。选用活体器官的原则是必须遵守严格的科学标准,摘除其中一个器官后要能维持供体的正常生理功能,要保障供体的整体身体健康。

2. 尸体器官 尸体器官是目前采用最多的一种器官供体来源。主要存在的问题是大多数人存在的文化习俗和思想观念使其不愿意捐献器官。反对者认为:尸体是死者人格权的一部分,对其尸体的处理要尊重死者生前意愿,不能使用推定同意的方式摘除死者的器官。尸体器官获取的途径有两种:①自愿捐献,即死者生前同意自愿捐献;②推定同意捐献,即政府授权医师允许其在尸体上采集所需要的组织或器官用于移植。自愿捐献与推定同意的区别在于前者强调主动自愿、知情同意;后者不强调自愿只要不反对即可。尸体器官的摘除要求医师必须在确认患者已死亡后才能实施移植手术,宣布患者死亡的医师与实施器官移植手术的医师不能是同一人。

3. 胎儿器官 从医学角度看,目前所有的器官来源中胎儿器官治疗效果最好。胎儿的器官、组织和细胞移植是目前临床医学上治疗帕金森病、糖尿病、镰刀状细胞性贫血最好的方法,但出于治疗目的培养胎儿是否合乎伦理,胎儿器官、组织和细胞的产业化是否符合伦理还有待讨论。胎儿器官的来源主要是自然流产和人工流产的胎儿。

4. 异种器官 异种器官是从动物身上采集的人类需要的器官。目前技术尚不成熟,而且面临着许多临床医学伦理问题。异种器官可能产生新的生物病原体,而人类对此病原体尚无准备,有可能对人类造成伤害。如果动物的器官移植到人的身上,人是否会显示动物的特征;如果某人在生育前就进行异种器官移植,他的下一代体内是否会存在动物的基因等。异种器官移植应注意的问题:①不能移植诸如睾丸、卵巢等生殖器官,有些器官(如脑组织)也不能移植,否则将严重违背伦理原则;②动物保护法不允许任何人损害国家保护动物,尤其是灵长类动物,否则就要受到法律制裁,这给异种器官移植带来了难题;③动物器官内蕴藏的病毒是否会传染给人还有待讨论,动物的病毒可能会给人体带来伤害,应加强异种器官移植的安全防范工作,这是必须考虑的伦理问题。

5. 人造器官 随着现代材料科学(如纳米材料)技术和人工智能技术的发展,人们陆续研制了可以代替人体脏器功能的机械装置,用以置换已丧失功能的人体脏器,这种机械装置称为人造器官。人造器官可以一定程度上缓解了供体不足的矛盾并避免了供体选择的某些伦理难题,但是同时也引发了一些新的伦理法律问题。①靠人造器官生存的人的尊严和生命质量问题。在人体内植入人造器官,就形成了人机共存的生命个体。这时人的生存在很大程度上依赖于人造器官。机械一旦出现故障,人的生命就立即受到致命的威胁。如当患者植入人工心脏这类装置后,就会完全依赖这种装置生存,患者几乎丧失了自主性和尊严。这时不是人控制装置而是装置控制了人。人造器官植入者的生命质量问题也不容忽视,以人工心脏作供体的心脏移植技术不仅成功率很低,而且即使手术成功,患者的存活时间很短,同时只能带着严重的身心残疾和痛苦度过余生。②人造器官的应用与公正分配医药资源的矛盾问题。人造器官中,人工骨、人工关节、人工瓣膜植入可替代正常器官5～10年,但是由于人工脏器损坏和异常等原因,往往需要再次置换,导致耗损大量有限的医疗资源。要解决人造器官应用与公正分配医药资源的矛盾,就要以生命质量好坏、社会价值大小和医疗技术高低为主要标准来分配卫生资源。

(二)与受体相关的伦理问题

器官受体的伦理问题主要涉及器官的分配问题。需求量大的受体与有限的供体之间存在着尖锐的矛盾。在供体供不应求的情况下优先给谁移植,是按先后排队顺序还是按出钱的多少或是按病情的严重程度?对康复希望很小的患者实施器官移植术是否合适?因此,医生面临着受体选择的伦理问题,必须做到公正。器官受体的伦理问题还涉及受体的知情同意原则,器官移植手术的技术难度大、风险高、医疗费用昂贵,医生须将有关信息详尽告知患者和家属,在患者知情同意的情况下实施手术是非常重要的。

三、器官移植的准则

2008年5月,世界卫生组织执委会第123届会议讨论了人体细胞、组织和器官移植问题,形成了《世界卫生组织人体细胞、组织和器官移植指导原则(草案)》,共包括11项指导原则,为以治疗为目的的人体细胞、组织和器官的获得和移植,提供了一个有序、符合伦理标准并且可接受的框架。具体指导原则如下。

(1)细胞、组织和器官可以从死者或者活体身上摘取用于移植,如果:①已得到符合法律规定的任何同意意见;②没有理由相信死者生前反对这种摘取。

(2)确定潜在捐献人死亡的医生,不应直接参与从捐献人身上摘取细胞、组织或器官,或参与随后的移植步骤;这些医生也不应负责照料此捐献人的细胞、组织和器官。

(3)死者的捐献应显现出其最大的治疗潜力,但成年活人可在国内法律允许的范围内捐献器官。活体捐献人一般应与接受人在基因、法律或情感上有关系。活体捐献在以下情况下才可接受:捐献人知情并获得其自愿同意,已保证对捐献人的专业照料和完善组织后续步骤,并已审慎执行和监督捐献人选择标准。应以完整和可理解的方式告知活体捐献人,其捐献可能存在的危险、捐献的益处和后果;捐献人应在法律上有资格和能力权衡这些信息;捐献人应自愿行动,不受任何不正当的影响和强迫。

(4)除了在国家法律允许范围内的少数例外情况,不可出于移植目的从未成年人身上摘取任何细胞、组织或器官。应当具备保护未成年人的具体措施,在任何可能情况下都应在捐献前获得未成年人的同意。对未成年人适用的内容也同样适用于没有法定能力者。

(5)细胞、组织和器官应仅可自由捐献,不得伴有任何金钱支付或其他货币价值的报酬。购买或提出购买供移植的细胞、组织或器官,或者由活人或死者近亲出售,都应予以禁止。禁止出售或购买细胞、组织和器官不排除补偿捐献人产生的合理和可证实的费用,包括收入损失,或支付获取、处理、保存和提供用于移植的人体细胞、组织或器官的费用。

(6)可依据国内法规,通过广告或公开呼吁的方法鼓励人体细胞、组织或器官的无私捐献。应禁止登广告征求细胞、组织或器官并企图为捐献细胞、组织或器官的个人提供或寻求付款,或在个人死亡情况下,为其近亲提供或寻求付款。参与对此类个人或第三方付款的中间行为也应予以禁止。

（7）如果用于移植的细胞、组织或器官是通过剥削或强迫，或向捐献人或死者近亲付款获得的，医生和其他卫生专业人员应不履行移植程序，健康保险者和其他支付者不应承担这一程序的费用。

（8）应禁止所有参与细胞、组织或器官获取及移植程序的卫生保健机构和专业人员接受超过所提供服务的正当费用额度的任何额外款项。

（9）器官、细胞和组织的分配应在临床标准和道德准则的指导下进行，而不是出于钱财或其他考虑。由适当人员组成的委员会规定分配原则，该原则应该公平、对外有正当理由并且透明。

（10）高质量、安全和功效好的操作程序对捐献人和接受人同样极为重要。对活体捐献人和接受人双方都应进行细胞、组织和器官捐献及移植的长期效果评估，以记录带来的好处和造成的伤害。移植用人体细胞、组织和器官属于具有特殊性质的卫生产品，其安全、功效和质量水平必须不断加以维护并做到最大化。这需要有高质量的系统加以实施，包括可追踪机制和防范机制，并伴有不良事件和不良反应的情况报告，这对国内和输出的人体产品都应如此。

（11）组织、实施捐献和移植活动以及捐献和移植的临床后果，必须透明并可随时接受调查，同时保证始终保护个人匿名以及捐献人和接受人的隐私。

四、器官移植的护理道德

（一）维护利益，实现双赢

在器官移植的全过程中，护理人员必须关心和维护"供者"和"受者"的健康利益，使双方的权利得到同等的保护。对预期的器官"供者"，不允许降低医护标准，应提供一切必要的救治手段，防止"供者"发生意外，且"供者"一方抢救医生不得参加移植手术。对"受者"必须认真全面地评估其他疗法的可能性和有效性之后，才决定是否进行器官移植。在尸体器官移植问题上，要采用当前公认的科学测试方法，确定"供者"已经死亡。移植生命攸关的单一器官时，除"受者"一方医生外，还需"供者"一方医生共同以临床判断确定"供者"死亡。器官移植手术应由经过专门训练、有实验室研究和实践经验、掌握专业技术的医生来施行，并要在具备必要设施、能保护"供者"和"受者"双方健康和安全的医疗机构中进行，尽量争取移植手术的成功。同时，在器官移植手术中，医务人员要保守"受者"和"供者"双方个人隐私。

（二）坚持标准，公正分配

器官移植是费用高的先进技术，涉及设备、器官、资金等卫生资源问题，存在着器官供不应求和负担不起高昂费用的实际问题。对器官移植中卫生资源特别是器官的分配，应坚持医学标准，参照社会价值标准，尽量做到公正分配，并且使器官得到最佳利用。考虑代价与收益、风险与收益问题，进行权衡比较，当收益大于代价、大于风险时进行器官移植才有意义。在器官分配的具体实施中，按下列因素、次序综合评判，公正选择"受者"：①医学标准（适应证和禁忌证）；②个人和社会的应付能力（包括患者配合治疗的能力和患者家庭的生活环境，在家庭和工作环境中角色地位，可得到他人支持的程度）；③患者余年寿命状况等。对此，美国医院伦理委员会制定了合理分配卫生资源的五个原则。a.回顾性原则：回顾患者过去的社会贡献。b.前瞻性原则：考虑患者未来对社会的作用。c.家庭角色原则：家庭主要角色优于其他家庭角色。d.科研价值原则：有科研价值者优于一般患者。e.余年寿命原则：考虑患者年龄状况等。由医院伦理委员会照此原则投票进行选择。我国从2013年9月1日起，全国165家具有器官移植资质的医院强制使用国家卫生和计划生育委员会的中国人体器官分配与共享计算机系统，由计算机评分决定谁先移植，使分配程序变得更加透明化。

（三）知情同意，准确判定

医务人员应当在器官移植前，同"供者"和"受者"双方或其亲属及法定代理人充分讨论移植程序，客观说明已知和可能发生的危险，在此基础上，获得"供者"方和"受者"方的知情同意。对于活体捐赠者，坚持符合标准、无任何压力、出于利他动机，让其明确利弊，在获取其同意的前提下摘取器官,并尽量减少并发症。对于尸体捐赠者,坚持亲属知情同意和医务人员准确无误地判定死亡后摘取器官。

(四)完善法规,反对买卖

器官商品化,即通过信贷方式相互交换器官或在保障"供者"生命不受影响的条件下,出售适用的成对器官中的一个。器官商品化虽然可以增加移植器官的来源,有利于患者及时得到治疗,但是,其结果必然是穷人出售器官,富人购买器官。1983年美国医生雅各布斯建议成立"国际肾脏交易所"经销肾脏,其经销内容是购买第三世界贫民的肾脏,然后销往美国。鉴于此,美国于1984年立法,视买卖器官为非法。1989年在渥太华召开的首届器官移植学术会议上,也确认器官商品化是不能接受的。我国也于2011年将器官买卖罪纳入《中华人民共和国刑法修正案(八)》。因此,医务人员应坚决不参与任何形式的有关器官移植的商业活动。

总之,护理人员应自觉履行对"供者""受者"和社会的责任,减少器官移植引发的伦理问题,更不得参与从事任何有违伦理和法律的器官移植活动。

本章小结

基础护理是以护理学的基本理论和基本技术为基础,结合人的心理、生理等特点,为满足患者需求、达到康复目的而必须提供的生活照顾和基本护理措施。基础护理伦理道德要求:爱岗敬业,乐于奉献;认真负责,坚持岗位;刻苦钻研,精益求精;团结协助,相互监督。整体护理是以"人的健康"为中心,以现代护理观为指导,以护理程序为基础框架,并把护理程序系统化地应用于临床和护理管理的工作模式。整体护理伦理道德要求:主动担责,自觉服务;独立思考,及时解决;刻苦钻研,提高水平;热爱本职,培养气质。在临床护理工作中,不同岗位的伦理要求不尽相同,但有许多共同之处,如强烈的爱心和责任心、精湛的技术、团结协作的精神、较好的沟通交流能力等。只要结合实际灵活运用,就能更好地满足服务对象的需求,提升护理服务质量。

直通护考

直通护考
答案

1. 选择器官移植受者首要的标准是( )。

A. 受者的权利   B. 受者过去的成就

C. 受者未来可能的贡献   D. 受者在家庭中的地位

E. 移植的禁忌证与适应证

2. 我国器官移植始于( )。

A. 20世纪50年代   B. 20世纪60年代   C. 20世纪70年代

D. 20世纪80年代   E. 20世纪90年代

3. 门诊护理是医院工作的重要组成部分,不属于门诊护理的道德要求是( )。

A. 就诊无序,管理无章   B. 密切联系,团结协作

C. 作风严谨,准确无误   D. 环境优美,安全舒适

E. 热情关怀,高度负责

4. 由于儿科患者的特殊性,护理人员在对儿科患者的护理工作中要严格遵守儿科护理的道德要求,不应( )。

A. 冷淡应对   B. 敬业精业   C. 照护关爱   D. 情感贴近   E. 业务精湛

5. 老年患者的护理具有难度大、道德要求高的特点,在对老年患者的护理中不正确的做法是( )。

A. 尊重老人价值   B. 重视心理护理   C. 细致观察照料

D. 加强有效沟通   E. 不理睬老人的护理建议

6. 癌症晚期患者经历的心理过程不包括( )。

A. 愤怒期   B. 协议期   C. 抑郁期   D. 接受期   E. 淡漠期

7. 手术后,护理人员应遵照医嘱按时给镇痛药,并指导患者咳嗽、翻身或活动肢体,指导患者早期活动,体现了手术后护理伦理要求中的( )。

A. 减轻痛苦,促进康复   B. 严密观察,勤于护理

C. 敏锐观察,细心谨慎   D. 提高认识,默默奉献

E. 安抚鼓励,换位思考

8. 符合临终关怀伦理的做法是( )。

A. 想方设法延长患者的生命,以使其获得更长的寿命

B. 研制更加安全可靠的药物,帮助患者安详辞世

C. 由于临终患者生命质量通常都是比较低,没有幸福可言,应及早放弃治疗

D. 努力减轻临终患者的身体疼痛和心理不适,提高其生命质量

E. 让患者了解死亡是每个人不可避免的

9. 现代的临终关怀运动的创始人是( )。

A. 南丁格尔   B. 辛普森   C. 桑德斯   D. 格瑞特   E. 班纳德

10. 世界上第一个使安乐死合法化的国家是( )。

A. 中国   B. 美国   C. 荷兰   D. 德国   E. 澳大利亚

11. 是否实施安乐死,应首先考虑( )。

A. 家属的利益   B. 患者的利益   C. 他人的利益   D. 社会的利益   E. 医院的利益

(刘 霖)

第七章　社区卫生保健的伦理道德

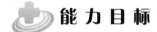

能力目标

1. 掌握：社区护理的伦理规范；护士在处理突发公共卫生事件中的责任。

2. 熟悉：健康教育、家庭护理的伦理规范；突发公共卫生事件的概念，突发公共卫生事件应急处理的特点及其护理伦理规范。

3. 了解：健康教育的概念及其特点；预防接种的概念、特点和护理伦理规范；社区卫生保健的概念及其特点；家庭护理的概念和家庭护理的特点；康复护理的概念、特点及其伦理规范。

社区是由社会群体或社会组织聚集在一定的地域里形成的生活上相互关联的集体。社区卫生服务是以人群和基层作为着眼点。目前无论发达国家或发展中国家都推行社区卫生服务。因此，社区卫生保健的理念需要进一步推广，促进我国社区的建设和发展。

第一节　社区卫生保健概述

案例 7-1

李女士，52岁，下岗职工。3年来反复出现胃痛的症状，多次就诊，诊断为胃溃疡，服药效果不佳。社区护士在了解情况后，联系到李女士，并进行了家庭的访视，在接触的过程中，社区护士了解到李女士自下岗后，就开始心情抑郁，整日感觉无所事事，郁郁寡欢，食欲下降，在得知自己得了胃溃疡后，情绪问题加重。护士了解后，对李女士进行了耐心的心理疏导，定期为李女士做心理指导和生活指导，一段时间后，李女士的症状有所缓解，称自己的心情也好了很多。

【案例思考】
请你对本案例中社区护士的行为进行评价。

一、社区卫生保健定义及特点

(一) 社区卫生保健定义

社区卫生保健是一项综合性的卫生保健，集卫生、预防、医疗及康复于一体，以需求为导向，以社区为基础,以居民为对象,以家庭为单位,以妇女、儿童、老人、残疾人为重点,开展预防、保健、医疗、康复、健康教育、计划生育技术指导"六位一体"的基本卫生服务。

(二) 社区卫生保健特点

社区卫生保健具备以下几个特点。

1. 群众性 社区保健是维护居民健康的第一道防线,它是以居民群众为服务对象,居民充分参与、支持与合作,因而具有广泛的群众性。

2. 预防性 社区保健通过开展健康教育、预防接种、计划免疫、妇幼保健、爱国卫生和环境改善等工作,提高群众的健康意识,贯彻预防为主的方针,改变居民的不良生活习惯,降低发病率,增强社区群体的健康水平。

3. 全程性 人由出生到死亡的全过程都需要保健护理,社区保健服务可以对社区居民提供终身保健服务。

4. 经济性 门诊患者和住院的慢性病患者可以在社区得到医治和护理,可以有效地实现患者的合理分流转诊,可以为患者节约大量的医疗费用,而且就医方便,具有经济性的特点。

二、社区卫生保健的内容

(1) 持久、深入地开展爱国卫生运动,改善城乡卫生条件。

(2) 搞好传染病的计划免疫工作。落实防治措施,开展疾病监测,控制、消灭影响居民健康的传染病的蔓延,降低发病率。

(3) 开展妇幼保健工作,做好孕期、围产期保健,普及新法接生,定期普查和治疗妇女婴幼儿疾病,降低婴幼儿和孕、产妇死亡率。

(4) 加强对环境、劳动、食品、学校、放射等卫生的检测管理,清除环境、生物、遗传、精神、心理、生活方式和行为等因素对人体健康的不良影响,促进居民的身心健康。

(5) 加强健康教育工作和家庭健康管理。科普家庭保健、自我保健以及疾病防治的知识和方法。

(6) 搞好常见病、创伤的医疗和基本药物的供应。

三、社区卫生保健的护理伦理特征

(一) 深入社会,涉及面广

社区卫生服务的对象是社区的全体人群,社区护理人员要深入基层,直接面对社区人民群众。整个社区都是社区护理人员的服务对象,社区内的老弱病残人群、妇女、儿童是重点,该社区的健康教育、卫生防疫、妇幼保健、康复治疗、家庭病床、紧急救助等多方面的工作均与社区卫生服务人员直接相关。社区护理极强的社会性使之具有重要的社会道德价值,同时也要求社区医务工作者具备良好的道德素质和职业道德。

(二) 关系多样,相对稳定

社区护理的服务对象是社区的所有人群,人群因性别、年龄、健康状况、文化程度、经济条件、工作性质等对健康有不同的需求;开展社区护理要争取当地各个部门的支持与合作,取得每个家庭的支持和配合;社区护士还是联系患者与上级医疗机构的纽带和桥梁。上述情况决定了社区护理人际关系的多样性。由于社区护理服务的长期性和全程性,社区护士的这种多样性人际关系是长期的、稳定的,不是一次应酬、一次调节所能奏效的,而是需要长期、反复的调节和处理。面对此类多种多样又相对稳定的人际关系,护士应视患者为亲人,热情服务,任劳任怨,持之以恒,维护好各方面的关系。

(三)一专多能,综合服务

社区护理首先要求护理人员成为"全科护士",需要更为广博的知识与视野。资料显示,全世界所有患者中只有6%需要住院治疗,其余94%均属社区卫生服务的对象。如慢性病须住院者、骨折恢复期功能锻炼者、化疗给药者、做动态观察的心脑血管病患者等,都需要接受社区护理服务,不具备全科护士的素质就难以胜任上述工作。同时社区护理还是综合性服务,既能对重点人员进行整体护理,又能在伤病现场进行初步急救;既能指导患者进行恢复期功能锻炼,又能开展健康教育并科普卫生知识;既能开展社区卫生防疫,又要熟悉药品、器材的购买和使用。这就促使社区护士在工作之余要不断学习,提高自己的专业素养。

(四)因地制宜,简洁高效

社区护理因资源与条件限制,要求因地制宜、简洁高效,但每项护理工作都有着严格、具体的操作规范。日常操作应严格依据各项规章制度执行。面对现实矛盾,需要因地制宜,遵守规范时懂得灵活变通。例如,在社区护理实践中,消毒灭菌的要求是不可变通的,但所用器具却是可以变通的;输液质量是不可变通的,但输液条件却是可以创造的。

(五)独立自主,强调慎独

社区护理往往需要社区护士独自深入居民家庭进行各种护理,必须具备较强的独立工作能力和自主性。当遇到复杂变化的健康问题时,需要自主作出决定。同时社区护理工作的管理层次少,监督作用弱,而且社区护理人员经常处于独当一面、单独执行任务的状况。许多工作从准备到操作、从实施到评价,都靠社区护士自己去把握。在这种情况下,如何在无人监督的情况下,一丝不苟,做到慎独;如何在面对不同特点的服务对象时,做到一视同仁;如何在琐碎、具体、紧张的工作中保持热情和冷静,都依赖于自觉的道德选择、高尚的道德情操和较强的道德实践能力。

四、社区卫生保健的护理伦理规范

社区卫生保健的护理伦理规范是指护士在社区护理活动中,正确地处理个人与他人、个人与社会之间利益关系的护理道德活动关系与意识的总和。社区护士在社区卫生服务中应遵循以下的护理伦理规范。

(一)文明礼貌,一视同仁

在社区开展各项保健工作,要面对不同文化、道德水平以及对保健工作的认识差异很大的居民,从事此项工作的护士要尊重服务对象的人格,不论服务对象的举止态度怎样,都要做到一视同仁,文明礼貌,积极主动地服务。

(二)任劳任怨,赤诚奉献

社区保健的工作效果不像临床医疗那样能在短期内就能明显地表现出来,它以预防工作为主,要得到肯定的道德评价需要较长的时间。因此,从事社区保健工作的护士要脚踏实地、默默无闻、不求名利、任劳任怨地工作,甘做无名英雄,赤诚奉献,保证社区居民的身心健康。

(三)服务社会,勤学苦练

社区保健护士面对的有健康人、患者,而且社区人群的健康需求各异,患者的病情、病种不同,护士必须掌握全科性的保健知识,才能为社区居民提供全方位、多层次的优质健康服务。护士要能胜任社区保健工作,就必须要勤学苦练,掌握过硬的本领。

(四)恪守规章,强调慎独

社区护理的每项工作都有着严格、具体的操作规范。社区保健护士在各项具体的操作中,要严格遵守各项规章制度和操作规程,细心谨慎地开展工作,杜绝事故发生。社区护理工作的管理层次少,监督作用薄弱,许多工作要靠个人把握。因此,社区护士要有较高的职业道德标准,坚持高尚的道德追求,在工作中要一丝不苟、做到慎独,对待服务对象要一视同仁,在紧张的工作中要保持耐心、冷静。社区护士在履行自己的职业义务时还要有职业防护的意识和能力,采取适当的措施,减少职业伤害,以严谨的态度爱护自己的健康。

五、社区卫生保健服务的方式

社区卫生服务是有别于综合性医院、专科医院以及专业预防保健机构的基层卫生服务。它的特点是贴近居民、就近就医、防治结合、综合服务,充分体现积极主动的服务模式,主要服务方式有以下几种。

(一) 主动上门服务

在做好健康教育宣传的基础上,与居民订立健康保健合同。在社区卫生调查和社区诊断的基础上,对重点人群开展慢性病干预。对合同服务对象和慢性病干预对象定期上门巡诊,及时处理发现健康问题,为其提供保健服务。

(二) 开设家庭病床

根据居民的需求,选择适宜的病种,开设家庭病床,进行规范的管理和服务。

(三) 方便就近诊疗

为社区居民就近提供一般常见病、多发病的诊治服务。向社区居民公布联系电话,提供预约和家庭出诊服务,做到方便快捷。

第二节　健康教育及预防接种的护理道德

健康是人的权利,达到尽可能的健康水平,是世界范围内一项重要的社会性目标,无论人们在健康内涵的认识上有何不同,但健康是社会进步的标志之一,也是社会发展的潜在动力。健康教育是提高全民健康素质的一项重要的基础性工作,需要全社会的共同参与,需要政府的正确决策。医护人员在其中起着传播知识、唤起信念认同、形成新的行为意向的作用。在开展健康教育的同时,也对医护人员提出了更高的道德要求。

一、健康教育的含义及任务

(一) 健康教育的含义

健康教育是指通过有目的、有计划、有组织的教育活动,促使人们自愿地采用有利于健康的行为,消除或降低危险因素,降低发病率、伤残率和死亡率,提高人们的生活质量。健康教育的形式,指社区卫生服务中心人员结合患者的康复教育、卫生指导、家庭护理以及社区人群对防病保健的需求,根据不同情况采取不同的方式和方法。对到医院就诊和住院的患者,护理人员也负有健康教育的责任。

(二) 健康教育的任务

(1) 建立促进个人和社会预防疾病、维护健康的自我责任感。

(2) 促进个体和社会采取明智的决策和选择有利于健康的行为,创造一个良好的社会环境以促进某种危害健康行为的改善。

(3) 有效地促进社会关心疾病的预防问题,特别是要发挥政府在维护、改善和促进健康中的作用。社会中的每个成员,既是健康的受益者,又是参与者。达到人人健康的目的,既是社会的责任,也是每个公民的义务。

(4)健康教育又称为"行为干预",其任务是改善不良的生活方式,改变人们的卫生陋习,如随地吐痰、环境污染等。行为干预是一个长期艰巨的过程,需要医护人员付出艰苦努力。

二、健康教育的护理道德规范

健康教育虽然是全社会的共同责任,但护理人员在健康教育中起着知识普及的骨干作用,并承担相应的道德责任。健康教育的护理道德规范如下。

(一)放宽眼界,明确责任

护理人员在健康教育中,要明确自己的服务对象,即整个社会人群。健康教育的目的是防止疾病发生,把疾病消灭在萌芽状态,达到一级预防的作用;针对患病的人群,防止疾病恶化,促使疾病的早日痊愈。为此,需要护理人员转变观念,提高认识,钻研业务,不断探讨引起疾病发生的原因,采取积极的预防措施。公民的健康不单是医务人员的责任,更是一个社会政府的重要职责。医护人员通过各种合理渠道,向政府提出合理化建议,国家利用行政权力制定一系列卫生决策,提高公民健康意识,提高公民对身体的关注程度,唤起自我保健意识,形成政府、医务人员、公民对健康齐抓共管的局面。

(二)抓住时机,进行宣教

护士与患者接触机会最多,要充分利用患者就诊、候诊、治疗、护理和家庭病床、中介服务等机会和场合,有针对性地进行健康教育。另外,护士还可主动走进社会进行健康教育。如到工厂、学校、机关、企事业单位,针对某一人群发病特点、易患因素,采取学术讲座进行宣教,也可采取学术讲座与个体指导相结合的形式,提高人群健康意识及自我保健能力。对于共性问题,在医院可采取黑板报、漫画的形式;在社区及农村可采取文艺宣传队的形式;对于住院患者可采取标准教育计划进行宣教。

(三)克服困难,坚持不懈

我国卫生工作方针中指出,要把医疗卫生工作的重点放在农村和基层,健康教育也是如此。农村存在更多的影响健康的因素,如吸烟、饮酒、粪便污染、人畜同院等。因此,面向广大农村和基层,普及卫生保健知识,让群众自己行动起来保护自身健康,这是广大护士的职责,需要广大护理人员坚持长期不懈地努力做耐心细致的思想工作,转变人们的不良生活方式与习惯,树立健康生活观。

(四)加强学习,提高宣教水平

为了开展好健康教育,护士必须不断加强学习。首先,要树立正确的健康观,成为具有良好的身体、心理素质,良好的社会适应能力的人,为社会其他行业人员树立榜样。其次,要扩大知识面,护士不仅要懂得生物医学知识,还要加强横向知识的学习,特别是加强人文科学知识和社会科学知识的学习,努力提高自身素质和能力。护士在健康教育中还要以科学观点和新知识、新理论解释客观现象,坚决同迷信、巫医及一切不科学的宣传斗争。切忌为了追求经济收入而夸大某些药物、疗法、仪器的实际效用,使健康教育走上歧途。

三、预防接种概述

(一)预防接种的定义

预防接种是预防传染病的直接有效的方法,是用人工的方法将生物制剂接种到人体,使人体产生对细菌或病毒的抵抗力,从而达到预防某种传染病的目的。计划免疫是指按年龄有计划地进行各种预防接种工作,儿童计划免疫也是保护儿童健康、增强儿童抵抗力的一项重要措施。

（二）预防接种的特点

预防接种具有以下几种特点。

1. 主动性　预防接种要求医护人员为了群众的健康,主动送医上门。护士要善于宣传,及时说明预防接种的意义以及接种后可能出现的情况,争取群众的合作。面对群众不理解、不配合时,护士气量要大,要心胸开阔,能受委屈。

2. 全民性　预防接种是以全体人群为服务对象,包括患者、残疾人、健康人。

3. 自觉性　预防接种的许多工作要靠护士自己去把握,如何能在无人监督的情况下,坚持较高的职业道德标准,面对千差万别的服务对象做到一视同仁,在紧张烦琐的工作中保持冷静和耐心,这些都有赖于自觉的道德选择、高尚的道德情操和很强的道德实践能力。

4. 迟缓性　预防接种属于防患于未然的工作,其效果常常迟缓,不易被人们认识,因而人们不易看到预防接种中医务人员的成绩。

（三）预防接种的道德规范

1. 满腔热忱,极端负责　预防保健道德的核心是实行社会主义的人道主义,对全社会人群的身心健康负责。正确的预防接种,是根治传染病的重要措施之一。护士必须要有较强的道德责任感,在接种工作中做到不漏不错,同时做好预防接种的普及宣传工作。

2. 尊重科学,实事求是　做预防接种工作的护士必须要有实事求是的作风。一方面,要根据人口谱、疾病以及历年的预防接种经验,主动配合卫生医生精细地制订和推行预防接种计划。另一方面,要根据传染病学特点正确地确定接种对象,认真检查接种对象的身体,严格掌握各种禁忌证,并对接种反应要能够正确地对待和迅速处理。

3. 团结一致,通力合作　预防接种工作需要医务人员、有关的社保人员等各方面的参与,积极配合,团结协作才能取得良好的效果。预防接种工作的护士应一切从大局出发,具有任劳任怨、不求名利、兢兢业业、献身事业的高尚品质,不仅仅要对社会负责,也要对接种对象负责。

第三节　突发公共卫生事件应急处理及护理道德规范

一、突发公共卫生事件概述

（一）突发公共卫生事件的概念

突发公共卫生事件（emergency public health event）是指突然发生,造成或者可能造成社会公众健康严重损害的重大传染病疫情、群体性不明原因疾病、重大食物中毒和职业中毒以及其他严重影响公众健康的事件,也指突然发生,造成或者可能造成严重社会危害,威胁人民健康,需要政府立即处置的危险事件。突发公共卫生事件主要包括以下情形。

1. 重大传染病疫情　传染病在集中的时间、地点发生,导致大量的传染病患者出现,发病率超过平常的发病水平。

2. 群体性不明原因疾病　在一定时间内,某个相对集中的区域内同时或连续出现多个临床表现基本相似,又不能明确诊断的疾病。这种疾病可能是传染病,可能是群体性疾病,也可能是某种中毒。

3. 重大食物中毒和职业中毒　由于食物和职业原因而导致的人数众多或伤亡较重的中毒事件。

4. 其他严重影响公众健康的事件　①有毒有害化学品、生物毒素等引起的集体中毒事件;②有潜在威胁的传染病动物宿主、媒介生物发生异常;③医源性感染暴发;④药品引起的群体性反应或死亡事件;⑤预防接种引起的群体性反应或死亡事件;⑥严重威胁或危害公众健康的水、环境、食品污染和放射性、有毒有害化学、生物物质丢失、泄漏等事件;⑦发生生物、化学、核辐射等恐怖袭击事件;⑧上级卫生行政部门临时规定的其他重大公共卫生事件等。

　　近年来,各类突发公共卫生事件时有发生,严重危害了人民的健康,影响了社会的安定。如 2003 年的 SARS、2008 年的三鹿奶粉事件、2009 年的 H1N1 甲型流感、2013 年的 H7N9 禽流感、2008 年的汶川大地震等。为了有效预防、及时控制和消除突发公共卫生事件的影响,我国 2003 年发布了《突发公共卫生事件应急条例》(2011 年进行了修订),2005 年发布了《国家突发公共卫生事件相关信息报告管理工作规范(试行)》,2007 年发布了《中华人民共和国突发事件应对法》,标志着我国突发卫生事件应急处理工作已全面进入法制化轨道。

　　(二)突发公共卫生事件的特点

　　1. 突发性和意外性　突发公共卫生事件常常是突如其来的,不易甚至不可预测。

　　2. 社会性危害　在公共领域发生,通常波及多人甚至整个工作、生活群体。

　　3. 严重性　公共卫生事件由于发生突然、涉及人数多、损害巨大,对公共健康造成严重影响。

　　4. 处理的综合性和系统性　由于突发公共卫生事件发生突然,现场抢救、转运救治、原因调查及其善后等需要多部门协作。

　　(三)突发公共卫生事件的应急处理特点

　　1. 波及范围广　突发公共卫生事件影响面广,往往造成人们心理恐慌,对日常生活、工作秩序和社会稳定带来深远的负面影响。如 2003 年的 SARS 危机从一开始就是一场突如其来的公共卫生危机,并带来人员伤亡,严重威胁民众的生命健康,且危机波及经济、政治、外交等多个领域。

　　2. 牵涉群体众　突发公共卫生事件呈群体性,受灾遇难的人数往往比较多,牵涉较广。如 2009 年甲型 H1N1 流感在全球范围内大规模流行。

　　3. 风险压力大　突发公共卫生事件危险性大。无论是中毒、疫情、安全事故还是群体性不明原因疾病,直接现场接触都是一项危险的工作。全球性恶性传染病不仅给原发地区,也给某一地区或全球带来巨大灾难。如 1918 年在西班牙暴发的世界性流感传染造成至少 2000 万人死亡。

　　4. 时间突击急　突发公共卫生事件护理的工作具有突击性和随机性的特点。公共卫生突发事件发生急骤,往往在人们毫无防范的情况下发生;事件发生时常常是突发性的,患者发病的时间集中,数量大,而且病情、伤情、疫情普遍严重,急需快速做出决策,事件的开端无法用常规性规则进行判断,而且其后的衍生和可能涉及的影响是没有经验性知识可供指导的,一切都是瞬息万变的。有关部门、医疗卫生机构应当做到早发现、早报告、早隔离、早治疗,切断传播途径,防止扩散。

　　5. 协作统筹强　一国所发生的危机事件很可能对全球经济、政治等方面造成连带性冲击。有效应对危机事件需要国家之间的合作和国际组织的参与。突发公共卫生事件应急护理要求护士既要从宏观上统筹全部护理过程的各个环节,又要从微观上处理好每个病员。护理工作必须保持良好的连贯性和协同性,如若护理某个环节的衔接上出现差错和失误,就会对病员的病情转归和生命安危带来不利影响。

　　6. 承担任务重　突发公共卫生事件情况瞬息万变,异常复杂。护理工作任务艰巨,责任重大。护士要协助医生对重病员进行抢救,搞好伤、病、疫情观察,配合各种手术,做好基础护理和专科护理。突发公共卫生事件发生后,应快速、准确查找危害因素,疾控部门在接到突发公共卫生事件报告并确认必须启动应急程序后,应立即派出应急队伍赶赴现场,开展调查处理。到达现场后,要对事件的基本情况进一步核实,深入调查了解,找出事件的某些共同特征。启动快速检测通道,对所采样品进行快速检测,力求迅速查明事件原因,为制订控制策略提供可靠科学依据。

（四）护士在处理突发公共卫生事件中的责任

1. 伦理责任 在 2003 年的 SARS 危机、2009 年的甲型 H1N1 流感中,公共卫生组织包括卫生行政管理当局和公共医疗机构及医务人员均承担起保护公众身体健康的职责,承担起治病救人的职业责任。这是职业伦理的底线要求。

（1）医疗卫生机构应当服从突发事件应急处理指挥部的统一指挥,相互配合、协作,集中力量开展相关的科学研究工作。

（2）医疗卫生机构应当对因突发事件致病的人员提供医疗救护和现场救援,对就诊患者须接诊治疗,并书写详细、完整的病例记录;对需要转送的患者,应当按照规定将患者及其病历记录的复印件转送至接诊的或者指定的医疗机构。

（3）医疗卫生机构内应当采取卫生防护措施,防止交叉感染和污染。医疗卫生机构应对传染病患者密切接触者采取医学观察措施,传染病患者密切接触者应当予以配合。医疗机构收治传染病患者、疑似传染病患者,应当依法报告所在地的疾病预防控制机构。接到报告的疾病预防控制机构应当立即对可能受到危害的人员进行调查,根据需要采取必要控制措施。

（4）传染病暴发、流行时,护士应当组织力量,团结协作,群防群治,协助做好疫情的收集和报告、人员的分散隔离、公共卫生措施的落实工作,向居民、村民宣传传染病防治的相关知识。

2. 法律责任 国务院制定的《突发公共卫生事件应急条例》第五十条规定:医疗卫生机构有下列行为之一的,由卫生行政主管部门责令改正、通报批评、给予警告;情节严重的,吊销《医疗机构执业许可证》;对主要负责人、负有责任的主管人员和其他直接责任人员依法给予降级或者撤职的纪律处分;造成传染病传播、流行或者对社会公众健康造成其他严重危害后果,构成犯罪的,依法追究刑事责任:①未依照本条例的规定履行报告职责,隐瞒、缓报或者谎报的;②未依照本条例的规定及时采取控制措施的;③未依照本条例的规定履行突发事件监测职责的;④拒绝接诊患者的;⑤拒不服从突发事件应急处理指挥部调度的。

二、突发公共卫生事件的道德规范要求

（一）爱岗敬业,无私奉献

在突发公共卫生事件的应急处理中,护理人员往往在残酷、危险和艰苦的环境中进行工作,有时甚至生命安全受到威胁。这就要求护理人员应具有高度的责任心和自我牺牲精神,在疫情面前不退缩,勇于克服困难,充分利用自己的专业知识和技术,最大限度地挽救和护理患者。任何背离医务人员救死扶伤这一崇高职责的行为都是不道德的。

（二）团结协作,严谨务实

突发公共卫生事件的应急处理是一项任务艰巨、程序复杂、责任重大的社会工程,需要多部门团结协作、共同处理。护理人员应具有高度的责任心和科学的态度,与各部门及其他专业人员互相配合、共同处理。对突发公共卫生事件要迅速作出反应和判断,正确预检分诊与现场救护,严谨、有序、规范进行,不忽视一般患者,对危重患者及时转诊并安全转运,避免发生意外。对整个救治和护理的每一个环节,都要认真负责,不可发生互相推诿、敷衍塞责的不道德行为。

（三）严格执法,珍视生命

护理人员平时应认真学习与严格遵守突发公共卫生事件相关法规与规定,一旦得知发生突发公共卫生事件,应立即启动预案,接诊社区医生和护士应立即上报社区卫生服务中心（站）的相关负责人,并在 2 小时内以电话方式上报辖区卫生主管部门和疾病预防控制中心,具有网络直报条件的机构应立即网络直报。切不可疏忽大意,将人民群众的生命健康置于脑后。

（四）刻苦钻研,精益求精

突发公共卫生事件发生时,一般会在短时间内出现大批的患者,此类患者大多病情复杂且变化。

在忙乱的工作中,为保证护理效果,护理人员要技术精湛,而且要临危不乱、头脑机警、动作敏捷,及时处理各种突发事件,这对护理人员提出了更高的要求。因此,护理人员在平时工作中要刻苦学习新知识、新技术,不断提高自己的业务水平,并且要加强心理素质的培养。

随着新型传染病的暴发流行,人口增长类型的改变,人们生活方式出现了新的发展趋势,公共卫生的应对政策与干预措施不仅需要科学证据,也需要进行伦理分析。公共卫生是一项利国利民的社会公益事业,公共卫生工作者应明确自身的伦理责任与伦理要求,为实现全民健康不懈努力。社区卫生护理服务是公共卫生的重要内容,具有群体性、综合性、全程性、可及性四大特点。当前社会对家庭护理、康复护理需求加大,护理人员在实施相关护理服务时要遵循伦理要求。突发公共卫生事件的危害性极大,护理人员应积极承担相关伦理责任,遵循伦理要求,体现高尚的职业操守与专业精神。

第四节　家庭护理与康复护理道德规范

我国当前社会老龄化呈现独子高龄化、高龄病残化、空巢孤独化等特点,家庭护理、康复护理需求更为突出,护理人员在实施相关护理服务时要遵循道德规范。

一、家庭护理概述

(一)家庭护理的含义

家庭护理(home care)是以家庭为单位,让患者在熟悉的环境中接受医疗和护理,既有利于疾病的康复,又可以减轻家庭经济负担和人力负担,是老龄化时代一种势在必行的、便民利民的新型护理服务模式。家庭护理适宜在家庭环境中进行医疗或康复的疾病。

(二)家庭护理的特点

1. 护理内容全面　家庭病床护理与医院病床护理相比,护理内容增多,更趋全面,护理任务更加繁重。护理人员除了做好必要的辅助治疗外,又要深入了解患者,与患者和家属谈心、沟通,做好心理护理。另外,要协助家属调节好环境,合理安排好患者的生活。还要向患者家属做护理示教,宣传卫生预防保健、康复等知识,提高家庭互助保健和防病能力。

2. 护患关系密切　建立家庭病床,变患者"登门求医"为医务人员"上门送医",可以体现医务人员全心全意为人民服务的优良传统和作风,为形成良好的护患关系奠定思想基础。建立家庭病床后,由于患者的家庭就是治疗和护理的场所,家属对患者可以进行系统的观察与护理,能够对病情和治疗效果提出意见和要求,这样既有医护人员的积极性,又有患者及其家属的主动性,护患关系可以建立为"指导—合作型"或"共同参与型"的模式。这样,护患关系会更加融洽、密切,从而有利于患者的早日康复。

3. 心理护理要求高　病残对家庭有多方面错综复杂的影响,会引起家庭经济、生活、社会和人际关系的改变,其中,患者的心理变化尤其大。护理人员要善于掌握患者的心理,通过促膝谈心,深入了解患者及其家属成员的心理活动。通过耐心的交流,加强对患者和家属的心理护理和心理教育,解除患者因未住院治疗而缺乏的安全感,或因病情不重而漫不经心、不予重视,或明知有病不敢面对现实,以及因病残不能承担对家庭的责任而产生负罪意识等心理障碍,帮助患者树立战胜疾病的信心。说服家属要理解患者的心理,多关怀、体贴患者,使患者感受到家庭治疗环境的舒适和亲情的温暖,处于最佳的心理状态而积极配合治疗。

（三）家庭护理的道德规范

1. 善待患者，一视同仁　护理人员应以维护患者健康利益为主，不应以患者的职业、社会地位、经济水平、文化程度及家庭的生活方式、居住条件、卫生状况、距离远近等而区别对待。对任何患者都应一视同仁，用热情周到的服务解除患者痛苦。

2. 尊重患者，慎言守密　家庭护理人员走进患者家庭，首先要做到尊重患者及患者家属。尊重患者是尊重原则的内在伦理要求，亦体现了以人为本的医疗理念。其次，出入患者家庭进行服务，难免会了解患者或其家属隐私，护理人员必须恪守秘密。对于患者及其家属的疑问，应答复准确、简明扼要、通俗易懂。避免言语不慎而造成不必要的误解和纠葛，甚至给患方造成不必要的伤害。

3. 不辞辛苦，定时服务　家庭护理采取分散管理，远近不一，因此护理人员在上门服务时应信守承诺、按时定点、风雨无阻，不能以天气原因、交通问题、个人事宜为理由延误患者的治疗和护理，要以患者健康为重，遵时守信。

4. 钻研业务，团结协作　家庭病床病种繁杂，涉及多种疾病，需要多学科医护人员共同协作，形成规范有序的护理秩序。家庭护理病床设在家中，护理人员还要加强与患者家属配合，互相信任，互相支持，共同为患者健康服务。同时家庭护理涉及的知识较多，要求护理人员刻苦钻研，制订更有效的护理方案，促进患者病情的缓解。

5. 服务规范，加强自律　家庭病床护理因其独特的护理方式，增加了护理人员独立处理问题的机会。首次上门护理，提前电话预约，持证上岗，注意仪容、仪表；给患者做护理时，提醒其保管好物品，避免贵重物品丢失产生误会。护理人员应不断提高技术，同时应有更高的道德要求，加强自律，自觉遵守各项规章制度和操作规程，为患者提供优质的服务。

二、康复护理概述

康复是指综合、协调地应用医学、教育、社会、职业的各种方法，使病、伤、残者（包括先天性残）已经丧失的功能尽快、尽最大可能地得到恢复和重建，使他们在体格、精神、社会和经济上的能力得到尽可能地恢复，使他们重新走向生活，走向工作，走向社会。康复不仅针对疾病，而且着眼于整个人，从生理、心理、社会及经济能力方面进行全面康复。

（一）康复护理的定义

康复医学是一门研究残疾人及患者康复的医学应用学科，目的在于通过物理疗法、运动疗法、生活训练、技能训练、言语训练和心理咨询等多种手段使病、伤、残者尽快地得到最大限度的恢复，使身体残留的部分功能得到充分的发挥，达到最大可能的生活自理、劳动和工作的能力，为病、伤、残者重返社会打下基础。

康复护理是指根据对伤残者总的医疗计划，围绕全面康复的目标，护理人员与康复医生及有关专业人员的密切合作，以帮助伤残者恢复功能或减轻伤残，预防继发伤残的护理活动。康复护理是康复医学不可分割的重要组成部分，随着康复医学的发展而发展。

（二）康复护理的内容

康复护理的主要任务是预防慢性病，促进伤残者康复，纠正不良行为，预防并发症和伤残的发生，最大限度地发挥伤残者的自理、自立能力及生活应对能力。护士在社区工作中，应依靠社区的力量，更应与伤残者保持良好的沟通和交流，保证他们在社会和法律上得到帮助。除一般基础护理和专科护理的内容外，康复护理还有以下特殊内容。

1. 开展社区康复护理现状调查，预防残疾发生　护士应在社区范围内进行调查，了解社区康复资源，康复护理对象数量、分布及康复护理需求，并做好登记，为社区康复计划的制订提供依据。同时要落实各项有关残疾预防的措施，如针对儿童的计划免疫接种，预防脊髓灰质炎等残疾性疾病的发生；开展社区健康教育，如健康生活方式指导、妇女保健及优生优育保健指导；开展环境卫生、营养

Note

卫生、精神卫生、安全防护等宣传教育工作。

2. 预防继发性残疾和并发症 偏瘫患者应预防压疮、肌肉萎缩、关节挛缩畸形的发生。主要有以下措施。

(1) 体位:变换体位和姿势。

(2) 预防压疮:压疮一旦发生,严重时甚至会引起全身败血症而危及生命。故预防压疮,目前已被国外康复护理界认为是最重要的康复护理内容之一。

(3) 预防关节挛缩变形:在护理时,除对患者进行各个关节各轴位的全范围被动运动外,还要注意保持主要关节的合适体位,随时发现和矫正患者不良姿势,以预防挛缩畸形的发生。

(4) 体疗运动:协助康复师对残疾者或患者进行体疗运动,加强各大小关节活动锻炼。在训练过程中对患者进行心理疏导,帮助其克服恐惧心理和疼痛顾虑。

3. 帮助患者恢复日常生活活动的能力 护理人员有责任采用以下措施。

(1) 日常生活活动(activity of daily living,ADL)能力训练。

(2) 步行训练:包括训练平稳站立、动作移位(如从床上到椅子或轮椅上)、指导使用轮椅或持拐杖(手杖)步行、指导残疾者使用假肢和矫形支具等。

(3) 膀胱护理:训练尿潴留或尿失禁的瘫痪患者排尿是康复护理的重要内容。

(4) 肠道护理:指导便秘者建立合理的食谱,增加粗纤维食物,多饮水,训练建立有规则的排便功能,尽量保持大便通畅,必要时可口服缓泻剂、通便剂或灌肠等;指导腹泻者每次便后用软纸轻擦,用温水清洗,肛门周围涂油膏,以保护局部皮肤;对结肠造口术的患者,要教会他们自己冲洗处理、正确清洁造口和使用假肛袋等。

4. 观察患者的病情并做好记录 康复护士要与各有关人员保持良好的人际关系,详细观察患者病情及康复训练过程中残疾程度的变化(包括失去的和残存的功能及功能重建手术后的情况),洞察和了解情况,认真做好记录,提供信息,向有关人员报告。在综合治疗过程中起到协调作用,有利于康复治疗实施。

5. 学习和掌握各有关功能训练技术 配合康复医师及技术人员对残疾者进行功能评估和功能训练。根据患者的不同性质和需要,不断学习、不断实践,并定期参加康复治疗组的初期、中期、后期评定会。

6. 心理护理 残疾人和慢性病患者有其特殊、复杂的心理活动,甚至精神、心理障碍和行为异常。康复医护人员应及时、耐心地做好心理护理工作,使其重新认识自我价值,激励其重新生活的勇气,以最佳的心态配合治疗和进行积极主动的康复训练,从而保证康复计划的顺利实施。

7. 不同时期康复护理的重点 康复护理是以功能障碍为核心,帮助解决功能维持、重组、代偿、替代、适应和能力重建的有关问题,在伤、病、残的不同阶段,工作重点各有不同。

(1) 急性期和早期:应仔细观察残疾情况(性质、程度、范围、影响),及时发现潜在的问题,预防感染、压疮、挛缩、畸形、萎缩。

(2) 功能恢复期:着重于潜在能力的激发,残余功能的保持和强化,日常生活活动能力的再训练,康复辅助用具的使用指导等。训练患者进行"自我护理"。"自我护理"又称自护,指患者自己参与某种活动,并在其中发挥主动性、创造性,使其更完善、更理想地达到目标。康复护理的原则是在病情允许条件下,训练患者进行自理。对残疾者及其家属要进行必要的康复知识的宣传,使他们掌握"自我护理"的技巧,从而部分或全部地做到生活自理,以便适应新生活,重返社会。

8. 管理康复病房 接受康复治疗和进行某些功能训练的对象多为病、伤、残者,为了便利其日常生活,病房的设施和环境,应与一般病房有所差别。

(1) 无障碍设施:以坡道设施或电梯替代阶梯,以方便使用轮椅者的活动。

(2) 各种设施以适应病残者的需要为准:如门把手、电灯开关、水龙头、洗面池等的高度均应低于常规高度,以供坐轮椅者之需;病室、厕所的房门应以轨道推拉式门为宜,以方便偏瘫、截瘫或视力障碍者进出；厕所、楼道中应设有扶手，以便于康复对象的行走、起立、如厕等训练的扶助。

（3）病房布置要安静、整洁、舒适、安全。

（4）适当放宽陪伴、探视条件，便于家人学习掌握训练技能，以便出院后由家人按计划对患者进行康复训练。

9. 出院后的康复护理　残疾者或患者经康复机构治疗出院时，往往有不同程度的功能障碍，故返家后的康复护理工作并未因此而终止，主要是如何帮助他们重新成为家庭、职业单位或社区的一员，帮助他们重新适应环境。可进行必要的自我生活护理和有关疾病康复知识的卫生宣教，也可采用家访护理方式进行，由此提高和巩固患者日常生活活动能力。同时，回家后的康复计划需要家庭成员的参与和指导，因此，必须向家属讲授有关的康复护理知识和技能，以便患者得到家庭的长期辅助。

（三）康复护理的特点

1. 工作内容广泛　康复护理的最终目的是使伤病者和伤残者的功能、能力和生活质量提高，重建患者身心平衡，最大限度地恢复其生活能力，以平等的地位重返社会和家庭。康复护理的实施要针对患者的整体康复，对患者的护理服务不分科，要做全面的护理工作。因病种繁杂，护理工作的内容具有广泛性。

护理人员不仅要做必要的辅助治疗和全面的护理业务服务，还要对患者进行生活安排指导及身体照料。特别要重视患者的心理和精神需要，由于身体发生疾病或残疾，大多数人会出现不良情绪。这要求康复护士重视心理的护理，以真挚的感情与患者交往，帮助他们建立起有利于康复治疗的最佳心理状态。将患者的心理护理与指导贯穿于整个康复护理过程。帮助患者进行必要的功能恢复训练，促进患者早日康复。

2. 以"自我护理"方法为重点，由被动接受他人护理变为主动自我护理　由于患者存在不同程度的功能障碍，有的甚至非常严重，影响正常生活和工作能力，他们的日常生活及其他活动都要依赖他人。这种心理和行动上的依赖性，妨碍了患者的功能独立性的康复，也带给家庭和社会极大的负担。

在实施康复护理的过程中，要通过教育和训练，使患者充分发挥功能上的潜力和个人的主动性，学习新的技能和活动方式，逐步提高功能独立性，尽可能地做力所能及的各种活动。护理人员应根据患者的病情给予适当的辅助，而不是盲目地过分代替。要指导、训练和教会他们自我照顾日常生活的技能，使其由被动接受他人照料过渡到自我照顾，提高生活质量。

3. 康复护理服务范围宽，需要多方面沟通、协调　功能障碍患者的康复需要多种康复治疗，例如运动功能康复，语言功能康复，自助器、矫形器的运用，各种康复操和医疗体操、体位训练等，这就要求康复护士除具有临床护理人员应掌握的基本理论及技能外，还需要掌握康复护理的特殊技能，并学习相关疾病障碍的康复医学知识。康复护士既是护理者，还要协调多学科、多专业共同完成患者的康复治疗，需要多方面的沟通、协调，积极发挥纽带桥梁作用。

4. 康复护理具有长期性的特点　康复护理对象的功能障碍存在时间一般较长，有的甚至是终生存在，因此，康复护理具有长期性的特点。护理人员不但要重视早期康复，要防范继发性残疾和其他并发症的形成，还要关心患者的家庭和社会。

在与患者的密切接触中，护理人员要对患者的生活环境及心理问题进行深入了解，为有效治疗和护理提供条件，并与患者建立互相信任、互相合作的良好关系。要引导和训练患者尽可能地自理生活，通过健康教育和健康咨询，对患者及其家属进行健康指导、饮食指导，为患者提供一个有利于康复的条件。

（四）康复护理的伦理道德规范

在患者的康复过程中，护理质量的优劣直接影响患者康复的进程，决定了患者能否达到预期的康复目标。因此康复护理人员不仅要有娴熟精湛的技能，还应遵守相应的伦理要求。

1. 尊重患者，重视心理 伤残患者通常不仅身体上痛苦难忍，心理上也备受煎熬，十分敏感。患者工作上难以胜任，经济上依赖家人支持，生活中需要他人的照顾，这些都让患者心理面临着巨大冲击，从最初的回避、不敢正视或不愿承认，到后来慢慢接受长期甚至终生的残疾，患者往往感到自卑、抑郁，对生活丧失信心。护理人员此时应尊重患者，切不可怠慢、鄙视和嘲笑患者，同时密切观察患者言行，了解患者心理，及时发现其心理需求，进行有针对性的疏导。通过热情温暖的语言、体贴关怀的行动使患者能正视现实，积极进行康复治疗，争取最好的康复效果。同时注意做好患者家属的心理疏导，为患者心理康复创造宽松、舒适的环境，帮助患者摆脱消极心理，树立积极的人生目标。

2. 专业评估，做好宣教 康复对象基于其病情易产生退缩行为，依赖性过强，且遇事消极、多疑、脾气暴躁。护理人员要耐心解释，当面对患者的指责、误解时应宽容豁达。例如脑血管疾病患者出现偏瘫，仅达到残疾（disability）而并未残障（handicap），出院后本可以扶拐杖慢行，患者担忧扶拐杖行走发生跌倒会导致骨折，回家后仍习惯性躺在床上，不配合护士做移动训练。此时需要针对患者的担忧，做好骨质疏松和跌倒外伤危险评估、功能障碍和残存功能的状况评估。对患者及其家属做好健康宣教是康复训练的前提。

3. 审慎周密，精益求精 伤残患者的康复训练时间较长，护理难度大，服务面广。当伤残患者还存在听力、智力或语言方面的障碍时，训练的效果常不理想。因此护理人员应细致耐心地对待患者，工作应审慎周密。例如在帮助患者进行功能训练时，要循序渐进，扎实做好每一步，不要产生急躁和信心不足的不良情绪，更不能出现失误而加重患者痛苦甚至产生新的残疾。工作中应认真细致，严格遵守规章制度和操作流程，注意患者安全。为了更好地为患者实施康复护理，护理人员还应加强康复专业知识学习，熟练掌握康复护理技术，了解患者的特点，不断总结工作经验，更好地做好康复护理工作。

4. 明确目标，协作一致 伤残患者因为病种多样、病情复杂，其康复治疗需要多名专科医护人员共同配合，同时伤残患者的康复侧重自我护理，因此在患者康复过程中应做好医生、护士、患者及患者家属互相之间的沟通，大家协同配合，共同促进患者康复，根据患者病情制订康复计划。为其实施整体和全面的康复，同时鼓励患者参与康复计划。患者的主动配合、积极参与及对康复知识的了解，对患者的康复有重要的影响。

本 章 小 结

本章内容围绕社区卫生保健概述、健康教育及预防接种的护理道德、突发公共卫生事件应急处理及护理道德规范、家庭护理与康复护理道德规范等方面对社区卫生保健的伦理道德进行阐述，体现了社区卫生服务的涉及面之广，对社区居民的健康有着重要的促进作用，也说明了现阶段社区卫生服务是我国发展的大趋势。社区卫生理念的进一步推广，对促进我国社区的建设和发展有着重要的现实意义。

直 通 护 考

直通护考
答案

一、选择题

1. 中华人民共和国《突发公共卫生事件应急条例》是什么时间公布实施的？（　　）

A. 2003 年 5 月 12 日　　　　　　　B. 2003 年 5 月 9 日

C. 2002 年 9 月 5 日　　　　　　　　D. 2003 年 9 月 5 日

2. 什么机构负责设立全国突发事件的应急指挥部？（　　　）

A. 国务院有关部门　　　　　　　　　B. 国务院

C. 军队有关部门　　　　　　　　　　D. 国务院卫生行政部门

3. 预防接种的服务对象是（　　　）。

A. 全体儿童　　　　B. 全体患者　　　C. 全体人群　　　D. 全体残疾人

4. 健康教育的最终目的是（　　　）。

A. 使人们自愿采取健康生活方式　　　B. 了解疾病的发展规律

C. 达到完全康复的目的　　　　　　　D. 使人们有效地利用现有卫生资源

5. 某家庭为三口之家，夫妻均在某公司就职且工作繁忙，唯一的儿子今年 7 岁，刚上一年级，请问这个家庭处在家庭生活周期的哪一阶段？（　　　）

A. 青少年期　　　B. 婴幼儿期　　　C. 学龄儿童期　　　D. 学龄前儿童期

6. 在制订家庭健康护理计划时错误的做法是（　　　）。

A. 有相同健康问题的家庭实施合理救助的方法不尽相同

B. 与其他医务工作者合作，有效利用资源

C. 计划与家庭成员的价值观念冲突时，以护士的专业意见为准

D. 有家庭的共同参与

7. 以下属于社区卫生保健特点的是（　　　）。

A. 群众性　　　　B. 全程性　　　　C. 经济性　　　　D. 预防性

8. 以下属于健康教育的护理道德规范描述的是（　　　）。

A. 放宽眼界，明确责任　　　　B. 抓住时机，进行宣教

B. 克服困难，坚持不懈　　　　D. 加强学习，提高宣教水平

二、简答题

1. 简述社区卫生保健的内容。

2. 简述护士在处理突发公共卫生事件中的责任。

（王晓敏）

第八章　生殖与性的伦理道德

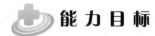

能力目标

1. 掌握:我国优生技术的主要措施;现代辅助生殖技术的护理伦理原则。
2. 熟悉:性病防治中的护理伦理规范。
3. 了解:性教育原则。

生育是人类生活的重要部分,也是人类最古老的文化现象。现代生殖技术在临床实践中的广泛应用,让生命种子的选择与干预成为现实,给人类传统的生育观念带来了前所未有的冲击。在尊重人类权利和尊严的前提下,该如何处理生殖科学所面临的伦理困境,是摆在人类面前的重要课题。

古希腊著名思想家苏格拉底说过:"性爱是希望肉体长存的欲望的表现,这种以繁衍方式达到永生的欲望是动人的;灵魂的美比形体的美更圣洁,理智的产儿比肉体的产儿更崇高。"古希腊时代关于性关系、性道德的理论思考,为伦理学的产生提供了丰富的思想资料来源,成为伦理学的发端。性伦理学作为人类对自身性关系、性道德现象的理性思考,可以根据一定社会和阶级的利益,概括总结出一定社会或阶级的性道德原则和规范,用以指导规约社会成员的性意识、性行为,促进婚姻家庭的稳定和谐及社会的安定团结。

第一节　现代生殖技术的伦理难题

案例 8-1

案例 8-1
参考答案

　　王某某,女,35岁,曾于2015年怀孕32周时经B超检查发现胎儿脑积水、多指畸形,给予引产。本次怀孕23周时前来进行遗传咨询,进行B超检查时发现胎儿唇腭裂,查胎儿脐血染色体核型分析为46XX(多一条X染色体)。但王女士怕此次再引产会影响以后生育,觉得此种异常对孩子出生后的发育成长影响不大,不愿引产。

　　【案例思考】
　　王女士的这种行为涉及优生的伦理问题吗?作为医务人员应该怎么劝阻王女士?

一、生育控制技术的伦理道德

随着人口不断增长,资源日渐匮乏,环境污染日趋严重,这是中国乃至世界面临的严峻问题,其

Note

中的人口问题又是攻克其他两项难关的前提和关键。鉴于人口问题的严重性和紧迫性,联合国将人口及生育控制工作列入重要议事日程,世界各国根据自身国情制定相应的人口政策,从宏观上控制人口数量和质量、改善人口结构。但由于国情等背景不同,在人口控制的问题上,至今仍然存在诸多伦理争论。

（一）生育控制的概述

生育控制是指现代社会对人类的生育予以有计划地控制,以抑制人口的过度与过快增长,保障人类更好地生存与发展。

生育控制的对象包括正常人群和特定人群。国家从控制人口数量出发制定相应政策和法令,为提高人口质量而对一些严重影响后代生命质量的特定育龄夫妇也会实施生育限制。

（二）生育控制的具体形式及其伦理问题

生育控制的具体形式分为三种,分别是避孕、绝育和人工流产。

1. 避孕　避孕及其伦理问题如下所述。

（1）避孕的概述。避孕是指运用一定的技术和方法防止怀孕,以满足社会调节人口和其他医学及非医学需要的一系列措施,是生育控制的重要手段。

避孕的方法和技术最早可见于公元前 1900 年—公元前 1100 年古埃及医学草纸上记载的避孕处方。1564 年,一位意大利解剖学家法洛比斯发明了用亚麻布做的避孕套。但真正的大规模避孕是在 1956 年,口服的可抑排卵的药物——炔诺酮出现之后,避孕药物很快成为千百万妇女选用的避孕方法。现在使用的避孕方法包括物理的、化学的、自然的三种。

避孕虽然是古已有之的技术,但长期以来一直未被广泛地使用,原因有很多。首先是经济方面的原因,人口问题未成为影响经济发展的因素时,社会没有节制人口的迫切需要;其次是宗教方面的原因,尤其是基督教关于婚姻和生育不可分的观点,使教会成为避孕的强大反对者;再次是世俗原因。

（2）避孕的伦理问题。避孕虽然是人类实现计划生育和人口控制的关键环节,但不可避免地产生了很多伦理问题。

其一,受传统观念的影响,个人追求多子多福的愿望与社会对人口控制的矛盾。

其二,由于避孕手段日益方便和安全,有可能导致部分人既想寻求性的快乐又不愿意承担婚姻的义务和责任。据报道,在西方有越来越多的妇女自愿选择不要孩子,这一现象引起一些社会学家的忧虑。如果妇女普遍放弃生育义务,那么人类社会将面临一场毁灭性的灾难。

其三,由于避孕措施的使用,改变了人们的性观念,使性关系更加自由,导致婚前、婚外性关系的泛滥。

其四,避孕失败有可能导致更多的人工流产,而人工流产的增多势必会给妇女带来身心方面的损害。在不违反国家计划生育法的基础上,人们在避孕方式和避孕时间的选择上应享有充分的自主权。

2. 绝育　绝育及其伦理问题如下所述。

（1）绝育的概述。绝育是用手术剥夺男性或女性的生育能力。

绝育的基本目的:治疗妇科疾病如子宫肌瘤等,继续怀孕对妇女和胎儿会带来致命的危险,采取绝育术可保母亲平安;如果夫妇一方或双方患有严重遗传病或严重智力低下,绝育可保证遗传病不再传递到后一代,也可改善人类基因质量;控制人口出生数量,有些夫妇出于个人和家庭的考虑自愿不再生孩子而采取永久性避孕。

（2）绝育的伦理问题。在伦理学上,可以从有利、尊重、公正和互利等原则组成的伦理框架来分析和评价对严重遗传性疾病和智力低下者的绝育。

其一,对智力严重低下者施行绝育是否符合他们的最佳利益,或可以给他们带来哪些利益或好处？给他们的家庭和社会带来哪些好处？当然，这里不能仅仅从减轻家庭或社会负担来考虑这一问题。但也应考虑家庭和社会负担，尤其是如果这个负担影响到资源分配时，就不得不考虑当事人、家庭以及社会的利益。

其二，对智力严重低下者施行绝育是否侵犯了他们的生殖权利或生育权利？生育权利的行使常带来相应的对子女养育的义务。智力严重低下者虽然有对性的生物学欲望，但他们一般不可能有对后代负有养育义务的意识。因此，对智力严重低下者施行绝育是允许的。

其三，对智力低下者施行绝育是否有利于对资源的公正分配？一个智力低下者人数较多的地区，人们的生活费用、医药费用占的份额很大，肯定会影响这些地区的发展，造成对资源分配的不公，这也是导致这些地区贫困、落后的一个根源，反过来也影响了社会对智力低下者的支持和照顾。

其四，作为社会对绝育措施的控制，必须强调，对未成年人不得施行绝育术；除对某些有严重遗传病和精神病患者应进行义务教育外，一般都应得到本人和配偶或直系亲属的知情同意，而且即便是自愿的也需经过一定的医学和法律程序方可执行。

3. 人工流产　人工流产及其伦理问题如下所述。

（1）人工流产的概述。流产一般是指在胎儿具有可活性之前，自发地或诱发终止妊娠。流产分为两类，即自然流产和人工流产；自然流产属于人的意志所不能控制的事件，所以没有什么道德问题。人工流产根据其性质分为治疗性和非治疗性两种。在历史上，无论是医学实践还是从伦理原则考虑，母亲总比胎儿更重要，所以引产救母是个长期传统，治疗性的流产是合法的，不存在法律和伦理上的问题。非治疗性的流产则涉及一系列的法律和伦理问题。

（2）人工流产的伦理问题。现代社会中，人工流产越来越多地被用于出自个人或社会动机的生育控制或计划生育，以及出于优生目的避免异常婴儿出生，提高人口质量。这与传统的伦理学观念就发生了冲突，引起了一次最大的生命伦理学争论，即"胎儿的本体地位和道德地位是什么?"作为人，不仅要有生物学生命作为基础，而且要有人格生命，或称为社会的人，其本质特征是要有自我意识。而自我意识在孤立状态时不能产生，必须在与其他人的交往中，即在社会关系中才能产生。因此，可以把人定义为在社会关系中扮演一定社会角色的自我意识的实体。回答了"人是什么"的问题，就可以回答"胎儿是什么"。胎儿不是人类的人格生命，它是具有人类生物学生命的特殊实体。胎儿虽然不是人，但毕竟与成人之间有连续性，它会逐渐发育成为人。我们必须尊重胎儿，必须要有合适的理由才能剥夺它出生的权利。如果对胎儿没有丝毫的尊重，借用一些微不足道的理由就破坏它，就会逐渐地侵蚀我们对人的态度，最后丧失对人的尊重。但另一方面，胎儿的生存权利是有条件的权利，这个条件指环境条件。在人口爆炸、迫切要求控制生育的情形下，或妊娠是强奸、乱伦等不良行为的后果，这时无论个人或者社会环境都不接受该受精卵的发育，采取人工流产措施能够得到伦理学的辩护。

由此可见，人工流产是否符合道德除了要看胎儿是否对母亲构成威胁之外，也要视其是否符合整个社会的利益而定。

二、优生与优生伦理

（一）优生的概述

1. 优生的含义　优生就是通过医学手段改良人的遗传素质，保证优质后代的一系列措施。优生分为预防性优生和演进性优生。所谓预防性优生，又称消极优生，是指防止有遗传性疾病和先天性缺陷的个体出生；所谓演进性优生，又称积极优生，是指促使体力、智力更加优秀的个体出生。

2. 优生的历史与现实　"优生学"最早提出者是英国生物学家弗朗西斯·高尔顿，1553 年高尔顿受达尔文进化论和孟德尔遗传学的启发，在其《人类的才能及发展》一书中，正式提出了优生学说，并很快得到传播。美国遗传学家劳伦斯塞德将优生学包含在医学遗传学之中，斯特恩提出了优生有

高尔顿的
优生学

Note

"积极"和"消极"之类的学说。许多国家开展了优生工作,制定了优生法律,如中国、日本和美国。

20世纪70年代中期以来,遗传学理论取得了重大突破,出现了将遗传咨询、产前诊断与选择性流产三者相结合的新优生学。中国特色的优生优育兴起于20世纪70年代。1981年11月,国家计划生育委员会和中华医学会等单位组织的优生学科普讨论会发表了《优生倡议书》,指出我国的优生优育以改善民族素质、增强人民健康为出发点,严格地以遗传学规律为唯一基础,优生措施应适合我国变化中的社会实际情况。

现代意义上的新优生学已经不局限于在遗传学上考虑下一代的生物素质,而且还要防止各种非遗传性的先天疾病、产伤疾病、新生儿疾病,确保下一代的体质健康。因此新优生学可以定义成防止出生缺陷、提高出生素质的科学。新优生学已发展成为一个比较成熟的学科体系,其中包括了基础优生学、临床优生学、社会优生学和环境优生学等分支学科。婚前医学检查、产前诊断、遗传咨询、遗传普查、遗传筛查,以及医学助孕、人工流产、基因治疗等都与新优生学密切相关。

3. 我国的优生措施　包括结婚管理和生育保健。

(1) 结婚管理:通过禁止结婚、暂缓结婚等具体措施可以保证优生。

①禁止结婚。我国《婚姻法》和《异常情况的分类指导标准》等规定:直系血亲或三代以内旁系血亲之间禁止结婚;双方均患有重症智力低下者禁止结婚。

②暂缓结婚。暂缓结婚是指患有某些疾病的人在一定期间内禁止结婚。患有以下几种疾病的人必须暂缓结婚:性病、麻风病未治愈的;处于精神分裂症、躁狂抑郁症和其他精神病发病期的;处于各种法定报告传染病规定的隔离期的。性病、麻风病及其他法定报告传染病患者如果结婚,不仅会传染给对方,而且,如果生育会危害下一代;精神病患者不能自理,没有行为能力或行为能力受到限制,而且这些疾病可能是显性和隐性伴性或多基因遗传。这些疾病可以治愈,所以规定在这些疾病没有治愈之前,暂缓结婚。

(2) 生育保健:通过婚前、孕产期保健,也可以利于优生。

①婚前保健。有关卫生部门应该为公众提供婚前保健,婚前保健有利于优生。婚前保健有婚前卫生指导、卫生咨询、婚前医学检查等服务内容。例如,对准备结婚的男女双方进行关于性卫生知识、生育知识和遗传病知识的教育;提供有关婚配、卫生保健等问题的医学意见;对于可能影响生育的疾病,如严重遗传病、指定传染病和有关精神病等进行检查,并提出医学意见,采取相应措施。

②孕产期保健,为育龄妇女和孕、产妇提供孕产期保健服务。孕产期保健有利于优生。孕产期保健措施有母婴保健指导,孕妇、产妇保健,胎儿保健等,还包括对孕期健康后代以及严重遗传性疾病和碘缺乏病的发病原因、治疗和预防提供医学意见,为孕妇、产妇提供卫生、营养、心理等方面的咨询和指导以及产前定期检查,监护胎儿的生长发育,提供咨询和医学指导等。对于患有严重疾病或接触致畸物质可能影响到胎儿正常发育的,发现或怀疑育龄夫妻患有严重遗传性疾病,医师应提出医学意见;医师发现或怀疑胎儿异常时,应该对孕妇进行产前诊断;对于胎儿患有严重遗传性疾病、有严重缺陷的,医师应该向夫妻双方说明情况,并提出终止妊娠的医学意见。医师和助产人员应当严格遵守有关操作规程,提高助产技术和服务质量,预防和减轻产伤。

(二) 优生的伦理

由于现代优生学涉及现代先进技术的运用和国家政策法规的执行,仍然存在大量的伦理问题,包括个体的生育权、胎儿的生命权、生命的本体地位及优生技术的伦理规范等。尽管优生学的根本目的在于提高人口质量,但是在伦理道德上也都存在一定的争论,目前主要集中在以下4个方面。

1. 个人权益与社会利益之间的关系　物竞天择,优胜劣汰,这本是自然界包括人类在内的所有生命体在长达数亿年的进化过程中所遵循的永恒法则。然而,优生学的出现和发展,对生育者的个人生育愿望和生殖行为做出了一定的限制,这势必会带来生育者的个人权益与社会利益之间的冲突。这时,究竟将决定权交给个人还是社会,构成了伦理困境和难题。针对这一问题,有学者认为个人权利建立在社会多数人集体利益的基础之上,如果个人权益与社会利益相冲突,个人应当做出让步。另有观点认为,优生的根本目的是促进"健康的出生",既可以降低缺陷胎儿的出生率,又可以提高整个社会的人口质量。因此,个人权益与社会利益之间并不冲突,是一个相辅相成的利益共同体。

2. 人类基因库的状况 优生可以帮助改善人类的遗传现状,提高人口素质,有些学者不禁质疑:人类的遗传现状难道已经恶化到必须纠正的程度了吗?人类的遗传状况取决于许多动态变数及与致病基因突变的接触频次。另外,辐射、环境污染、生殖年龄延后等增加了人群中基因发生不利变化的概率。就目前的资料来看,不能就此断言人类的基因库已经发生恶化,但世界范围内的人口数量激增以及伴随而来的缺陷基因携带者的增加却是不容回避的事实。因此,优生学与优生技术能够帮助延缓人类基因恶化的脚步,改善人类的遗传素质,防患于未然。

3. 基因优劣的判断标准 优生学致力于改善人类的基因,剔除不利基因,筛选优秀基因。那么,人类究竟以什么标准来判断基因的质量呢?是生物学标准,还是社会学标准?站在科学伦理的角度上看,人类基因并没有优劣之分,人种、民族之间也不存在优与劣,影响其行为的主要因素是传统、地域、经济、社会、科技、文化等。因此,在基因质量的判定问题上,人们要理性地对待,对有关优生技术的伦理争论要做到具体问题具体分析。

4. 遗传因素在个人素质方面的作用 针对这一问题,存在两派对立的观点:遗传决定论者认为遗传因素占绝对优势;环境决定论者则认为后天环境对人的影响大于遗传因素,起主导作用。事实上,现代科学研究的结果发现,影响出生人口素质的因素至少有5种:①家庭其他成员的健康情况和生活方式,包括有无不良的身心状况,有无抽烟、喝酒等不良嗜好;②生殖细胞是否带有不利的遗传基因;③母体在生活与工作环境中是否接触有害物质;④胚胎在子宫内的生长环境是否正常;⑤胎儿的娩出是否顺利,有无早产、窒息、感染等情况的发生。同时,人的品德、气质、能力等更多地与家庭、社会环境及自身的努力程度相关联。因此,在优生的问题上,要综合看待,不能片面地夸大遗传因素在个人素质形成中的作用。

三、人类辅助生殖技术的伦理道德

(一)人类辅助生殖技术的概述

人类的自然生殖过程由性交、卵子受精、自然植入子宫、子宫内妊娠、分娩等组成。而人类辅助生殖技术打破了这种数百万年进化得来的自然生殖常规,人类辅助生殖技术是运用现代科学技术代替自然生殖的某一个步骤或全部步骤的人工生殖方法,主要形式包括人工授精、体外受精和无性生殖。

精子库

1. 人工授精 人工授精是收集丈夫或自愿献精者的精液,由医师注入女性生殖道,以达到受孕目的的一种技术。人工授精主要是为了解决男性不育而产生的生殖技术。按照精液的来源不同,人工授精可以分为同源人工授精和异源人工授精。前者又称夫精人工授精或同质人工授精,是指使用的是丈夫的精液;后者又称他精人工授精或异质人工授精,是指使用的是自愿献精者的精液。前者适用于丈夫少精、病精、因生理或心理原因不正常性交所致的不孕不育;后者用于丈夫无精,或因丈夫患严重的遗传性疾或其他原因所致的不育。

2. 体外受精 体外受精是用人工方法,让卵子和精子在人体以外受精和发育的生殖方法。由于受精是在实验室的试管中进行,通过这种方式诞生的婴儿,人们通常称之为"试管婴儿"。体外受精主要是为了解决女性不孕,如双侧输卵管梗阻或结扎、子宫内膜异位症、原因不明的不孕症等。由于应用范围的扩大,现也用于男性不育。在这一过程中出现了两种分离:缔造生命的行为与性行为的分离;胚胎与母亲的分离;因为在胚胎形成之后,可以植入提供卵子的女性子宫内,也可以移植给另一个试图代为生育的女性。由于可以激发排卵和受精卵的数目可能超过移植的需要,在这个领域同样可以使用冷冻技术,于是出现了冷冻卵子库和冷冻胚胎库。人工授精和体外受精技术在临床上的运用,使得代孕母亲出现。代孕母亲是指代他人妊娠的妇女,她们用自己的卵子人工授精后或将他人的受精卵植入自己的子宫内妊娠,分娩后交给他人抚养。

3. 无性生殖　无性生殖又叫克隆技术,就是运用现代医学技术,不通过两性结合而进行高等动物(包括人)生殖的技术。低等生物是用无性方式生殖的,单细胞机体常常通过直接二裂法生殖,从遗传的角度看,分裂为二的生命体的遗传信息是完全相同的。植物的无性生殖司空见惯,任何一段植物的根、茎、叶或种子都可能长成完整的植物。但高等动物的生殖方式是完全的两性生殖。雌雄两性的生殖细胞形成时,将 46 个染色体一分为二,通过性细胞的结合,重新组成 46 个染色体,组成的受精卵为未分化的细胞,可以发育成整个生命体,但非生殖细胞已经失去分化能力,不能发育成整个生命体。

现代生殖技术可以使高等动物进行无性生殖,由于通过无性方式生殖的生命体之间以及与提供遗传信息的生命体的遗传信息完全相同,所以又叫克隆技术。所谓克隆,就是复制一群遗传性状完全相同的生命物质或生命体。严格意义上的无性生殖技术,又叫成体细胞克隆技术,是取出高等动物的成体细胞,将其携带遗传信息的细胞核植入去核的卵中,通过技术让结合体继续发育,再将发育到一定程度的胚胎植入母体妊娠直至分娩。在 2002 年的联合国大会上,我国代表明确表示"坚决反对克隆人"的立场,卫生部也明确指出"医务人员不得实施生殖性克隆技术"。

克隆羊多莉

(二) 现代生殖技术的伦理问题

随着生殖技术的出现及其在临床上的应用,人们很快就发现存在大量的社会伦理问题,对此提出了大量的医学伦理疑问。

1. 生殖技术能否商品化　生殖技术的运用,在很多时候,涉及精子、卵子、胚胎的来源问题,这就会遇到精子、卵子、受精卵是否是提供者的私有财产,提供者可否因此获得报酬,包括代理母亲可否获得报酬的问题。总而言之,就是生殖技术可否商品化的问题。

在美国,对于精子提供者获得报酬已经成为常规。我国有人也建议精子可以商品化。主要理由是精子商品化可以大大增加精子的供给量,而中国的精子库普遍存在捐献者过少,有可能使受精过于单一等的问题。但更多的人认为商品化带来的问题会大大抵消"商品化可以增加精子的供给量"这一好处,原因有以下几方面。

(1) 精子商品化可能造成供体不关心自己行为的后果,有意或无意地隐瞒自己身体、行为、心理上的缺陷。如提供精子者隐瞒自己或家族中有某种遗传病或自己的同性恋行为,结果可能把遗传病和艾滋病传给通过人工授精出生的孩子。

(2) 精子库可能由于竞争或追求利润最大化,而忽视精子的质量;或精子库为了追求高质量,只提供一类他们认为"最佳的"精子,结果使人类基因可能变得单调而缺乏多样性。

(3) 精子商品化与供体本身的意愿也是相违背的,提供精子者本来应是为他人付出一份爱心,为了帮助解决他人的不育,为了他人家庭幸福而提供精子,是一种人道主义的高尚行为,不以谋求金钱为报答。提供卵子、受精卵和胚胎也会遇到同样的问题。代孕母亲在美国已经成为常见现象。有的代孕母亲尽管声称自己不是为了"钱",但实际上每个代孕母亲都通过提供这种服务得到了报酬,有人认为这就是为了牟利而"出租子宫"。在当今文明社会,贩卖婴儿是违法的,当然也是极其不道德的,那么,代孕母亲获利,是否可以看成是贩卖婴儿呢? 同样,不孕夫妇通过花钱得到代孕母亲所生的孩子,日后,这对夫妇也有可能为了钱把孩子卖给别人。

2. 生殖技术导致人类伦理关系的混乱　异源人工授精提出的一个新问题是"什么是父亲"。采用异源人工授精技术生出的孩子可以说有两个父亲,一个是养育他(她)的父亲,一个是提供他(她)一半遗传物质的父亲。异源人工授精提出的"什么是父亲"的问题,随着异源人工授精与体外受精、胚胎转移技术的结合,扩大为"什么是父母"的问题。母亲分为"遗传母亲""孕育母亲""养育母亲"三种,三者合一者为"完全母亲"。父亲则分为"遗传父亲""养育父亲"两种,两者合一者为"完全父亲"。

现在生殖技术主要是辅助性的,仅仅或主要用于不育症,但随其逐渐发展,难以避免未婚男女、同性恋者通过生殖技术生儿育女,这样会对已有的家庭模式、孩子的成长、人伦关系等产生前所未有的影响。

3. 生殖技术破坏自然法则 凡是符合自然法则的,人们就认为是道德的,凡是不符合自然法则的,人们就认为是不道德的。在人类遗传学和生殖生物学中,迄今为止一直遵守着一条铁的法则:由父母通过性细胞中遗传物质 DNA 的结合而产生子代。生儿育女是婚姻、爱情结合的永恒体现,生殖技术就切断了生儿育女和婚姻的联系,有人说,把生育变成了配种,把家庭变成了一个生物学实验室,同时把人类分成了用技术繁殖的和自然繁殖的两类。

生殖技术还可能导致近亲婚配。精子、卵子提供者的信息以及生殖技术的进行、做法是保密的,这样就存在着献精者、献卵者、人工授精儿、试管婴儿相互之间近亲婚配的可能。而人类两性关系发展的历史早已证明,血缘关系亲近的亲属之间通婚,往往容易将双方生理上的缺陷传给后代。

无性生殖,显然一方面改变了上述生育法则,另一方面,由于是"复制",使人类失去了遗传的多样性。从进化意义上,"克隆人"缺乏适应自然和生存的能力。

4. 生殖技术可能被错用或滥用 "错用"使生殖技术本来的合道德动机,可能出现不合道德的结果。例如,瑞典的一对白皮肤夫妇通过人工授精,反而生出一个黑皮肤的孩子,其原因是技术人员操作的失误。"滥用"是有的操作人员没有按照社会认可的伦理原则,操作生殖技术。例如,英国的一位人工授精专科医生,对要求人工授精服务的夫妇声称使用的是其丈夫的精子或到精子库购买的精子,实际上却使用自己的精子进行人工授精,使 6000 多个人工授精儿出生,因此,获"世界上产子最多父亲"的称号,但这种行为后患无穷。

人们反对无性生殖的一个重要理由是担心被滥用。例如,妇女利用无性生殖摆脱男性,因为已有人在动物身上实施的无性生殖完全是由雌性动物完成的。这些行为都是违反伦理道德的,所以人类无性生殖在我国是不被允许的。

(三) 开展生殖技术的伦理原则

为了减少生殖技术,特别是异源人工体内授精和体外受精引发的道德问题,我国卫生部于 2001 年 2 月 20 日颁布了《人类辅助生殖技术管理办法》和《人类精子库管理办法》,同年 5 月 14 日发布了《人类辅助生殖技术规范》《人类精子库基本标准》《人类精子库技术规范》和《实施人类辅助生殖技术的伦理原则》。这些规定的实施,对促进和规范我国人类辅助生殖技术和人类精子库技术的发展和应用,保护人民群众健康,特别是保护妇女和后代的健康权益,起到了积极的推动作用。但是,随着国内外人类辅助生殖技术、人类精子库技术和生命伦理学的不断进步与发展,特别是从近年的实施情况看,这些规定的局限性也逐步显现出来。为此,卫生部又组织专家重新修订,于 2003 年 6 月 27 日颁布了《人类辅助生殖技术规范》《人类精子库基本标准和技术规范》《人类辅助生殖技术和人类精子库伦理原则》,进一步明确和细化了技术实施中的伦理原则。开展生殖技术的主要伦理原则如下。

1. 有利于患者原则 医务人员有义务告诉患者目前可供选择的治疗手段及其利弊、其所承担的风险,在患者充分知情的情况下,提出有医学指征的选择和最有利于患者的治疗方案。

2. 知情同意原则 人类辅助生殖技术必须在夫妇双方自愿同意并签署书面知情同意书后方可实施。接受人类辅助生殖技术的夫妇在任何时候都有权提出中止该技术的实施,并且不会影响对其今后的治疗。医务人员有义务告知捐赠者对其进行健康检查的必要性,并获取书面知情同意书。

3. 保护后代原则 医务人员有义务告知接受人类辅助生殖技术治疗的夫妇,通过人类辅助生殖技术出生的后代与自然受孕分娩的后代享有同样的法律权利和义务,他们对通过该技术出生的孩子(包括有缺陷的孩子)负有伦理、道德和法律上的权利和义务;如果有证据表明实施人类辅助生殖技术将会对后代产生严重的生理、心理和社会损害,医务人员有义务停止该技术的实施;医务人员不得对近亲间及任何不符合伦理、道德原则的精子和卵子实施人类辅助生殖技术;医务人员不得实施代孕技术、胚胎赠送助孕技术,不得实施以生育为目的的嵌合体胚胎技术;在尚未解决人卵胞质移植和人卵核移植技术安全性问题之前,医务人员不得实施以治疗不育为目的的人卵胞质移植和人卵核移植技术;同一供者的精子最多只能使 5 名妇女受孕。

4. 社会公益原则　医务人员必须严格贯彻国家人口和计划生育法律法规,不得对不符合国家人口和计划生育法规和条例规定的夫妇和单身妇女实施人类辅助生殖技术,不得实施非医学需要的性别选择,不得实施生殖性克隆技术,不得将异种配子和胚胎用于人类辅助生殖技术,不得进行各种违反伦理、道德原则的配子和胚胎实验研究及临床工作。

5. 互盲和保密原则　凡使用供精实施的人类辅助生殖技术,供方与受方夫妇应保持互盲,供方与实施人类辅助生殖技术的医务人员应保持互盲,供方与后代保持互盲。机构和医务人员对使用人类辅助生殖技术的所有参与者(如卵子捐赠者和受者)有实行匿名和保密的义务。医务人员有义务告知捐赠者不可查询受者及其后代的一切信息,并签署书面知情同意书。

6. 严防商业化原则　机构和医务人员对要求实施人类辅助生殖技术的夫妇,要严格掌握适应证,不能受经济利益驱动而滥用人类辅助生殖技术。供精、供卵只能以捐赠助人为目的,禁止买卖,但是可以给予捐赠者必要的误工、交通和医疗补偿。

7. 伦理监督原则　实施人类辅助生殖技术的机构应建立生殖医学伦理委员会,并接受其指导和监督。生殖医学伦理委员会应由医学伦理学、心理学、社会学、法学、生殖医学、护理学专家和群众代表等组成。生殖医学伦理委员会依据上述原则对人类辅助生殖技术的全过程和有关研究进行监督,开展生殖医学伦理宣传教育,并对实施中遇到的伦理问题进行审查、咨询、论证和建议。

第二节　性与道德的护理

案例 8-2

患者林某,男,45 岁,在一次就医中被查出患有梅毒,医生询问其感染原因,得知其曾经有过一次冶游史。林某的管床护士小李在与其他同事闲谈时把林某的冶游史作为闲谈话题告知了其他同事,正好被林某的妻子听到,林某知晓此事后,异常生气,向该医院的医务科投诉了护士小李。

【案例思考】

你认为护士小李违反了护理工作的性伦理原则吗?她侵犯了患者的什么权利?

案例 8-2
参考答案

一、性道德概述

性健康是人类健康的核心问题之一,性健康关系到人的一生,它包括性生殖健康、性心理健康和性生理健康三部分,内容涉及生理学、心理学、医学、伦理学、社会学等多学科,护理人员在维护和推进人类性健康的活动中,不仅要提供专业的医疗服务和帮助,更要和多学科合作开展全方位的性教育活动及性问题的研究,这对增进个人幸福,维护家庭和谐美满,促进社会文明具有重要的伦理意义。

(一)性的概述

1. 性的含义　性是生物繁衍的基础。性行为和性功能是人类的一种"本能",亦是一种自然现象与生理功能。人类正是由于具备了性的特征和性的能力，才有了男女的结合，家庭才能组合，种族与文明才得以延续进化，社会也因此而存在与发展。

2. 性的本质 性的本质包括以下几点。

（1）人类的性存在。正常人共有 46 条即 23 对染色体，其中的 22 对常染色体并不决定人的性别，决定男女性别的一对被称为性染色体，它决定了人的性别，是造就人类性别的根本。

（2）性是人的本能。性是人类生活的一个重要内容，是人类最基本的需求之一，也是历史和社会发展的决定因素之一。中国有古人名言："食、色，性也。"这说明饮食和性是人的两个最基本的需求，也是人的两大本能。

（3）食与性成为一种文化行为。从本能的角度来看待食与性，人类进化发展使饮食与性上升成为一种文化和文明行为。

（4）食与性本能受到社会的影响与控制。在饮食方面，不仅要吃饱，还要讲求营养、滋味和礼仪，还要受法律和习俗的限制；在性方面，要建立在双方自愿的基础上，性要和爱情结合，性要在婚姻的范围内进行，性要有利于健康，不损害他人，有利于生育后代。

（二）性伦理的发展与原则

1. 性伦理的发展 性伦理是社会为人类性行为所规定的范围和评价标准，是制约人类性行为、调节性关系、维护社会正常生活秩序的重要力量。在人类性发展历史中，出现过七种性文化模式。

（1）神化的性文化：把性崇拜与性禁忌相结合，把性当成神灵，对它既敬又畏。它主要存在于各民族的原始社会，也残留到当代。

（2）罪恶化的性文化：把性当成绝对的道德上的罪与恶，一般主张肉体禁欲主义，如中世纪基督教、佛教、现代天主教等。

（3）工具性的性文化：把性看成实现生殖、婚姻或其他目标的一种工具，否认性的独立存在与独立价值。它表现为基督新教各派的精神禁欲主义以及中国儒家的伦理文化与宋明理学的"灭人欲"。

（4）养生的性文化：把性看成人类生命的一个有益部分，通过性来追求生命和超越生命。它最典型的代表是中国道家思想、房中术以及道教的性观念与性修炼。

（5）快乐主义的性文化：认为性的首要目标是快乐。它表现为古代希腊、罗马和西方 20 世纪以来的性革命中的实践，中国明清时期的性爱小说中也有一些反映。

（6）爱情化的性文化：以爱情来主宰、衡量和升华性实践。它产生于近代西方，流传入我国。

（7）自然主义的性文化：认为性的目标只不过是性本身的自然实现，不应为任何其他目标服务。它是西方 20 世纪性学发展的产物，直到 20 世纪 70 年代后才在社会中得以确定。

2. 性伦理的原则 性虽然体现的是人的生物本能，但人类之性不同于纯粹的动物之性，其特殊性就在于人的社会属性赋予了人类之性以理性精神。现代性伦理学提倡遵循以下六项基本原则。

（1）性爱统一原则：人类性行为活动和性关系建立所必须遵循的重要原则，唯有以情爱为基础才能使人们彼此间有肉体上接近的权利。性本能不过是人类两性结合的自然前提，而情爱则是人类两性结合的社会基础，并且是起着决定意义的方面。

（2）平等自愿原则：性对于人类而言绝不仅只是一个生理问题，它还涉及每个人的人格与尊严。两性之间作为彼此独立的个体存在，其人格是平等的，因此，性行为必须做到"人格上平等，行为上自愿"。

（3）无伤害原则：强调真正"道德的性"应当是既不伤害自己，也不伤害对方及后代。伤害不仅是身体上的，也包括心理、精神上的伤害。

（4）婚姻缔约原则：圣经上有句名言"性交只有在结婚的床上才是合乎道德的"。男女之间发生性行为，应该建立在依法缔结婚约的基础上。两性关系应具有合法性、专一性、平等性、排他性和持久性。

（5）私密原则：自从人类进入文明时代，人类就对自己的性器官和性行为有了隐秘的要求。私密原则包括两方面，一指对他人的性生活不应窥看，更不能拍照、录像加以传播；二是不能在公众场合暴露性器官或进行性活动。

（6）性禁忌原则：性行为不仅关系个人，也关系到家庭与社会，人类必须对性行为进行自我控制和自我约束，包括血亲之间婚姻和性行为的禁止。人类的性对象有特定范围，这种范围因各种文化中的风俗、道德不同而有所禁忌，也包括禁止结婚的某些遗传病。

（三）性教育的原则

1. 性教育的含义　性教育是指通过对性知识、性态度、性道德的教育，从而培养健康负责的性态度和性行为。

2. 性教育的原则　性教育的原则包括以下几点。

（1）科学性原则：要以科学的态度、科学的方法、科学的知识指导人们，既解决人们的相关困惑，又使人们的性观念和性价值观得到提升，进而促进社会的文明与进步。在儿童性教育中，要根据儿童身心发展需要和认知接受程度，给予求知欲的满足和道德价值观的引导，并为未来个人发展和社会适应打下基础。

（2）发展性原则：传统观念中有积极的方面，也有不适合现代个人和社会发展的内容。比如中外古代的男尊女卑，在争取男女平等的今天和未来，男女社会性别的内容与过去会有很大程度的不同，既要尊重男女生理结构和功能的差异，又要最大限度地发挥各自的才能，使两性能在家庭和社会中和谐相处。因此，性教育的内容应该具有传承性、时代发展性和未来前瞻性。

（3）综合性原则：性教育引导人们接受自己的身体性征，建立自己的性别人格，学习人际沟通。而其中最重要的是不断提升"性"的价值观念，科学文明地体现自己的性本能，尊重他人的性价值取向，进而和谐地与他人相处，促进社会的文明发展。显然，包含以上各方面的性教育不是单一的自然学科或社会学科能够完成的教育内容，而是多个领域和学科综合在一起，才能研究和实施的系统工程。

（4）尊重性原则：性，包含一定生理和心理的隐私与本能，尊重个人隐私是社会文明进步的表现，尊重本能能够保证个人的身心健康。因此，性教育不是恐吓，不是禁止，而是在完善性价值、掌握科学知识、能有效地处理本能欲念并具有判断能力的情况下，使人自身能做出适合个人发展和社会进步的决定的教育。

二、护理工作的性伦理道德问题

（一）临床诊疗中的性护理伦理

临床诊疗中经常会涉及人体的生殖系统，与性器官有着直接的关系。长期以来，受封建社会性神秘、性罪恶思想的影响，人们往往谈性色变，护理人员在临床诊疗工作中有可能需要暴露或接触到患者的隐私部位，需要询问患者的性隐私，这必定给患者造成极大的心理负担，并可能引发道德伦理纠纷，这就要求护理人员努力提高自己的性伦理修养，遵循性护理的伦理原则与规范。

1. 尊重患者的性权利　性权利是人的基本权利之一，是个体完整人格、人性和人生的统一。护理人员在进行与患者隐私部位有关的护理干预时，应尽量做好遮盖、隔离，创造一个私密的空间，避免过多的暴露；患者不理解不配合时，护理人员应不强迫、不欺骗，耐心解释说明以取得患者的信任和合作。例如在给患者导尿时，操作前应做好解释以取得患者的理解配合，操作中注意遮挡，保护患者的隐私部位，维护患者的权益。

2. 注意保护患者的隐私　在工作中，与诊疗无关的患者隐私，护理人员不必过多询问，患者在治疗护理工作中吐露的隐私，也不得向与患者治疗无关的他人随意泄露，更不得将患者的隐私当作茶余饭后的闲谈资料，应严格保守隐私秘密。

3. 以科学的态度对待患者的性器官　在临床诊疗中,护理人员难免会遇到面对患者的性器官和性问题的尴尬情景,这就需要护理人员以科学、严肃、专业、认真的态度对待,妥善处理,不惊慌、不侮辱、不责骂,也不可因此省略对患者性器官的检查,或草草结束。

4. 保护护患双方的权益　生殖和性器官是极为敏感的隐私部位,护理人员对患者隐私部位实施的各种护理行为,均有引发道德伦理纠纷甚至性犯罪的可能。因此,在对异性进行隐私部位的检查、治疗和护理时,必须有第三者在场,以避免不良事件发生,保护双方的权益。

（二）性传播疾病防治中的护理伦理

性传播疾病是人类最古老的疾病之一,也是全球范围内发病最广泛的传染病。它不仅危害个人健康,也殃及家庭,贻害后代,同时还危害社会。因此,对医务人员提出了较高的技术和道德要求,护理人员应努力掌握防治性传播疾病的技术,严格遵循相应的伦理原则和规范,以做好性传播疾病的防治工作。

1. 性传播疾病的含义　性传播疾病传统观念是指通过性交行为传染的疾病,主要病变发生在生殖器部位,包括梅毒、淋病、软下疳、性病性淋巴肉芽肿和腹股沟肉芽肿五种。性病是在世界范围内广泛流行的一组常见传染病,并呈现流行范围扩大、发病年龄降低、耐药菌株增多的趋势。尤其是艾滋病患者的大幅增加,已成为严重的公共健康问题。性病的防治工作是一个十分艰巨而长期的任务。

1975年,世界卫生组织（WHO）把性传播疾病的范围从过去的五种疾病扩展到各种通过性接触、类似性行为及间接接触传播的疾病,统称为性传播疾病。目前,性传播疾病的涵盖范围已扩展至最少50种致病微生物感染所致的疾病,其中包括传统的五种性病及非淋菌性尿道炎、尖锐湿疣、生殖器疱疹、艾滋病、细菌性阴道病、外阴阴道念珠菌病、阴道毛滴虫病、疥疮、阴虱和乙型肝炎等。我国目前要求重点防治的性传播疾病是梅毒、淋病、生殖道沙眼衣原体感染、尖锐湿疣、生殖器疱疹及艾滋病。

2. 性传播疾病患者的特点　性传播疾病患者具有以下特点。

（1）传染性强,对社会危害大。性病的病原体多种多样,感染后患病率高,发病快,传播迅速。性病的危害非常大,不仅危害个人、家庭及子女,而且危害社会、民族,如晚期梅毒,不仅破坏人体多个器官,并可危害下一代。

（2）患者的心理压力大。受传统文化的影响,性病被视为"脏病""见不得人的病",性病患者往往羞于启齿,使一些性病患者视性病为绝症,担心性病难以治愈,又担心性病会传染给家人,这些恐惧心理导致机体长期处于警觉紧张状态,甚至会引发心理疾病。

（3）疗效不能确保。多数性病具有传染性强、治愈难、易复发的特点。如病毒感染引起的生殖器疱疹、尖锐湿疣等性病,目前的抗病毒药物只能起抑制作用,短期内尚无法彻底清除病毒,疗效不能确保,也容易复发。

3. 性病防治中的护理伦理规范　性病防治中的护理伦理规范包括以下几点。

（1）尊重患者,保护隐私。性病患者不仅有躯体不适,而且有异常痛苦的内心体验,护理人员必须把握患者的心理特点,设身处地为患者着想,对待他们要与其他患者一视同仁,应持理解、同情、帮助的态度,不讽刺、不挖苦、不歧视。充分尊重患者,不能随意与其他医务人员谈论患者的病情,男女患者分开接诊,并设单独的检查咨询室,有必要讨论病情时应隐晦患者的姓名,对患者的个人资料要保密,但是以不危害公众安全为前提。

（2）精准诊断,积极治疗。性病诊断的准确性直接关系到患者的声誉,诊断准确才能指导有效的治疗。医护人员应严格按照国家规定的性病诊断和治疗方案对性病患者或可疑感染者进行规范、准确的诊断和治疗,治疗应严肃认真,准确细致,施术精诚,不借机牟取私利。

（3）及时报告,防止扩散。护理人员发现性病后要按规定填写报疫卡,及时上报传染源和疫情,同时通知性伴侣及时就医,必要时进行隔离以切断传染源,降低患者的复发率,减少对他人和社会的危害,为社会公众的健康利益负责。

(4)积极宣传,普及教育。性传播疾病的防治既是医学问题又是社会问题,医学知识的普及、人们防病意识的提高和有效的防治措施等综合治理十分重要,护理人员应积极开展健康教育和咨询服务,使患者了解所患疾病的知识,改变危险行为,提高对治疗的依从性和自我保护能力,防止复发及传染他人。

本章小结

性和生殖健康是一项关系到个人、家庭、社会稳定的伟大事业。自古以来,人类对性和生殖健康的追求从未停止。随着社会经济的发展,性放纵、性犯罪等社会问题导致性传播疾病包括艾滋病等流行肆虐;随着医学科学的进步,人类控制自身生产和繁衍的能力越来越强,已能运用优生技术"量身定做"下一代。这些都给人类造成了许多的伦理难题。因此,明确性与生殖相应的护理伦理规范对评价优生技术与现代辅助生殖技术运用的社会伦理价值,以及对指导护理人员开展全方位的性治疗护理、优生优育技术工作及性健康教育活动等有着极其重要的意义。

直通护考

直通护考
答案

1. 以下哪个选项属于生育控制?(　　)
A.绝育　　　　　B.基因编辑　　　　C.试管婴儿　　　　D.体外受精　　　　E.人工生殖
2. 下列关于我国优生措施错误的是(　　)。
A.直系血亲或三代以内旁系血亲之间禁止结婚
B.禁止性病、麻风病患者结婚
C.躁狂抑郁症患者病期暂缓结婚
D.生育保健如婚前、孕产期保健有利于优生
E.医师发现或怀疑胎儿异常,应该对孕妇进行产前诊断
3. 影响出生人口素质的因素不包括(　　)。
A.家庭其他成员有无烟酒不良嗜好　　　　　　B.生殖细胞是否带有不利的遗传基因
C.母体在生活与工作环境中是否接触有害物质
D.胚胎在子宫内的生长环境是否正常　　　　　E.父母的血型
4. 现代生殖技术带来的社会伦理问题为(　　)。
A.生殖技术能否商品化　　　　B.生殖技术用于丈夫无精所致的不育
C.体外受精用于解决女性不孕　　D.试管婴儿的产生　　　　　　E.冷冻精子
5. 我国卫生部颁布《人类辅助生殖技术管理办法》的日期为(　　)。
A.1998 年 2 月 20 日　　　　　　B.1999 年 2 月 20 日
C.2000 年 2 月 20 日　　　　　　D.2001 年 2 月 20 日
E.2002 年 2 月 20 日
6. 下列不属于性伦理原则的是(　　)。
A.平等自愿原则　　　　　　B.无伤害原则
C.婚姻缔约原则　　　　　　D.私密原则　　　　　　　　　E.自由原则

(熊　玥)　　Note

第九章　护理科研伦理道德

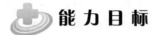

能力目标

1. 掌握：护理科研的道德要求。
2. 熟悉：护理科研的伦理道德规范，人体实验的伦理道德规范。
3. 了解：护理科研的概念，护理伦理道德在护理科研中的重要性。

第一节　护理科研的道德要求

案例 9-1

案例 9-1
参考答案

　　由一只猴子牵出的学术丑闻你能想象是怎样的吗？这一丑闻不仅被美国当地媒体反复报道，还成了全球性的新闻，而丑闻主角正是哈佛大名鼎鼎的心理学家马克·豪瑟。

　　原来，豪瑟早在 1995 年就发表论文宣称一种小猴子可以在镜子中识别自己。同行大为震惊，马上向他索要实验的录像。但豪瑟寄来的录像片段却毫无说服力。同行继续讨取完整的录像，豪瑟也只好推说录像被偷了。直到 2010 年 8 月 10 日，《波士顿环球报》率先曝出新闻：豪瑟因为学术不端而离职一年，其主要原因是 2002 年他发表的一篇关于猴子行为方面的研究论文，实验数据并不支持论文结论。

　　随后，哈佛大学公布了对豪瑟存在问题的论文撤销处理的情况，豪瑟本人也发表声明，要"离开"哈佛一年，其所教授的课程也全部停止。

　　【案例思考】

　　你认为此案例中存在哪些伦理问题？

　　伦理学是以社会道德现象为研究对象，是人们道德观的理论化和系统化，是处理人与人之间关系中应遵循的基本道理和原则。随着护理学的不断发展，临床护理科研已逐步由单纯的经验阶段向实验阶段发展。临床护理科研的主要研究对象是患者，以患者为研究对象涉及许多复杂的问题。除了专业问题外，伦理学问题也非常重要，如怎样在临床研究中尊重患者的权利，保护患者的利益。国际护士学会一直非常重视护理科研中的伦理问题，但由于种种原因，国内临床护理科研中的伦理问题一直以来还是为大多数研究者所忽视。

Note

护理科研伦理道德是指在护理科研活动中研究人员与受试者之间、研究人员之间、研究人员与社会之间的关系中应遵循的行为准则与道德规范。它是伴随护理科研实践而产生的一种社会意识，只要有护理科研，就必然需要恪守一定的科研道德意识和行为，二者相辅相成。而这种高尚的护理科研伦理道德，也是护理科研的灵魂和一切行为的罗盘。也只有在这种高尚道德的推动下，护理科研才能得以开展，护理科研工作者才能顺利发挥自己所长，用自己的科研思维与聪明才智开拓科研新领域。

一、护理科研的共性道德要求

护理科研（nursing scientific research）是护理工作者为了反映或揭示人体的健康、疾病以及预防、治疗、护理过程中的本质及其规律，就护理的理论和实践而开展的护理科学领域的研究和探索活动。护理科研的基本任务是认识和揭示疾病的发生、发展和转归过程中，如何利用国家有效的护理措施和方法，提高临床照护水平，提升护理质量，减轻患者病痛或经济压力，以达到促进人类健康，保证社会安定繁荣的最终目的。护士在科研中的角色通常是护理科研工作的研究者、参与者以及应用者。护理科研的研究对象主要是人。

（一）护理科研的特点

1. 研究的时代性　在医疗护理领域，新理念、新方法、新技术层出不穷，特别是人类健康新理念的确立，使人类对自身的健康认识发展到了一个新的层面。因此，对医疗护理的要求不断提升，尤其是对康复护理更加追求完善。这些都对护理科研工作者提出了挑战。

2. 内容的广泛性　现代护理的研究，已从过去的医院内单纯临床护理、单纯疾病观察、单纯研究患者心理向医院外社区人群护理、预防护理、中西医结合康复与保健护理、社会心理护理、全方位整体护理和医学人文护理等多方面发展，内容越来越广泛。

3. 科研工作艰巨性　护理科研做起来常常条件不充足，实践周期长，需要积累经验和耐心探索，这决定了护理科研的艰巨性。

4. 研究任务的紧迫性　护理科研工作目前相对落后，已不能适应医学和社会的发展，因此，护理科研任务繁重而紧迫。

（二）护理科研的共性道德要求

在护理科研中，有以下共性伦理道德要求。

1. 净化科研动机，淡泊个人名利　科研选题在技术上要解决的问题是"做什么"，在理论上要解决的是"能不能做"，而在这两个问题前要解决的是伦理问题中的"应不应该做"。医学科研的根本目的是促进人类健康，造福于人类。医学科研工作者的道德修养，首要的就是科研的目的和动机。纯正的动机和崇高的目的是医学科研道德的灵魂，能激励护理科研人员勇于献身护理科研事业；能激励护理科研人员发扬创造力和百折不挠的精神。护理科研是一把双刃剑，在正确价值观导向下可以为维护人类健康作出巨大的贡献，在不纯正动机导向下可以给人类健康带来灾难。护理科学与护理道德之间相互影响、相互促进和共同发展，护理科研道德是护理科研工作的灵魂。

2. 尊重医学科学，提倡实事求是　尊重客观规律，不应人为修改统计数据或者将科研成果进行主观的夸大或者缩小。医学科研必须对人类健康和社会负责，因此尊重科学、实事求是、严谨治学是医学科研工作中应遵循的最基本的道德规范。实事求是就是不弄虚作假、不欺世盗名，不畏权威，敢于坚持真理，勇于修正错误，一切从实际出发。

3. 团结互助，互通信息，以诚相待　勇于参与合作基础上的合理竞争，表现敢于挑战科研难题的自信，在科研工作中要团结互助，互通信息，以诚相待，共同进步。

4. 公平公正对待和分享科研成果　提倡科研资源共享，注重知识产权，杜绝对有价值的研究资料和资源进行封锁垄断，据为己有。但对研究对象的隐私要保密，以及为保护知识产权、保护国家和人民的根本利益,允许对研究工作以及内容暂时先保密。首先,应充分认识自己在研究过程中对前人或他人的成果做了哪些利用、吸收和借鉴,然后以适当的方式对他们的成果给予充分的肯定。其次,要正确对待署名问题。一般说来,贡献大的署名在前。最后,要正确对待科研成果的鉴定和评价。鉴定科研成果应在专家的参加下,本着实事求是的原则,如实地做出鉴定。当事者要正确地对待别人对自己成果的鉴定和评价,要善于听取不同意见和批评,不应采取不正当的手段来索取别人对自己成果的肯定和赞扬。

《科技工作者科学道德规范》对此做了更为细致和详尽的规定,主要有如下内容。

(1) 科技工作者应坚持科学真理、尊重科学规律、崇尚严谨求实的学风,勇于探索创新,恪守职业道德,维护科学诚信。

(2) 科技工作者应以发展科学技术事业,繁荣学术思想,推动经济社会进步,促进优秀科技人才成长,普及科学技术知识为使命,以国家富强,民族振兴,服务人民,构建和谐社会为己任。

(3) 进行学术研究应检索相关文献或了解相关研究成果,在发表论文或以其他形式报告科研成果中引用他人论点时必须尊重知识产权,如实标出。

(4) 尊重研究对象(包括人类和非人类研究对象)。在涉及人体的研究中,必须保护受试人合法权益和个人隐私并保障知情同意权。

(5) 在课题申报、项目设计、数据资料的采集与分析、公布科研成果、确认科研工作参与人员的贡献等方面,遵守诚实客观原则。对已发表研究成果中出现的错误和失误,应以适当的方式予以公开和承认。

(6) 诚实严谨地与他人合作,耐心诚恳地对待学术批评和质疑。

(7) 公开研究成果、统计数据等,必须实事求是、完整准确。

(8) 搜集、发表数据要确保有效性和准确性,保证实验记录和数据的完整、真实和安全,以备考查。

(9) 对研究成果做出实质性贡献的专业人员拥有著作权。仅对研究项目进行过一般性管理或辅助工作者,不享有著作权。

(10) 合作完成成果,应按照对研究成果的贡献大小的顺序署名(有署名惯例或约定的除外)。署名人应对本人作出贡献的部分负责,发表前应由本人审阅并署名。

(11) 科研新成果在学术期刊或学术会议上发表前(有合同限制的除外),不应先向媒体或公众发布。

(12) 不得利用科研活动谋取不正当利益。正确对待科研活动中存在的直接、间接或潜在的利益关系。

(13) 科技工作者有义务负责任地普及科学技术知识,传播科学思想、科学方法。反对捏造与事实不符的科技事件及对科技事件进行新闻炒作。

(14) 抵制一切违反科学道德的研究活动。如发现该工作存在弊端或危害,应自觉暂缓或调整、甚至终止,并向该研究的主管部门通告。

(15) 在研究生和青年研究人员的培养中,应传授科学道德准则和行为规范。选拔学术带头人和有关科技人才,应将科学道德与学风作为重要依据之一。

(三) 护理伦理道德在护理科研实验中的重要性

护理伦理道德规范在一定前提下解决了护士在护理科研工作中的护理道德难题,它能够保证护理研究目标的实现,维护科研研究的正确方向,保障研究工作有益于人类健康,获取和应用护理研究成果,调节护理研究过程中的各种关系,培养护理科研人才,有效促进了护理科学的发展。总的来说,它的重要性体现在以下几个方面。

(1) 护理伦理道德是促进护理科研取得成功的思想前提与基本动力。

（2）护理伦理道德是创造良好科研环境的重要条件。

（3）护理伦理道德可以引导护理科研工作者的思想,净化心灵。

（4）护理伦理道德是评价护理科研成果的主要标准。

二、护理科研具体问题的道德要求

临床护理科研工作可以分为 4 个阶段:选择临床护理科研课题,设计研究方案,收集资料,分析、整理资料及撰写论文。而处于不同阶段,对于具体问题的伦理道德要求亦不尽相同,现分别将各阶段应注意的伦理问题阐述如下。

1. 选择临床护理科研课题时应注意的伦理问题　选择临床护理科研课题是整个护理研究的开始,也是护理研究的关键。决定一项研究课题可行与否的因素很多,但其中需重点并优先考虑的是该研究课题是否有违伦理道德问题,如果有,则应放弃或改用动物实验。此外,由于人的生命是不可逆的,在护理科研选题时应当注意遵循有利和不伤害原则。不伤害原则包括不允许有意的伤害和存在任何伤害的危险,不管其动机如何;有利原则是不伤害原则的高级形式,即不仅应当避免伤害患者,而且应当促进其健康,这也是临床护理科研最终的目的和意义所在。尽管护理研究本身就是探索未知的活动,但也不能把不成熟的护理干预措施应用到患者身上。在人体实验前,必须有可靠的动物实验作为基础,当动物实验结果证明确实无害后,才能逐步过渡到临床试验或人体实验。因此,临床护理科研工作必须谨慎、周密,防止可能给人们带来的一切潜在危害。

2. 设计研究方案时应注意的伦理问题　在设计研究方案时应注意遵守护理伦理道德规范,如关于健康教育的研究中,将患者按有无健康教育进行分组研究是不妥当的。众所周知,进行健康教育是护士的基本职业要求,这样人为地剥夺一组患者享受健康教育权利的做法有违护士职业道德,同时也不符合整体护理要求。此外,对于研究方案中的实验组和对照组最好能做到随机分组,使每位患者承受危害和享受利益的机会均等,要特别注意不要使研究的危害不公平地过分集中在某些患者身上。在进行某些改进的护理措施的有效性研究时,不能为了得到阳性结果而对实验组患者关怀备至,而对对照组患者不理不睬,从而人为造成实验误差。

3. 收集资料时应注意的伦理问题　收集资料时应首先做到使研究对象知情同意,知情同意是对研究对象个人尊严和自主性的尊重,也是对其个人自由选择权的保护。在进行人体实验时必须充分尊重被研究者的利益,必须始终把被研究者的利益放在第一位,应始终以被研究者的人权作为不可逾越的终极界限。人文关怀是护理学的最终目的,在临床护理研究中只有实现了对被研究者的尊重,才能取得大众对护理科研的支持和拥护,护理学才能实现其人道主义救助和人文关怀的理想。因此,在临床护理科研的实践中,凡涉及人体实验的操作,都必须由从事此项研究的人员对被实验者事先详细讲解该项研究的目的、意义、方法及可能出现的不适和潜在的危险,征得被实验者的理解和同意,使被实验者自愿地参加并配合该项实验。当被实验者有思想顾虑,不愿公开某些涉及个人隐私却对研究结果有用的资料时,研究者应诚恳地解释这些资料对研究的重要性,帮助被实验者消除思想顾虑。当被实验者仍拒绝回答时,应尊重被实验者的隐私权,不能逼迫、要挟,对与研究无关的问题不要主动询问。此外,收集资料时要注意内容对研究对象有无伤害,我们不难想象对临终患者调查其对尸体护理的看法时将造成其身心的巨大压力。

4. 分析、整理资料及撰写论文时应注意的伦理问题　分析、整理资料时应注意客观、真实,不可弄虚作假。撰写论文时注意保护患者的隐私,一般说来,应删除能直接表明研究对象身份的内容,如患者姓名、住址、病历号等。不用“刘某某”等不尊重患者的代号、符号。注意保护患者的秘密,尤其是写典型病例的个案护理时,应注意不损害患者的声誉,以免给研究对象造成不好的影响和引起不必要的纠纷。

临床护理科研各阶段均应注意是否有违反护理伦理道德的现象发生。在临床护理工作中,通过各种方式对临床护理科研人员的伦理素质进行培养,并通过医院伦理委员会的指导和监督作用,减少或杜绝临床护理科研中有违护理伦理道德的现象发生。

第二节　人体实验的护理道德

案例 9-2

从 1932 年到 1972 年,美国研究人员随访 400 名贫穷的身患梅毒的非裔美国黑人,以观察他们的疾病是怎样发展的。在 20 世纪 50 年代,青霉素已经普遍使用,而且价钱并不昂贵,但是研究人员也不对他们采用青霉素治疗,而是给予安慰剂。这样做的最大好处是,能观察到不用药物梅毒会怎样发展。

【案例思考】

你认为此案例中存在哪些伦理问题?

一、人体实验的概念及其意义

人体实验(human experimentation)是指以人体作为实验对象,采用人为的实验方法,有控制地对参与实验的对象进行有一定目的性的研究和调查的医学实践方法。其中受试者既可能是患者,也可能是健康人,这点就决定了人体实验的特殊性和复杂性,这种特殊性和复杂性表现在实验者与受试者之间,除研究与被研究的关系之外,人体实验也不可避免地受到伦理关系的制约,存在着许多伦理规范和伦理问题。人体实验是医学的起点和发展手段,是医学研究成果从动物实验到临床应用的中介,医学科学的发展和进步离不开人体实验。

人体实验应该具有的条件:①用此实验所获得的知识是重要的,而且是不能用别的方法来得到的;②研究者具有进行人体实验的资格;③已完成了动物或尸体的实验;④所追求的新知识的价值和所造成的痛苦、伤害是成正比的。

人体实验是医学的起点和发展方式,医学史表明,中西方医学都发端于人体实验。在人类与疾病作斗争的起始阶段,人们就是通过亲身的尝试、体验来研究各种针药的治病效果的。我国上古时期的故事,如神农氏"尝百草之滋味,一日而遇七十毒"(《淮南子·修务训》)、神农氏"始尝百草,始有医药"(《史记·补三皇本纪》)、伏羲氏"尝百药而制九针,以拯夭枉"(《帝王世纪》)等记述,虽然具有浓厚的神话色彩,但却反映了早期的医疗活动也离不开人体实验。在西方也有医神阿斯克雷皮斯在荒山野岭考察动植物性质的传说。这些神话传说都反映了人类早期的医学活动离不开人体实验。

近代医学的发展,无一不是建立在人体实验成果基础上的,如哈维发现血液循环,詹纳发明牛痘接种等。可以说没有人体解剖学、实验生理学等一系列突破性的实验医学成就,就没有生物医学的兴起和繁荣。

现代医学的发展,无论是基础医学研究,还是临床医学研究,都依赖于人体实验。从某种意义上说,没有人体实验,就不会有医学的进步。人体实验是医学基础理论研究和动物实验之后,常规临床应用之前不可缺少的中间环节,原因如下。第一,动物实验的结果不能直接推广应用到人身上。任何一项新成就,包括新技术和新药物,不论通过体外实验和动物实验创立了多少假说,也不管在动物身上重复了多少次实验,在应用到临床以前,都必须经过人体实验。这是因为人和动物毕竟有差异,人既有生物性，又有社会性；既有生理活动，又有心理活动；而且人体的生命现象和疾病现象是最高级的物质运动形式，个体之间存在着很大的差异。只有在人体实验中证明其对人的疾病诊治真正有效，而且伤害小，利大于弊，才能在临床上推广应用。第二，有些疾病是人所特有的，不能用动物来复制疾病模型，对这类疾病的研究，只能做人体实验。例如，瑞士在 1959 年到 1962 年，对 100 种新药进行动物实验，研究它们的效用和毒性，然后进行临床试验，结果发现只有 75% 的结果与动物实验相同，其原因在于动物和人有很大的不同，一些疾病不能在动物身上复制出来。

二、人体实验的伦理矛盾

出于人体实验涉及实验者、被实验者、医学研究机构、社会和国家的利益，实验过程也存在着一定的道德风险，因此，不可避免地会出现一系列的道德矛盾。正确处理这些矛盾有助于人体实验的开展。人体实验与护理伦理的矛盾主要体现在以下方面。

（一）利与害的矛盾

希波克拉底的医德原则就规定对患者要有利而无害。事实上利和害是对立的统一，许多人体实验，尽管目的是提高诊疗水平，医治疾病，但实验本身往往利中有弊、弊中有利，处于利与弊的矛盾状态中。许多新疗法和新药物的试用，都存在着利与害的矛盾。医学道德要求一切从患者利益出发，努力把伤害减少到最低。权衡利与害，尽可能兴利除害，是人体实验的基本要求。

（二）科学利益与受试者利益的矛盾

科学利益与受试者利益，从根本上看是一致的，但在实践过程中又是矛盾的。人体实验自始至终存在着科学利益与受试者利益之间的冲突。如果是临床性实验，而且实验内容与受试者所患疾病的治疗有关，那么这种冲突一般可以得到缓和；如果是非临床性实验，实验内容与受试者所患疾病的治疗无直接关系，或者受试者是健康人，那么这种冲突就容易激化。无论是临床性实验还是非临床性实验，一旦这种冲突达到了"势不两立"的地步，唯一正确的解决方法是实验者应坚持受试者利益第一的原则。实验中以不造成受试者身体的严重损伤和不可逆的破坏为前提，尽量减少受试者个体的风险，同时又注重推动医学进步，造福人类，使科学利益与患者利益二者的矛盾趋向最低限度。

（三）自愿与强迫的矛盾

人体实验是以人体作为受试对象的，因此作为受试的人应是自愿的。但有的自愿者是出于金钱、生活所迫而同意或签字的，这种情况在道德上多会出现矛盾。至于非自愿实验，即迫于武力或压力、受欺骗、胁迫、诱导而参加的实验，更不是真正的自愿。因此，在人体实验中判定受试者是不是真正的自愿，直接关系到人体实验的道德责任问题。

（四）主动与被动的矛盾

在人体实验中，实验者完全明确实验的目的、要求、途径和方法，在一定程度上对后果的利与害也有所估计，且对可能出现的危害制订了相应补救措施，所以实验者是主动的。而受试者则对实验的目的、要求和方法大多不了解或不太明确，对可能发生的危害也无相应的措施，因此是被动、盲目的，他的义务大于权利。总之，人体实验具有两重性，表现为主动与被动的矛盾、利与弊的矛盾、科学利益与受试者利益的矛盾、医学利益与社会利益的矛盾。正确处理这些矛盾，权衡利弊得失，是我们认识人体实验的道德价值，对人体实验作出道德评判的基本着眼点。

三、人体实验的类型

人体实验由于实验目的的不同，可以分为以下几种类型。

1. 天然实验　天然实验是不受研究者控制的，在天然条件（如战争、旱灾、水灾、地震、瘟疫以及疾病高发区等）下的人体实验。这种实验的开始、发展、结束都是自然演进的结果，与研究者的意志无关,所以这种研究是没有道德代价的。由于这种研究多在事件发生后进行,带有回顾性,因而也有人称之为天然后果总结实验。

2. 自体实验　实验者为了获取医疗信息或者探寻医疗反应,用自己的身体来做实验的一种形式。

3. 自愿实验　自愿实验是实验者出于医学的目的,受试者本人在一定的社会目的、健康目的或经济利益的支配下自愿参加的人体实验。在此实验中,实验者和受试者完全处于平等的地位,双方通过口头协议或书面合同,确定各自的权利,并且双方对实验的目的、过程、手段和后果均有充分的了解和估计,一旦双方发生利益冲突,实验者能以受试者的利益为第一利益,其道德价值应该得到肯定。自体实验是自愿实验的一种特殊形式。

4. 强迫实验　强迫实验通常是在一定的军事、政治或行政组织的强大压力下,强迫受试者进行人体实验。在这种情况下,受试者的平等地位、人格尊严、合法权利均被剥夺无疑,受试者和实验者双方存在尖锐的对立和道德冲突。这种人体实验,无论后果如何,都是不道德的行为,实验者应负法律责任。典型事例就是第二次世界大战时期德日法西斯惨绝人寰的人体实验,是强迫实验的最典型例证。

5. 欺骗实验　对一些风险较大的人体实验,实验者对受试者告知的实验信息不准确,或者采用蒙骗手法的,即为欺骗实验。有些美国科研人员在非洲、亚洲等地做人体实验,大都采取欺骗的手法。开始信誓旦旦,保证全力以赴为患者治病,实际上治病是假,实验是真,实验的药物均有风险性。但在非洲等地,大多数居民文化程度低,缺乏自我保护意识,许多患者非但不知道自己被当成了实验品,反而以为西方的"救世主"在诚心诚意地为自己看病。由于贫困,只要研究人员给予小恩小惠,一些人也自愿充当实验品,但对实验带来的可怕后果却一无所知。

四、人体实验的道德准则

由国家卫生和计划生育委员会于2016年10月12日发布,自2016年12月1日起施行的《涉及人的生物医学研究伦理审查办法》,正是为保护人的生命和健康,维护人的尊严,尊重和保护受试者的合法权益,规范涉及人的生物医学研究伦理审查工作而制定的。审查办法中,涉及人的生物医学研究应当符合以下伦理原则。

（1）知情同意原则。尊重和保障受试者是否参加研究的自主决定权,严格履行知情同意程序,防止使用欺骗、利诱、胁迫等手段使受试者同意参加研究,允许受试者在任何阶段无条件退出研究。

（2）控制风险原则。首先将受试者人身安全、健康权益放在优先地位,其次才是科学和社会利益,研究风险与受益比例应当合理,力求使受试者尽可能避免伤害。

（3）免费和补偿原则。应当公平、合理地选择受试者,对受试者参加研究不得收取任何费用,对于受试者在受试过程中支出的合理费用还应当给予适当补偿。

（4）保护隐私原则。切实保护受试者的隐私,如实将受试者个人信息的储存、使用及保密措施情况告知受试者,未经授权不得将受试者个人信息向第三方透露。

（5）依法赔偿原则。受试者参加研究受到损害时,应当得到及时、免费治疗,并依据法律法规及双方约定得到赔偿。

（6）特殊保护原则。对儿童、孕妇、智力低下者、精神障碍患者等特殊人群的受试者,应当予以特别保护。

本章小结

本章主要概述了护理科研伦理道德规范和准则,以及人体实验、器官移植的伦理审查等。我们必须时刻牢记,护理科研中的伦理道德是一切行为的罗盘。护理研究中,护士作为护理科研工作的研究者、参与者和科研成果的应用者,应当遵循科研伦理道德规范,保证护理研究目标实现、维护护理研究的正确方向、保证研究工作和研究成果有益于人类健康。

直通护考

直通护考
答案

1. 下列哪项是护理伦理学研究的核心问题?(　　)

A. 医护关系　　　　　　　　　B. 护患关系　　　　　　　　C. 医医关系

D. 护理人员同医学科研的关系　　E. 护护关系

2. 以下关于护理道德基本原则的理解正确的是(　　)。

A. 自主原则实质是尊重护士的自主权利

B. 不伤害原则的意义在于消除任何医疗及护理伤害

C. 公平原则是指将医疗资源平均分给每一位患者

D. 行善原则强调一切为患者的利益着想

E. 对昏迷、婴幼儿等患者,护士应为其做决定

3. 判断护理研究是否符合道德伦理的第一标准是(　　)。

A. 无风险　　　　　　　　　B. 知情同意

C. 符合伦理审查委员会要求　　D. 执行了保密程序

4. 护理科研过程中,研究者和实验对象都是具有明确主体地位的人。下列选项中哪项是实验的主导者,控制整个实验的主动权?(　　)

A. 领导者　　　B. 研究者　　　C. 受试者　　　D. 伦理委员会

(栾　伟)

第十章 护理伦理与法律法规

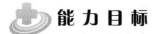

能力目标

1. 掌握：道德与法律的基本概念及相互关系，护士的伦理与法律责任。
2. 熟悉：护理工作中常见的伦理与法律问题。
3. 了解：护理学发展中的伦理与法律问题。

在人类漫长的历史长河里，法律和道德始终相伴而行。它们在调整人们的社会行为方面起着最基本的作用，其目的都是实现人的生命健康利益的最优化、最大化。通过法律法规和护理伦理对医疗卫生服务社会关系的双重调整，保障实现现代社会个人生命健康利益的最佳满意状态，是法律法规和护理伦理的必然价值取向。在现代医学模式指导下的护理人员应该努力地学习和深刻体会法律法规和护理伦理道德中所蕴含的公平正义的价值意义，充分尊重人的价值与尊严，自觉培养高尚的护理道德情感和品格，这正是护理伦理和法律法规课程所肩负的神圣职责。

第一节 法律与伦理

案例 10-1

一对夫妇，均 45 岁。由于妻子李某在 20 年前因输卵管疾病进行双侧输卵管结扎，一直没有生育，遂领养女婴小花。为避免外界知道自己孩子身份，影响亲情和孩子的成长，于是搬家到 30 公里外的一个居民小区生活。小花 10 岁时，李某因卵巢肿瘤到附近一家医院就诊，巧的是给她做手术的妇产科医生陈某就是她现在的对门邻居。陈某平时就爱打听闲事且好奇心特别重，作为资深妇产科医生，陈某从李某这次诊疗中得知小花不是他们的亲生孩子。随后，陈某将此事告诉了小区的一些邻居，小区孩子们在嬉闹中不小心告诉小花她的真实身份并取笑她。此后，小花就像换了一个人，父母很少看到她的笑容，一年后小花被诊断为抑郁症。李某夫妇将传播他们隐私的陈某告上了法庭。

【案例思考】

请对妇产科医生陈某的言行进行伦理分析。

案例 10-1
参考答案

一、法律的概述

法律(law)是由国家制定或认可、以权利和义务来调整人们行为的社会规范,由国家强制力保证实施,具有规范性、权利义务一致性、强制性、程序性、国家意志性和普遍性等特征。法律有广义和狭义之分,狭义的法律仅指由全国人民代表大会及其常务委员会制定的规范性法律文件。广义的法律则是包括宪法、法律、行政法规、地方性法规等在内的一切规范性法律文件。宪法是高于一切其他法律、行政法规、地方性法规、自治条例和单行条例的国家根本大法,它规定国家制度和社会制度最基本的原则、公民基本权利和义务、国家机构的组织及其活动的原则等。法律是从属于宪法的强制性规范,是宪法的具体化。宪法是国家法的基础与核心,法律则是国家法的重要组成部分。法律可划分为基本法律(如刑法、刑事诉讼法、民法通则、民事诉讼法、行政诉讼法、行政法、商法、国际法等)和普通法律(如商标法、文物保护法等)。行政法规是国家行政机关(国务院)根据宪法和法律,制定的行政规范的总称。法律是法典和律法的统称,分别规定公民在社会生活中可进行的事务和不可进行的事务。

(一) 法律的简述

法律通常是指由社会认可、国家确认、立法机关制定的行为规范,并由国家强制力(主要是司法机关)保证实施的,以规定当事人权利和义务为内容的,对全体社会成员具有普遍约束力的一种特殊行为规范(社会规范)。

法律是维护国家稳定、各项事业蓬勃发展的最强有力的武器,也是捍卫人民群众权利和利益的工具。

法律是一系列的规则,通常需要经由一套制度来落实。但在不同的地方,法律体系会以不同的方式来阐述人们的法律权利与义务。其中一种区分的方式是将法律分为欧陆法系和英美法系两种。有些国家则会以宗教法条为其法律的基础。

法学家们从许多不同的角度来研究法律,包括从法制史和哲学,或从经济学与社会学等社会科学的方面来探讨。法律的研究来自对何为平等、公正和正义等问题的讯问,这并不都总是简单的。法国作家阿纳托尔·法朗士曾说:"在其崇高的平等之下,法律同时禁止富人和穷人睡在桥下、在街上乞讨和偷一块面包。"

在一个法制健全的国家中,创造和解释法律的核心机构为政府的三大部门:公正不倚的司法、民主的立法和负责的行政。而官僚、军事和警力则是执行法律,并且让法律为人民服务的相当重要的部分。除此之外,若要支持整个法律系统的运作,同时带动法律的进步,则独立自主的法律专业人员和充满生气的公民社会也是不可或缺的一部分。

(二) 法律的精神

封建社会法律由代表地主阶级利益的国王或者大臣制定;资本主义社会法律由代表资产阶级利益的议会制定;社会主义社会法律由代表无产阶级利益的人民议会制定。如中国的法律是由代表广大人民利益的全国人民代表大会制定。这就是法律的基本精神,即它所代表的利益阶层。革命和改革都是围绕着这一主题。

封建社会的人治也是因为法律的基本精神不在于人民,而仅仅是为了维护封建地主的统治秩序,老百姓的得失主要取决于统治阶级的仁慈。所以封建社会人治和法治是互补的关系。

社会主义国家的法律由人民而立,并保护人民的利益。这是社会主义社会法律的基本精神。法律的基本精神既体现了国家性质,也反映了社会矛盾。

法律是最高的社会规则,掌控了法律就等于掌握了人类的命运。社会主义国家的法律应该由人民来制定,社会主义国家的法律应该被人民所掌握。如此才可确保国家性质的纯粹性,保证调和社会矛盾的有效性。

法律条文是死的,人是活的,法律是为了规范活着的人而不是死去的人。法律工具主义者把法律当成了僵化的工具、不变的教条,这违反了民主法治的基本精神。法律是人类社会创造的客体,也是人类解放自身的工具,它反过来影响人类社会的发展。

要避免法律和人类社会主客体地位颠倒的情况发生,确立起人的主体地位和对法律制度的深刻反思。因此,执法者在执法过程中,不仅要熟记法律制度还要深谙法律的基本精神,如"法律的基本精神就是要在分清事实、分清是非的基础上,弘扬正气、匡扶正义""法律的基本精神是所有权""社会主义国家的法律是为人民服务的工具,而不是统治阶级统治人民的工具"。

(三) 法律的分类

依照不同的标准或角度,法律可有不同的分类体系。依据法律形式的某些外部特征可进行如下划分。

1. 国内法和国际法 从法律制定的主体和不同的使用范围划分,法律可分为国内法和国际法。国内法是由本国制定和认可,适用于该国主权管辖范围内的法律。国际法是由不同主权国家参与制定或公认,适用于调整国家之间相互关系的法律。

2. 根本法和普通法 依据法律效力的强弱和制定的程序不同,可分为根本法和普通法。根本法又称宪法,是国家的根本大法,具有最高法律效力。规定国家制度、公民的基本权利和义务、国家机构的设置等内容,一般由国家的立法机关或专门的机关(全国人民代表大会)制定。普通法规定国家的某项制度或调整某类社会关系,由享有立法权的机关按普通立法程序制定和颁布,如《中华人民共和国民法典》《中华人民共和国刑法》等。

3. 一般法和特别法 依据法律效力范围不同分为一般法和特别法。一般法适用于全国范围,对全国公民都有效,如《中华人民共和国民法典》《中华人民共和国刑法》等。特别法适用于特定的人和事,在特定地区、特定的时间内有效或对特定公民有效,如《中华人民共和国教师法》等。

4. 实体法和程序法 依据法律规定的内容不同分为实体法和程序法。实体法规定公民的权利和义务,如《中华人民共和国民法典》《中华人民共和国刑法》。程序法是为保证实体法规定的权利和义务的实现而制定的规定诉讼程序上的法律,如《中华人民共和国刑事诉讼法》等。

(四) 法律的特征和功能

1. 法律的特征 法律的特征包括以下几点。

(1) 法律是调整人们行为的社会规范。法律通过规定人们可以做(授权)什么、应该做(义务)什么、禁止做(禁止)什么而成为规范。它不仅是评价人们行为是否合法的标准,也是警戒或制裁违法行为的依据和准绳。

(2) 法律是由国家制定或认可的社会行为规范。法律的制定是带有一定预见性的经验总结,法律的认可是承认已有的规范(如习惯)有法律效力。法律由国家制定或认可,具有国家意志性,与国家权力、权威有不可分割的联系。

(3) 法律是规定人们权利和义务的社会规范。法律明确具体地规定了社会成员的权利和义务。因此,权利受到法律的保护,他人不得侵犯;义务必须履行,否则,法律将强制履行。

(4) 法律是由国家强制力保证实施的规范。任何社会规范都需要一定的强制力保证实施,否则就不能成为一种社会规范。只有法律的实施依靠国家强制力保证。

(5) 严格的程序性。与其他社会规范相比,法律强调程序、规定程序和实行程序,具有严格程序性。

2. 法律的功能 概括地说,法律是社会关系的调节器。它调节人们在共同生产和生活过程中所结成的相互关系。

(1) 保障社会成员的基本权利。法律保障公民的基本权利,如公民的人格权、生命健康权等。

(2) 建立并维持社会共同的生活和秩序。通过制定社会成员的权利义务,建立健全社会生产、科研、学习和其他工作秩序,以及共同生活原则及秩序,达到维持社会共同的生活和秩序的目的。

(3)巩固和完善政权对社会的统治。通过国家司法的或行政的手段解决民事或行政纷争,通过禁止性规范规定某些行为为违法和犯罪,并通过追究行为人的法律责任,以预防违法和犯罪,维护社会管理秩序,从而完善政权对全社会的统治。

二、法律与道德的区别与联系

道德是建立在一定社会经济基础上的思想关系,是一种特殊的社会意识形态或上层建筑。道德是以善恶为标准,调节人们之间和个人与社会之间关系的行为规范。法律属于上层建筑范畴,由经济基础决定,并为经济基础服务。法律就是国家按照统治阶级的利益和意志制定或认可,并由国家强制力保证实施的行为规范的总和。道德与法律的关系是大家热议的话题,对于二者的关系说法很多,其实,它们之间是既有区别又有联系的。

(一)道德与法律的区别

法律与道德虽然有密切的联系,甚至某些方面具有共同之处,但二者毕竟属于不同的上层建筑,不能将法律完全等同于道德,当然道德也不能取代法律,如果把所有的道德原则转化为法律原则,那么法律便成了道德法典,这恰恰不利于人类的进步,因此法律与道德有着本质的区别。法律与道德是两种不同行为规范,它们的产生原因、调整对象、调整范围、表现形式、调整机制、评价标准等方面各有不同。

法律与道德产生的历史与方式不同,从产生的历史过程看,法律是人类社会一定历史阶段的产物,原始社会没有法律,而道德风俗则存在于人类社会的各个历史时期,是任何社会都有的行为准则。另外,道德随民族、种族、宗教、习俗的不同而不同,而法律在一国或一定区域内是统一的。从它们产生的方式看,法律是通过国家立法机关制定、修改和废止的,只有掌握国家政权的阶级,才能将本阶级的意志转化为具有国家强制性、普遍约束力的法律,而道德则是由人民长期的生活习惯转化而来。法律通过国家强制力保证实施,而道德更多地依靠社会舆论和人民内心的信念良知来遵守。

法律与道德适用的范围不同,法律是划分罪与非罪、合法与违法的标准,道德则主要是划分善与恶的界限,这两种界限在一定的范围内可以互相重叠,也可以互相独立,有多种情况:①道德规范否定,法律也是禁止的。如杀人、放火、投毒等一系列犯罪行为。②道德规范不否定,而法律禁止的。如过失犯罪。③道德规范肯定,而法律禁止的。如封建社会哈姆雷特式人物的行为,或反抗统治阶级恶法的行为。④道德规范肯定,法律也是许可的。如离婚,但是如果一个人长期受家庭暴力迫害而提出离婚,现代法律和道德都是支持的。

法律和道德的表现形式不同,道德作为一种特殊的社会意识形态,归根到底是由经济基础决定的,是社会经济的反应;而法律的出现则是一个国家综合国力的表现。

法律与道德所调整和适用的范围,有相互重合的部分,也有相互矛盾的部分,单就与道德相关的法律而言,这一部分一般只是"最低限度的道德",遵守这些法律规定,是道德的起码义务,但是法律不干预或是无法干预的道德可以干预。如个人操守品质或人际关系,从这个意义上说,道德适用的范围比法律广。那些与道德无关的法律,非道德所能调整,只能由法律调整。

法律与道德的区别还表现在调控对象不同。法律要求的主要是人的外部行为的合法性,人的思想等内部行为不受法律调控管理。道德要求的不仅仅是人们的外部行为合乎常理,更重要的是内部行为。道德要求人们要善良,对人们心理的影响是道德所发挥的特殊功能。

法律具有调控的强制性、确定性、可预测性、保障性以及调控速度快、效力高等优点,但调控范围有一定限度,对千姿百态、不断变化的社会生活的涵盖性和适应性低,且必须花费较高成本。道德具有调控的广泛性、灵活性、涵盖性以及适应性上的优势,且成本较低,但调控的非刚性导致效力有限,规范的伸缩性和模糊性也带来很大的不确定性。

法律与道德的惩罚方式也不同。法律的惩罚是通过一些手段来惩治违法犯罪人员,如坐牢。而道德的惩罚是通过社会舆论来给当事人施加压力。

法律与道德的评价标准不同。道德评价具有"扬善惩恶"的特点,其评价对象包括了"善行"与"恶行",而法律评价所针对的主要是违法犯罪行为。在通常情况下,违反法律的行为必定违反道德,而违反道德的行为未必都违反法律,道德评价的标准比法律评价的标准更高。

(二) 道德与法律的联系

分析法律与道德的联系,必须先理解道德的含义。道德在人们的观念中无疑是善良、充满正义、有爱心等。道德是调整人与人之间、人与社会之间关系的良剂,可以让人们相处得更融洽,使社会更和谐。

道德作为一个完整的概念,源于风俗和习惯,在原始社会,人们生活在以血缘关系为基础的氏族社会中,氏族成员之间的关系主要是靠风俗习惯调整的,从食物分配到婚姻缔结,都体现了风俗习惯的积极作用。然而随着社会生活的复杂化,社会关系变得更加复杂,单纯靠风俗和习惯已不可能完全调整,因此道德便产生了。所以道德的产生并不是抽象地源于人们的内心,更不是源于宗教神学,而是在一定的物质基础上产生的。哲学上将道德划入上层建筑,是维护本阶级经济基础的,随着生产力的发展,以习惯风俗和道德去调整全部的社会关系已不可能,社会需要更有力、更广泛的标准和规范去调整,法律便应运产生。法律的出现,并不意味着社会关系的调整不再依靠道德,法律在调整方式、调整范围上也有着局限性,道德仍是调整社会关系的重要手段。法律与道德都对社会关系的调整具有重要作用。

道德观念也能反映一个民族的心理特征、文化传统、精神风貌、素质、社会犯罪现象等,而这些方面是一个民族赖以发展的精神支柱和民族强大的根本,不可能所有的人都有崇高的道德情操,这个时候就需要出台各种法律条例来约束人们的思想道德行为。

法律与道德具有一致性,即目的相同,都是为了调整社会关系。道德是个人修行,而法律是维护道德必不可少的工具。道德通过社会舆论和个人信念保证法律的遵守,同时也可促进司法和执法的公正。道德是预防犯罪的手段,刑罚则是事后的惩罚,道德教育的宣传也可降低犯罪率。一般来讲,违法犯罪的人,有的虽然法律观念不强,但更多的是道德沦丧,如杀人、抢劫、纵火等罪犯,大多没有人权观念。盗窃大多是想不劳而获,而贪污、渎职等是没有社会责任心或职业道德。

道德能够在社会中影响经济基础的形成和巩固发展,道德是影响社会生产力发展的重要精神力量。法律会根据道德在社会中的作用来指引人们进行正常的行为,在工作生产中不违背法律,不违背道德。

在公共生活中,道德和法律又相互作用。人们在公共生活领域做到文明礼貌、助人为乐、爱护公物,这些日常行为道德在人们心中起到了推动作用,而法律又在其中规定了许多条例来引导更多的人,让这些人的日常行为更加规范。法律当中的许多规定都是根据道德来制定的,如不允许闯红灯等法律条例,就是个人道德行为,并不是所有的人都具有高尚的道德,对那些不遵守道德规范的人就需要出台措施来制裁,这就出现了法律。所以说法律和道德是相辅相成、相互促进、相互推动的,法律是传播道德的有效手段。

法律与道德都属于上层建筑,都是为一定的经济基础服务的。它们是两种重要的社会调控手段,自人类进入文明社会以来,任何社会在建立与维持秩序时,都必须同时借助于这两种手段,只不过有所偏重罢了。两者是相辅相成、相互促进、相互推动的。其关系具体表现在以下几点。

第一,法律是传播道德的有效手段。道德可分为两类:第一类是社会有序化要求的道德,即社会要维系下去所必不可少的"最低限度的道德",如不得暴力伤害他人、不得用欺诈手段谋取利益、不得危害公共安全等;第二类包括那些有助于提高生活质量、增进人与人之间紧密关系的原则,如博爱、无私等。其中,第一类道德通常上升为法律,通过制裁或奖励的方法得以推行。而第二类道德是较高要求的道德,一般不宜转化为法律,否则就会混淆法律与道德,结果是"法将不法,德将不德"。法律的实施,本身就是一个惩恶扬善的过程,不但有助于人们法律意识的形成,还有助于人们道德的培养。法律作为一种国家评价,对于提倡什么、反对什么,有一个统一的标准,而法律所包含的评价标准与大多数公民最基本的道德信念是一致或接近的,故法的实施对社会道德的形成和普及起了重大作用。

第二,道德是法律的评价标准和推动力量,是法律的有益补充。法律应包含最低限度的道德。没有道德基础的法律,是一种"恶法",是无法获得人们的尊重和自觉遵守的。道德对法的实施有保障作用,"徒善不足以为政,徒法不足以自行"。执法者的职业道德的提高,守法者的法律意识、道德观念的加强,都对法的实施起着积极的作用。道德对法有补充作用,有些不宜由法律调整的,或本应由法律调整但因立法的滞后而尚"无法可依"的,道德调整就起了补充作用。

第三,道德和法律在某些情况下会相互转化。一些道德问题随社会的发展,逐渐凸现出来,被认为对社会是非常重要的并有被经常违反的危险,立法者就有可能将之纳入法律的范畴。反之,某些过去曾被视为不道德的而用法律加以禁止的行为,则有可能退出法律领域而转为道德调整。

总之,法律与道德是相辅相成、相互联系的,又是相互区别的。法律与道德不能混为一谈,也不可偏废。人们需要在社会中树立崇高的道德情操,人们都有了道德,才会更加遵守法律,社会才会更加和谐,国家才能更加强大。

第二节　护理工作中的伦理与法律

案 例 10-2

　　某日下午,一名妇女到某医院妇产科门诊做人工流产。当她脱下衣服以截石位卧于手术床上时,护士叫进来10多名实习生。该妇女当时脑子一片空白,只好将头转向一侧,忍受着。第2天,该名妇女找到护士,责问她为什么把自己当成教学模型,而事先不告知,护士回答说没有必要。该名妇女以侵犯隐私权为由将医院和主治医生告上法庭。

【案例思考】
　　护士的行为是否侵犯了该名妇女的权利?请说明理由。

案例 10-2
参考答案

一、护理工作中常见的伦理与法律问题

在护理工作中,护士应懂得护理伦理并熟悉国家的法律法规。要明确护理工作中常见的法律问题,自觉遵守法律,用法律来保护患者和自身的合法权益,提高护理质量。

（一）护士资格中的法律问题

护士的法律资格是法律赋予护理专业人员在执业过程中的权利和义务,一般通过护理法律来确定。我国的《护士条例》(以下简称《条例》)对护士的法律资格做了规定。

1. 护士的执业资格　护士是经执业注册取得执业证书,依照条例规定从事护理活动,履行保护生命、减轻病痛、增进健康职责的卫生技术人员。要取得护士资格必须通过统一执业考试,取得中华人民共和国护士执业证书,经护士执业注册后方能从事护士工作。从法律上讲,护生必须按照卫生

Note

行政部门的有关规定,在执业护士的严密监督和指导下,为患者实施护理。护生进入临床实习前,应明确自己法定的职责范围,严格遵守操作规程。带教老师应严格带教,护生应虚心学习,勤学苦练,防止发生差错或事故。

申请护士执业注册,应当具备下列条件。①具有完全民事行为能力。②在中等职业学校、高等学校完成国务院教育主管部门和国务院卫生主管部门规定的普通全日制 3 年以上的护理、助产专业课程学习,包括在教学、综合医院完成 8 个月以上护理临床实习,并取得相应学历证书。③通过国务院卫生主管部门组织的护士执业资格考试。④符合国务院卫生主管部门规定的健康标准。⑤护士执业注册申请,应当自通护士执业资格考试之日起 3 年内提出;逾期提出申请的,还应当在符合国务院卫生主管部门规定条件的医疗卫生机构接受 3 个月临床护理培训并考核合格。

2. 护士的权利 护士权利是护士在护理执业中应享有的权利和应获得利益。护士明确自身的权利,依法执业,对促进护理工作顺利开展具有重要意义。

(1)人格尊严和人身安全不受侵犯的权利。护士依法执业过程中,人格尊严和人身安全受到法律保护,任何单位和个人不得侵犯。对于扰乱医疗秩序阻碍护士依法开展执业活动,侮辱、威胁、殴打护士或有其他侵犯护士合法权益的行为,依照《治安管理处罚条例》的规定由公安机关给予处罚;构成犯罪的,依法追究其刑事责任。

(2)安全职业的权利。在执业活动中,护士享有获得与其所从事的护理工作相适应的卫生防护、医疗保健服务的权利。直接接触有毒有害物质、有感染传染病危险的护士,有依法接受执业健康监护的权利。患职业病的护士有依法获得赔偿的权利。

(3)获取专业技术职称和学习、培训的权利。护士有按照国家相关规定获得与本人业务能力和学术水平相应的专业技术职务、职称的权利。有参加专业培训、从事学术研究和交流、参加行业协会和专业学术团体的权利。

(4)获得履行职责相关的权利。护士有获得与患者疾病诊疗、护理相关信息的权利和其他与履行护理职责相关的权利,有对医疗卫生机构和卫生主管部门的工作提出意见和建议的权利。

(5)获得表彰、奖励的权利。国务院相关部门对在护理工作中做出杰出贡献的护士,应当授予全国卫生系统先进工作者荣誉称号或者颁发白求恩奖章。受到表彰、奖励的护士应当享受省部级劳动模范、先进工作者待遇。对长期从事护理工作的护士应当颁发荣誉证书。

(6)经济待遇权。经济待遇是社会给予某一职业从业者的物质报酬,包括工资、津贴、福利等。这是护士维持个人和家庭生活,保持其工作能力的基本保证。在执业活动中,护士享有按照国家相关规定获取工资报酬、享受福利待遇、参加社会保险的权利。任何单位、个人不得克扣护士工资,不得降低或者取消护士的福利待遇。

3. 护士的义务 护士的义务是指在护理工作中,护士对患者、对社会应尽的职责,包括对患者的法律和道德的责任。护士履行义务的目的在于维持和促进患者的生命及健康。护士依法履行的义务如下。

(1)遵守法律、法规、规章和诊疗护理规范的义务。这是护士从事护理工作的根本原则,即合法性原则;也是护士必须向医疗卫生机构、患者、社会履行的最基本的义务之一。护士在执业活动中,应当严格遵守医疗卫生法律、法规、部门规章和诊疗护理规范的规定,如"三查七对"制度、消毒隔离制度、疾病护理常规等,从根本上避免护理差错和事故的发生,从而为患者提供安全、有效的护理。

(2)向患者解释和说明的义务。在护理活动中,护士应将患者的病情、诊疗护理措施、医疗费用和预后等情况如实告诉患者,及时回答患者的疑问和咨询。如果因诊断结果不良(如恶性肿瘤、精神性疾病等),需对患者实行保护性医疗时,护士应将相关情况告知患者家属。

(3)正确执行医嘱的义务。在护理工作中,护士应按规定核对医嘱。当医嘱准确无误时,应及时正确的执行;当医嘱违反法律、法规、规章或诊疗技术规范时,应及时向开具医嘱的医生提出;必要时,应当向该医生所在科室的负责人或者医疗卫生机构负责医疗服务管理的人员报告。如果明知医嘱有误却不提出或由于疏忽大意未发现而执行造成严重后果的,护士将与医生共同承担法律责任。

（4）及时救治患者的义务。护士在执业过程中,发现患者病情危急,应立即通知医生进行抢救。在紧急情况下为抢救垂危者生命,护士应先实施必要的紧急救护,如给氧、吸痰、止血、建立静脉通道、进行胸外心脏按压和人工呼吸等,待医生到达后,护士应立即汇报抢救情况并积极配合医生进行抢救。

（5）尊重和保护患者隐私的义务。由于治疗护理的需要,护士在工作中不可避免地会接触患者的隐私,如婚姻状况、生理缺陷、实验室检查结果、疾病的诊断和预后等,护士有为患者保密的义务和责任。同时,未经患者同意,护士不得复印或转发患者病历,不得将患者的个人信息泄露给与治疗护理无关的其他人员。若护士泄露或公开谈论患者的隐私,则侵犯了患者的隐私权,患者可追究护士的法律责任。

（6）参与突发公共卫生事件救护的义务。护士肩负着保护人民群众生命安全的使命。当发生自然灾害、公共卫生事件等严重威胁公共生命安全的事件时,护士应当服从县级以上人民政府卫生主管部门或所在医疗卫生机构的安排,立即奔赴现场或临床一线,全力参与伤员的救治,决不能推诿、逃避或耽误患者的抢救工作。对发生自然灾害、公共卫生事件等严重威胁公众生命健康的突发事件时不服从安排参加医疗救护的护士,县级以上卫生行政部门可根据情节严重程度,给予警告、暂停执业活动和吊销护士执业证书的处罚。

（7）如实记录和妥善保管病历的义务。病历是记录患者病情的病史资料,是进行医学观察、研究或提供医学证明的重要依据,也是处理医疗纠纷时重要的法律证据。护士应按卫生行政部门的要求书写并妥善保管病历资料。

（二）执行医嘱中的法律问题

医嘱是医生根据患者病情的需要拟订的书面嘱咐,有医护人员共同执行,根据《条例》规定,护士在执业中应当正确执行医嘱,观察患者的身心状态,对患者进行科学的护理。护士在执行医嘱时应注意以下几点。

（1）严格遵循"三查七对"给药原则,仔细核查医嘱无误后,认真及时准确执行医嘱,不可随意篡改或无故不执行医嘱。

（2）若护士发现医嘱有明显错误,有权拒绝执行,并向医生提出,反之,若明知该医嘱可能给患者造成损害,酿成严重后果,仍旧执行,护士将与医生共同承担相关的法律责任。

（3）当患者对医嘱提出疑问时,护士应首先核实医嘱的准确性,必要时向医生反映后再决定是否执行。

（4）当患者病情发生变化护士应及时通知医生,并根据自己的知识和经验与医生协商,确定是否继续或暂停、修改医嘱。

（5）慎对口头医嘱和"必要性"等形式的医嘱,一般不执行口头医嘱或电话医嘱。在抢救、手术等特殊情况下必须执行口头医嘱时,护士应向主管医生复诵一遍口头医嘱,双方确认无误后方可执行。在执行完医嘱后,应及时记录医嘱的时间、内容、患者当时的情况等,并让医生及时补上书面医嘱。

（三）分级护理中的法律问题

根据患者病情的轻、重、缓、急及患者自理能力,医生给予患者不同级别的护理的医嘱,由护士执行。通常将护理级别分为4个,即特级护理、一级护理、二级护理及三级护理。执行分级护理强调医护协调,但不同医生对分级护理的认识不一致,掌握的尺度也不同。若医生开具过多不必要的一级护理会额外增加护士劳动强度,无法按要求巡视患者、提供护理及书写护理记录。若护士未领会分级护理的意义,未切实实施分级护理,导致护理级别流于形式,部分真正需要特级护理、一级护理的患者护理不到位,将影响患者的切身利益及护理服务质量。分级护理若划分不当、执行不力,造成护士执行时在巡视时间、病情观察、提供护理范围等方面产生偏差，不能按级别实施护理，一旦发生意外，引发护理纠纷时，护士很难证明自己无过失。

（四）护理文件书写中的法律问题

护理文件是护士在护理活动中通过评估、诊断、计划、实施等过程获得的。护理文件既是医护人员观察诊疗效果，调整治疗及护理方案的重要依据，也是检查、衡量护理质量的重要资料，是病历资料的重要组成部分。为规范病历书写行为，提高病历质量，保障医疗质量和医疗安全，2010年卫生部印发了《病历书写基本规范》。为了避免护理文件中的法律问题，书写符合规范要求，护士应注意以下几点。

1. 客观规范书写文件　护理文件书写应当客观、真实、准确、及时、完整、规范。护理文件书写应当使用蓝黑墨水、碳素墨水，需复写的病历资料可以使用蓝色或黑色的油水圆珠笔。计算机打印的病历应当符合病历保存的要求。病历书写应当使用中文、通用的外文缩写，无正式中文译名的症状、体征、疾病名称等可以使用外文。病历书写应规范使用医学术语，文字工整，字迹清晰，表述准确，语句通顺，标点正确。病历书写过程中出现错字时，应当用双线画在错字上，保留原记录清楚、可辨，并注明修改时间，修改人签名。护士不得采用刮、粘、涂等方法掩盖或去除原来的字迹。因抢救急危患者，未能及时书写病历的，相关医护人员应当在抢救结束后6小时内据实补记，并加以注明。若护士不认真记录、漏记和错记等都可能导致误诊，甚至因误诊导致疾病的恶化。病历一律使用阿拉伯数字书写日期和时间，采用24小时制记录。在记录护理文件过程中，应逐页、逐项填写，每项记录前后不得留有空白，以防添加。医护人员可通过护理文件全面、及时、动态地了解患者的情况。

2. 认真执行规范签名　护理病历应当按照规定的内容书写，并由相应护士签名。护士执业注册后，才具有相应治疗护理的资格。当执业护士执行完医嘱后，应清楚、认真地在相应文件上签全名。上级护士有审查修改下级护士书写病历的责任。实习护士、试用期护士书写的病历，应当经本医疗机构注册的护士审阅、修改并签名。进修护士由医疗机构认定其能够胜任本专业工作后书写病历。见习、实习护士，应在执业护士老师的指导下完成某项操作后由指导护士签字，见习学生、实习护士不得在病历中独立签名。

3. 妥善保管护理文件　护理文件是护士执行职务是否合乎法律规范的重要档案和证据。病历资料应当完善，及时归档，避免遗失或不全。病历应由专人妥善保管，避免遗失、被抢和被盗。医疗机构应建立病历借入借出的书面登记管理制度。《中华人民共和国侵权责任法》第六十一条规定："医疗机构及其医务人员应当按照规定填写并妥善保管住院志、医嘱单、检验报告、手术及麻醉记录、病理资料、护理记录、医疗费用等病历资料。患者要求查阅、复制前款规定的病历资料的，医疗机构应当提供。"医疗人员对医疗文书和资料负有保管和查询的法定义务，不得隐匿或者拒绝提供与纠纷有关的病历资料，伪造、篡改或者销毁病历资料，对违反该法定义务的行为直接推定为医疗过失，由卫生行政部门责令改正或者对负有责任的主管人员和其他直接责任人员依法给予行政处分或者纪律处分。

（五）药品管理中的法律问题

病房应有严格的药品管理制度，特别是麻醉药品。麻醉药品主要指哌替啶、吗啡类药物，临床上限用于晚期癌症或术后镇痛等患者。麻醉药品应由专人负责保管。若护士利用自己的职权将这些药品提供给不法人员倒卖或吸毒者自用，就在行为事实上构成了参与贩毒、吸毒罪及盗窃公共财产罪。因此，护理管理者应严格贯彻执行药品管理制度，并经常向有条件接触这类药品的护士进行法律教育。另外，护士还负有保管及正确使用各种贵重药品、医疗用品和办公用品等的责任。决不允许护士利用职务之便，将这些物品占为己有。如护士占为己有，情节严重者，可被起诉犯盗窃公共财产罪。

《中华人民共和国侵权责任法》第五十九条规定：因药品、消毒药剂、医疗器械的缺陷，或者输入不合格的血液造成患者损害的,患者可以向生产者或者血液提供机构请求赔偿,也可以向医疗机构请求赔偿。患者向医疗机构请求赔偿的,医疗机构赔偿后,有权向负有责任的生产者或者血液提供机构追偿。

二、护士的伦理和法律责任

护士在执业过程中,应遵循护理伦理规范和法律要求,正确处理护理工作中所涉及的伦理和法律问题,为患者提供科学、安全、恰当的治疗和护理。若护士违反护理伦理原则和法律规范,给患者造成权利的损害,则应承担相应的伦理责任和法律责任。

(一) 护士的伦理责任

护士伦理责任是指护士违背护理良知及护理伦理要求,具有护理伦理过失,造成患者人身损害及其他合法权益受到损害时应承担的医疗损害责任。护理伦理损害责任类型主要包括以下几种。

1. 违反信息告知的损害责任　患者到医疗机构接受医疗服务,有对自己病情和医疗措施的知情权,相对应的医疗机构则有对患者病情和医疗措施的告知义务。违反信息告知的损害责任,是指医疗机构及医护人员未对患者充分告知或说明病情,未对患者提供及时有用的医疗建议的医疗损害责任。承担这种医疗损害责任的前提是医疗机构及医护人员违背了医疗良知及医疗伦理,没有履行对患者所负的告知、说明及建议等应积极提供医疗信息的义务,损害了患者知情权。

2. 违反患者同意的损害责任　违反患者同意的损害责任,是医疗机构及医务人员违反其应当尊重患者自主决定意愿的义务,未经患者同意,即积极采取某种医疗措施或者消极停止继续治疗的医疗损害责任。不经患者同意,就采取积极行动或者消极行为,侵害了患者的自我决定权。

3. 违反保密义务的损害责任　由于护患关系的特殊性,护士知晓患者的生理、心理等有关患病情况、病史及其他的个人重要信息,这些都是患者的重大隐私信息,患者有维护自己的隐私不受侵害的权利,护士及相关知情人员负有保密义务。护士随意泄露患者隐私,违背职业道德,应当承担违反保密义务的损害责任。医疗机构及其医务人员应当对患者的隐私保密,泄露患者隐私或者未经患者同意公开其病历资料,造成患者损害,应当承担侵权责任。

4. 违反管理规范的损害责任　科学、有效的护理管理是保证患者获得优质护理的基本保证。违反管理规范的损害责任,是指医疗机构及医护人员违反护理管理规范,造成患者的权利损害的医疗损害责任。例如,由于抢救室的管理不当、抢救器械的完好率未达到100%或使用无效呼吸机,导致患者未能得到及时的救护而死亡的行为,侵犯了患者的生命健康权。该类行为违反了护理良知和护理伦理,使患者受到损害,医疗机构及医护人员应承担相应责任。

(二) 护士的法律责任

根据行为人违反卫生法律规范的性质和社会危害程度不同,护理违反法律行为可分为民事违法、刑事违法和行政违法三种。其所承担的法律责任也有所不同,下面介绍民事责任和刑事责任。

1. 民事责任　民事违法是指护士违反卫生法律规范,侵害了公民、法人和其他组织的合法权益,应当承担相应的法律责任的行为。

(1) 侵权行为:行为人侵害他人的人身和财产并造成损害的行为。侵权行为分为三种:侵犯国家、集体或者他人的财产;侵犯公民的生命权利;侵犯患者隐私权、知情同意权、生命健康权等。构成侵权民事责任必须具备:①损害事实存在;②行为人有过错;③行为的违法性;④行为人的过错与损害事实之间有直接的因果关系。护士与患者的接触比其他医务人员更多,因此应注意防止侵权行为的发生。当护士的侵权行为给患者造成一定的损害后果,护士还将根据侵权行为和后果的严重程度承担相应的法律责任。

(2) 违约行为:根据医疗服务合同的约定,护士没有履行或没有完全正确地履行合同约定的义务时所应承担法律责任的行为。例如,违反医疗服务合同中有关护理等级的约定、时间的约定或承诺,造成患者权利受到损害的行为。患者就医后与医院形成医疗合同关系,若医疗机构及医务人员未尽到合同约定的责任和义务,给患者身体或财产带来损害,则构成违约。《中华人民共和国民法通则》规定,承担民事责任的方式主要有停止侵害、排除妨碍、消除影响、恢复名誉、赔礼道歉等。

(3)医疗过失:医疗过失的判断标准通常以医疗法律、法规、规章及医疗诊断规范和常规的违反为客观标准。护理技术损害责任应当具备的构成要件包括违法行为、损害事实、因果关系和医疗过失。医护人员因过失侵犯患者人身权而依法应当予以赔偿的法律事实,包括医疗差错与医疗事故。医疗差错指在诊疗护理过程中,医护人员虽有失职行为或技术过失,但未给患者造成死亡、残疾、组织器官损伤导致功能障碍的不良后果。医疗事故则指医护人员在诊疗护理工作中,违反医疗卫生管理法律、行政法规、行政规章,以及诊疗护理规范、常规,造成患者人身损害的事故。

2002年9月1日起施行的《医疗事故处理条例》,根据对患者人身造成损害的程度,将医疗事故分4级。一级医疗事故:造成患者死亡、重度残疾的。二级医疗事故:造成患者中度残疾、器官组织损伤导致严重功能障碍的。三级医疗事故:造成患者轻度残疾、器官组织损伤导致一般功能障碍的。四级医疗事故:造成明显人身损害的其他后果的。当医务人员由于严重不负责任,造成患者死亡或严重损害患者身体健康时,应承担刑事责任。

有下列情形之一的,不属于医疗事故。①在紧急情况下为抢救垂危患者生命而采取紧急医学措施造成不良后果的;②在医疗活动中由于患者病情异常或者患者体质特殊而发生医疗意外的;③在现有医学科学技术条件下,发生无法预料或者不能防范的不良后果的;④无过错输血感染造成不良后果的;⑤因患方原因延误诊疗导致不良后果的;⑥因不可抗力造成不良后果的。

2. 刑事责任　刑事违法也称犯罪,是指行为人触犯刑事法律依法应受到刑法处罚的行为。根据行为人主观方面的不同,犯罪可分为故意犯罪和过失犯罪。故意犯罪是行为人明知自己的行为会发生危害社会的结果,并且希望或放任这种结果发生,因而构成犯罪;过失犯罪是行为人应当预见自己的行为可能发生危害社会的结果,因疏忽大意而没有预见或已经预见但轻信能够避免,以致发生不良结果而构成犯罪。与医护人员有关的常见犯罪类型有妨害传染病防治罪,非法组织卖血罪,非法采集、供应血液或者制作、供应血液制品罪,医疗事故罪,非法行医罪,破坏节育手术罪等。

三、护理发展中的伦理和法律问题

我国护理法制建设近年来已经有了很大发展,但因起步较晚,护理法律法规仍不尽完善。随着护理实践的发展、护士角色的拓展及人们维权意识的增强,护士比以往任何时候都更容易遭遇伦理困境和面临法律风险,同时也凸显护理伦理和法律方面的诸多问题。

(一)护理专业发展和护士角色变化带来新的伦理和法律问题

随着现代科技的发展,新的医学护理技术不断进步,护理专业化进程不断推进。同时,护理科研不断完善,人们的护理需求也在不断增强。护士的角色及功能范围日益扩大,新技术的发展和运用也产生了新的护理伦理和法律问题,如器官移植、试管婴儿等。因此,护士了解护理学及不同专业发展所引起的一系列问题,面对问题时给予正确的判断和科学的决策,对防止和减少护理中的潜在问题可以起到重要作用。

(二)护理法制建设相对滞后

护患纠纷是医患纠纷的重要组成部分,近年呈大幅上升趋势。护士工作范围广、接触患者多,使其在工作中易作为直接负责人或间接负责人被患者投诉或起诉,也使护患纠纷比一般医患纠纷的发生率高。护患纠纷原因复杂,法律牵涉范围广,处理难度大。当前我国的护理法规多参照医疗法规执行,《条例》的出台在保护护士权益和规范护士执业行为方面起到了一定作用,但各级医疗机构对《条例》的重视和执行还需加强。随着各级医院专科护理建设及整体护理的开展,护士实践角色不断拓展,护理研究日益广泛和深入,新护理项目不断涌现,我国护理学科建设有长足进步。但是,目前还需要建立与之相对应的法律法规指引和规范,从而保护护患双方权益,保障护理学科健康发展。

（三）护理法规与维权中的伦理困境

1. 自我保护和患者利益最大化的冲突　护患关系法律化以后,护士自我保护与患者利益最大化成为护理伦理决策常常面临的困境。护理专业法律的滞后和不完善使护理专业抗风险能力降低,这就可能造成护理工作中的"防御护理"。出于防御的需要,护士在临床实践中可能为规避法律和纠纷问题,不愿意从事高风险的技术操作,造成工作主导性和创造性降低。这不仅不利于护理学科专业范畴的拓展和护理专业性、自主性、独立性的建立,也会对患者的健康利益造成影响。

2. 知情同意与医疗保护的矛盾　知情同意是每一个公民的基本权利。对于癌症等不治之症患者,我国医护人员的传统做法是回避隐瞒,或采取告知患者家属的方式,并称之为实施医疗保护。在患者维权意识逐步增强的今天,面对这类患者,是"实话实说",还是"回避隐瞒",令许多护士难以抉择。同时,受传统文化和医疗保障制度影响,我国对患者知情同意权的规定仍存在不足,知情同意主体有患者、家属、关系人三种。中国家庭本身的传统使患者家属作为代理人合理化,而家属权利的扩大使家属在患者完全有能力履行自主权时也全权代替患者行使知情同意等权利,致使知情同意主体发生混乱。此外,受医疗费用等因素的影响,保险公司、患者单位等医疗费用出资方也会对患者的知情同意权带来影响。所有这些都使护士在保护患者知情同意权时陷入两难境地。

各国护理立法
的历史

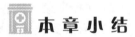 本 章 小 结

法律是由国家立法机关制定的规范人们行为的准则,其严肃性、公正性及强制性是其他手段都无法取代的。随着我国法制的逐步健全,人们的法治观念日益增强,运用法律的武器保护自己的正当权益已逐渐成为人们的共识。这就要求护理工作者必须具有法律知识,应用法律的手段规范护理行为和调整各种护理活动,处理各种法律问题,确保护理安全,维护患者的利益和自身的权益,这也是护理专业自身发展的需要。在护理实践中,每个合格的护理人员都应准确地了解其职责范围内的法律规范,掌握自己专业的规范要求,明确护理工作中常见的法律问题,并做好防范,用法律来保护患者和自身的合法权益,提高护理质量。

直 通 护 考

1. 一名护士遵照医嘱给患者服药,待患者服药后该护士才想起给错了药,就漫不经心地站在走廊的一头对另一头的护士大喊:"老张头吃错药了!"此话被患者听到后,急忙自己寻来肥皂水喝下打算把错药呕吐出来,结果引发严重呕吐加上心力衰竭当场死亡。事后经查,吃错的药是维生素 B_6。对此案例,下列说法正确的是（　　）。

直通护考
答案

A. 维生素 B_6 是有益身体健康的,吃错了无妨

B. 患者喝肥皂水致死,这是他自己的责任,不关医护人员的事

C. 医护人员的语言和行为都要从有利于患者和不伤害患者的角度出发

D. 患者缺乏相应的医学知识而造成了这样的恶果

E. 护士不应该把真相说出来

2. 患者,女,51 岁,发热、头疼 1 天。医生要为她做腰穿检查,患者有恐惧感。从伦理要求考虑,临床医生应对患者做的主要工作是（　　）。

A. 要得到患者的知情同意　　　　　　　　　　B. 告知腰穿的必要性,嘱患者配合

C.因诊断需要，先动员，后检查　　　　　　　　　D.动员家属做患者思想工作

E.告知做腰穿时应注意的事项

3. 遵照《医疗事故处理条例》的规定，造成患者中度残疾、器官组织损伤导致严重功能障碍的医疗事故，属于（　　　）。

A.四级医疗事故　　　　　　　　B.二级医疗事故　　　　　　　C.三级医疗事故

D.一级医疗事故　　　　　　　　E.严重医疗事故

4. 以下不属于护士权利的是（　　　）。

A.护士执业，按规定获得工资报酬

B.保护患者隐私

C.对医疗卫生机构和卫生主管部门的工作提出意见和建议

D.享受专业知识的教育和培训

E.在护理工作中作出杰出贡献有获得表彰、奖励的权利

5. 以下属于护士义务的是（　　　）。

A.按国家有关规定获取工资报酬、享受福利待遇、参加社会保险

B.获得与本人业务能力和学术水平相应的专业技术职务、职称

C.参与公共卫生和疾病预防控制

D.对医疗卫生机构和卫生主管部门的工作提出意见和建议

E.从事有感染传染病危险工作的护士，应当接受职业健康监护

（郭璐璐）

第十一章　护士管理的法律制度

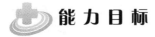 能力目标

1. 掌握：护士执业资格考试和执业注册的申请条件和程序。
2. 熟悉：护士执业的相关权利和义务。
3. 了解：我国护士管理的立法和医疗机构在护士管理中的相关职责。

护士的基本素质和技术水平是保障护理工作质量和推进护理专业发展的重要基础，更是保证医疗护理安全、维护患者生命和促进患者健康的必要条件。为了加强护士执业管理，确保从事护理工作的护士具有保障患者健康和医疗安全的执业水平，开展护士执业资格考试和注册制度是世界上很多国家的惯例。我国一直十分重视护士管理的立法工作，近年来，随着我国医疗卫生事业的改革和发展，护士管理的相关法律制度也在不断调整和完善。

第一节　护士管理立法概念

一、护士的概念

护士（nurse）是指经执业注册取得护士执业证书，依照规定从事活动，履行保护生命、减轻痛苦、增进健康职责的卫生技术人员。护士以其专业化知识和技术为患者提供护理服务，满足人民群众的健康服务需求。护士与医师、药师等医务人员共同担负着促进健康、预防疾病、恢复健康、减轻痛苦的重要职能，护士的劳动应受到社会的尊重，护士的执业权利应受法律的保护。

1909 年，中华护士会正式成立。1914 年，第一届全国护士会议在上海召开，会上首次将"nurse"完整地译为中文"护士"。"护"包含保护、养育、爱护、乳母之意；"士"是指从事此职业的人员必须有专门的学问和科学知识，这一翻译得到了大会通过。从此，"护士"作为一个职业的从业人员的统称，一直沿用至今，但是这一概念不同于护理职称序列中的"护士"。

二、我国护理事业的发展

我国护理事业在以下方面还需进一步发展。
（1）增加临床一线护士总量，科学统筹护士人力资源。
（2）转变服务理念，提高护理质量。
（3）培养临床专业护士，充分发挥护理专家作用。
（4）完善护理管理体系，实施岗位培训制度。

（5）发展社区护理，拓展护理服务领域。

（6）加强聘任制护士管理，确保护理服务质量。

三、护士管理立法

世界各国
护理立法

新中国成立后，政府和有关部门十分重视护理队伍的稳定、护理人才的培养和护理质量的提高，先后发布了诸多涉及护士管理方面的法规、规章。1982 年 4 月 7 日，卫生部颁布了《医院工作人员职责》和《医院工作制度》，详细地规定了护理工作制度和各级各类护士的职责。

1988 年卫生部制定了《医务人员医德规范及实施办法》。1993 年 3 月 26 日，卫生部颁布了《中华人民共和国护士管理办法》，规范了护士资格考试、注册和执业管理制度，该办法自 1994 年 1 月 1 日起施行。

为了适应我国新的医疗卫生事业发展需要，进一步加强护士执业管理，提高护理质量，保障护理安全，保护护士的合法权益，2008 年 1 月 31 日，国务院颁布了《护士条例》，该条例于 2008 年 5 月 12 日起实施。2008 年 5 月 6 日，卫生部颁布了《护士执业注册管理办法》，于同年 5 月 12 日起实施。为规范全国护士执业资格考试工作，卫生部和人力资源社会保障部于 2010 年 5 月 10 日颁布了《护士执业资格考试办法》，并于同年 7 月 1 日起施行。

第二节 护士执业的制度规定

案 例 11-1

案例 11-1
参考答案

小美今年 20 岁，身体健康，初中毕业后不愿意继续读书，打工 1 年后，报考了某大学网络远程教育护理专业学习，3 年后取得了护理专业专科学历证书，毕业前在某医院进行了 10 个月的临床实习。

【案例思考】

（1）小美能否报名参加护士执业资格考试？

（2）小美怎样才能成为一名真正的护士？

一、护士执业资格考试的制度规定

护士执业资格考试是评价申请护士执业资格者是否具备执业所必需的护理专业知识与工作能力的考试。我国实行护士执业考试制度，卫生部负责组织实施护士执业资格考试。护士执业资格考试成绩合格者，方可申请护士执业注册。

（一）护士执业考试的条件

根据《护士执业资格考试办法》规定，申请参加护士执业考试必须具备两个基本条件：一是专业要求，二是学历要求。两个条件均满足要求方可以申请参加护士执业资格考试。具体规定如下：①在中等职业学校、高等学校完成国务院教育主管部门和国务院卫生主管部门规定的普通全日制 3 年以上的护理、助产专业课程学习，包括在教学综合医院完成 8 个月以上护理临床实习；②完成学业并取得相应学历证书。

（二）护士执业考试的内容

护士执业资格考试实行国家统一考试制度，统一考试大纲，统一命题，统一合格标准。护士执业资格考试原则上每年举行一次，具体考试日期在举行考试 3 个月前向社会公布。

护士执业资格考试包括专业实务和实践能力两个科目。一次考试通过两个科目为考试成绩合格。为加强对考生实践能力的考核，从 2017 年开始采用"人机对话"方式进行考试。

（三）护士执业考试的申请程序

申请参加护士执业资格考试的人员，应当在公告规定的期限内报名，并提交所需的相关材料。主要包括：①护士执业资格考试报名申请表；②本人身份证明；③近 6 个月两寸免冠正面半身照片 3 张；④本人毕业证书；⑤报考所需的其他材料。

申请人为在校应届毕业生的，应当持所在学校出具的应届毕业生毕业证明，到学校所在地的考点报名。学校可以为本校应届毕业生办理集体报名手续。申请人为非应届毕业生的，可以选择到人事档案所在地报名。

（四）护士执业考试的组织管理

护士执业资格考试遵循公平、公开、公正的原则。国家卫生健康委员会和人力资源社会保障部成立全国护士执业资格考试委员会，下设办公室，负责具体工作。

护士执业资格考试考务管理实行承办考试机构、考区、考点三级责任制。承办考试机构具体组织实施护士执业资格考试考务工作；各省、自治区、直辖市及新疆生产建设兵团设立考区，省、自治区、直辖市人民政府卫生行政部门及新疆生产建设兵团卫生局负责本辖区的考试工作，可根据实际情况，同人力资源社会保障部门成立护士执业资格考试领导小组；考区根据考生情况设置考点，报全国护士执业资格考试委员会备案，考点设在设区的市。

各级考试管理机构要有计划地培训考务工作人员和监考人员，提高考试管理水平。目前，我国的护士执业资格考试的时间是在每年 5 月举行一次。

（五）护士执业考试的其他规定

香港特别行政区、澳门特别行政区和台湾地区居民符合本办法规定和《内地与香港关于建立更紧密经贸关系的安排》《内地与澳门关于建立更紧密经贸关系的安排》或者内地有关主管部门规定的，可以申请参加护士执业资格考试。

二、护士执业注册的制度规定

《护士条例》的第七条至第十一条和《护士执业注册管理办法》对护士执业注册进行了相关具体规定。护士只有经执业注册取得护士执业证书后，方可按照注册的执业地点从事护理工作。未经执业注册取得护士执业证书者，不得从事诊疗技术规范规定的护理活动。

（一）执业注册管理部门

国务院卫生主管部门负责全国的护士监督管理工作。省、自治区、直辖市人民政府卫生行政部门是护士执业注册的主管部门，负责本行政区域的护士执业注册管理工作。省、自治区、直辖市人民政府卫生行政部门结合本行政区域的实际情况，制定护士执业注册工作的具体办法，并报卫生部备案。

（二）执业注册基本条件

根据《护士执业注册管理办法》和《护士条例》，申请护士执业注册，应当同时具备下列 4 项条件。

1. 具备完全民事行为能力　民事行为能力是指法律确认的公民通过自己的行为从事民事活动、参加民事法律关系、取得民事权利和承担民事义务的能力。民事行为能力包括完全民事行为能力、限制民事行为能力及无民事行为能力三类型。根据《中华人民共和国民法通则》，完全民事行为能力人是指"18周岁以上具有完全民事行为能力,可以独立进行民事活动的公民"和"16周岁以上不满18周岁的公民,以自己的劳动收入为主要生活来源的,可视为完全民事行为能力人"。

2. 具有合格的学历证书 在中等职业学校、高等学校完成教育部和国家卫生健康委员会规定的普通全日制3年以上的护理、助产专业课程学习,包括在教学综合医院完成8个月以上护理临床实习,并取得相应学历证书。因此,需要特别强调,自学考试、广播电视大学和函授教育、网络教育等形式取得的护理专业学历不能作为参加国家护士执业考试的依据。未经省级以上教育行政部门认可的高等院校招收的护理专业毕业生以及高等医学院校计划外招收的护理专业毕业生,不得参加国家护士执业考试。

3. 通过护士执业资格考试 护理专业毕业生必须参加国务院卫生主管部组织的护士执业资格考试,并且考试成绩合格,才能申请执业注册。

4. 符合规定的健康标准 这些健康标准主要包括:无精神病史;无色盲、色弱、双耳听力障碍;无影响履行护理职责的疾病、残疾或者功能障碍。

(三)执业注册申请办理程序

1. 首次注册 护士执业注册申请,应当自通过护士执业资格考试之日起3年内完成。申请护士执业注册,应当提交下列材料:①护士执业注册申请审核表;②申请人身份证明;③申请人学历证书及专业学习中的临床实习证明;④护士执业资格考试成绩合格证明;⑤省、自治区、直辖市人民政府卫生行政部门指定的医疗机构出具的申请人6个月内健康体检证明;⑥医疗卫生机构拟聘用的相关材料。

卫生行政部门应当自受理申请之日起20个工作日内,对申请人提交的材料进行审核。审核合格的,准予注册,发给护士执业证书;对不符合规定条件的,不予注册,并书面说明理由。护士执业证书由卫生健康委员会统一印制,证书上应当注明护士的姓名、性别、出生日期等个人信息及证书编号、注册日期和执业地点。护士执业注册有效期为5年。

医疗卫生机构可以为本机构聘用的护士集体申请办理护士执业注册。

2. 逾期注册 逾期提出护士执业注册申请的,当事人除了需要具备护士执业注册条件中的第1、2、4项,并提交同首次注册一样的相关材料外,还应当在符合国务院卫生主管部门规定条件的医疗卫生机构接受3个月临床护理培训并考核合格。

3. 延续注册 护士执业注册有效期届满需要继续执业的,应当在有效期届满前30日,向原注册部门申请延续注册。护士申请延续注册,应当提交下列材料:①护士延续注册申请审核表;②申请人的护士执业证书;③省、自治区、直辖市人民政府卫生行政部门指定的医疗机构出具的申请人6个月内健康体检证明。

注册部门自受理延续注册申请之日起20日内进行审核。审核合格的予以延续,延续执业注册有效期为5年。有下列情形之一的,不予延续注册:①不符合规定的健康标准的;②被处暂停执业活动处罚期限未满的。不予延续注册的,须书面说明理由。

医疗卫生机构可以为本机构聘用的护士集体申请办理护士执业延续注册。

4. 重新注册 护士执业注册有效期届满未延续注册的或受吊销护士执业证书处罚,自吊销之日起满2年的,如果拟在医疗卫生机构执业时,应当重新申请注册。

重新申请注册的,应当按照首次注册的规定提交材料;中断护理执业活动超过3年的,还应当提交在省、自治区、直辖市人民政府卫生行政部门规定的教学、综合医院接受3个月临床护理培训并考核合格的证明。

5. 变更注册 护士在其执业注册有效期内变更执业地点等注册项目,应当办理变更注册。但承担卫生行政部门交办或者批准的任务以及履行医疗卫生机构职责的护理活动,包括到外省进行的救灾任务以及经医疗卫生机构批准的进修、学术交流等除外。

护士在其执业注册有效期内变更执业地点的,应当向拟执业地省、自治区、直辖市人民政府注册主管部门报告,并提交下列材料:①护士变更注册申请审核表;②申请人的护士执业证书。

注册部门应当自受理之日起7个工作日内为其办理变更手续。护士跨省、自治区、直辖市变更执业地点的,收到报告的注册部门还应当向其原执业地省、自治区、直辖市人民政府卫生注册部门通报。省、自治区、直辖市人民政府卫生行政部门应当通过护士执业注册信息系统,为护士变更注册提供便利。

6. 注销注册　护士执业注册后有下列情形之一的,原注册部门办理注销执业注册:①注册有效期届满未延续注册;②受吊销护士执业证书处罚;③护士死亡或者丧失民事行为能力。

7. 撤销注册　护士执业注册申请人隐瞒有关情况或者提供虚假材料申请护士执业注册的,卫生行政部门不予受理或者不予护士执业注册,并给予警告;已经注册的,应当撤销注册。

（四）有关执业注册的其他规定

（1）在内地完成护理、助产专业学习的香港、澳门特别行政区及台湾地区人员,符合《护士执业注册管理办法》规定的,可以申请护士执业注册。

（2）卫生行政部门实施护士执业注册,有下列情形之一的,由其上级卫生行政部门或者监察机关责令改正,对直接负责的主管人员或者其他直接责任人员依法给予行政处分:①对不符合护士执业注册条件者准予护士执业注册的;②对符合护士执业注册条件者不予护士执业注册的。

（3）为了判断护士能否继续注册,或注册继续有效,县级以上地方人民政府卫生主管部门应当建立本行政区域的护士执业良好记录和不良记录,并将该记录记入护士执业信息系统。护士执业良好记录包括护士得到的表彰、奖励以及完成政府指令性任务的情况等内容。护士执业不良记录包括护士因违反本条例以及其他卫生管理法律、法规、规章或者诊疗技术规范的规定受到行政处罚、处分的情况等内容。

第三节　护士的执业权利和义务

案例 11-2

童童,5岁,因哮喘入院治疗。张医生开出"氨茶碱0.5 g+5％葡萄糖250 mL"的医嘱。刘护士在急诊科工作已15年,对0.5 g的剂量心存疑虑,但考虑到是医生开具的且核对无误,遂遵医嘱执行。童童当即出现呼吸困难,经抢救后脱离生命危险。

【案例思考】

（1）刘护士是否尽到正确执行医嘱的相关义务?

（2）护士执业过程中还应履行哪些义务?

案例 11-2
参考答案

护士执业规则是护理人员依法在执业过程中所应当遵守的规定和原则,规范了护理人员的执业行为。护士执业权利和义务是护士执业规则的重要组成部分。在我国,《护士条例》对护士的权利和义务做了较为具体的规定。

一、护士执业权利

护士执业权利,是指取得护士执业资格、依法注册的护士,在执业活动中依法享有的权利。为了

Note

保证护士安心工作,鼓励人们从事护理工作,满足人民群众对护理服务的需求,《护士条例》规定,国务院有关部门、县级以上地方人民政府及其有关部门以及乡(镇)人民政府应当采取措施,改善护士工作条件,保障护士待遇,加强护士队伍建设,促进护理事业健康发展。在我国,护士执业主要享有以下权利。

(1)护士有按照国家有关规定获取工资报酬、享受福利待遇、参加社会保险的权利。任何单位或者个人不得扣发护士工资,降低或取消护士福利等待遇。

(2)护士有获得与其所从事的护理工作相适应的卫生防护、医疗保健服务的权利。从事直接接触有毒有害物质、有感染传染病危险工作的护士,有依照有关法律、行政法规的规定接受职业健康监护的权利;患职业病者,有依照有关法律、行政法规的规定获得赔偿的权利。

(3)护士有按照国家有关规定获得与本人业务能力和学术水平相应的专业技术职务、职称的权利;有参加专业培训、从事学术研究和交流、参加行业协会和专业学术团体的权利。

(4)护士有获得疾病诊疗、护理相关信息的权利和其他与履行护理职责相关的权利,有对医疗卫生机构和卫生主管部门的工作提出意见和建议的权利。

此外,《护士条例》第六条规定,国务院有关部门对在护理工作中作出杰出贡献的护士,应当授予全国卫生系统先进工作者荣誉称号或者颁发白求恩奖章,受到表彰、奖励的护士享受省部级劳动模范、先进工作者待遇;对长期从事护理工作的护士应当颁发荣誉证书。县级以上地方人民政府及其有关部门对本行政区域内作出突出贡献的护士,按照省、自治区、直辖市人民政府的有关规定给予表彰、奖励。

美国护士的
执业权利

二、护士执业义务

护士执业义务,是指护士在执业过程中所必须履行的责任。规范护士执业行为,强化护士执业义务,是提高护理质量、保证医疗安全、防范医疗事故、改善护患关系的重要方面。在我国,护士执业应当履行以下义务。

(1)应当遵守法律、法规、规章和诊疗技术规范的规定。

(2)护士在执业活动中,发现患者病情危急,应当立即通知医师;在紧急情况下为抢救垂危患者生命,应当先行实施必要的紧急救护。护士发现医嘱违反法律、法规、规章或者诊疗技术规范规定的,应及时向开具医嘱的医师提出;必要时,应当向该医师所在科室的负责人或者医疗卫生机构负责医疗服务管理的人员报告。

(3)护士应当尊重、关心、爱护患者,保护患者的隐私。

(4)护士有义务参与公共卫生和疾病预防控制工作。发生自然灾害、公共卫生事件等严重威胁公众生命健康的突发事件,护士应当服从县级以上人民政府卫生主管部门或者所在医疗卫生机构的安排,参加医疗救护。

三、护理职业规定

详见《护士条例》。

四、目前护理工作中存在的问题

(1)护理人员对护理认知不足。在护理实施过程中,广大护理人员只是用传统的方法机械地进行治疗与护理,而忽视了患者的心理状态和社会适应方面的问题,缺乏与患者沟通的技巧,使护理工作的深入开展受到了很大影响。

(2)护理人员整体素质有待提高。护理领域的演变、服务功能的扩展、人们健康意识的提高,对护理人员自身的素质也提出了新的更高的要求,然而有些护理人员在人文社科方面理论基础较为薄弱,心理、社会和保健知识贫乏,沟通能力较差等。

Note

（3）护理工作性质特殊，工作强度大。目前国内有些医院护士严重缺编，加上"重医轻护"思想的存在，致使护士处于超负荷工作状态，日夜不停地工作，生活不规律。护理工作相关人际关系错综复杂，表现为护患关系、医护关系以及护护关系等方面，这种高压状态的长期存在，严重损害了护士的身心健康，对护理质量也造成了不良影响。

（4）护理科研专家缺乏。与医学科学相比，护理科研起步晚、水平低。主要原因是护理队伍中缺乏既具有临床实践能力，又具备科研能力的复合型高素质的护理人才。

（5）医院管理者观念转变缓慢。与目前护理管理队伍自身素质、认识水平及知识结构密切相关。目前虽然护理工作虽然受到了社会的广泛关注，但社会上仍然存在着重医轻护的观点，护士地位仍然较低。

五、护理工作中常见的法律纠纷及原因分析

（一）护理纠纷

护理纠纷分为医源性和非医源性两类，前者主要是护理人员违反医疗卫生法律法规和护理规章、规范等造成护理技术、服务、管理等方面的失误，服务态度恶劣以及不善于同患者沟通等引发的纠纷；后者则来自患者或患者家属，如医学知识过分缺乏或期望值过高，对医院制度不理解或者被"医闹"诱导等，故意挑起事端引发的纠纷。

（二）护理纠纷原因分析

1. 患者的法律意识和自我保护意识增强 随着法律法规的健全和完善、资讯的发展及信息传播的加速，许多医疗案例及违规行为的曝光，患者的法律意识不断增强；社会上普遍开展的保护消费者权益的活动，使患者不再被动地接受治疗和护理，而是通过法律来解决医疗护理过程中出现的问题。

2. 护理人员服务观念滞后，护理服务质量存在缺陷 据文献报道，有 70%～80% 的医疗纠纷不属于医疗事故，而是由于服务引起的，护士的服务意识与患者的期望之间存在着矛盾。随着人们法律意识和自我保护意识的不断增强，以及患者希望了解和参与医护过程等，部分护理人员思想跟不上时代的需求，工作缺乏主动性、积极性，服务态度欠佳，说话语气生硬，对待患者提出疑问的态度冷淡、强硬、不耐烦，缺乏以患者为中心的服务意识，忽视患者的权利等，则会对患者造成有意或无意的伤害。

3. 当前医疗水平同患者的期望值存在差异 患者及其家属怀着焦急和期盼的心情来到医院，就是希望治好病，解除痛苦，希望医生、护士技术高超，药到病除，普遍存在"看了病花了钱就应该好转、康复"的心理。但由于医疗水平的局限，一些疾病当前还无法治愈，一旦出现医疗效果不尽如人意，就会造成患者及其家属的不理解、不接受从而引发纠纷，护士话语不当或操作失败就有可能成为患者或患者家属发泄不满情绪的对象。

4. 护士业务技术不精、工作责任心不强 在执行护理操作中，不严格按照规章制度操作，违反操作规程是造成护患纠纷的另一主要原因。如观察病情不仔细、巡视病房不及时、麻痹大意、低估病情，对病情变化做不到及时报告医生，导致处理治疗延误，同时有些护士不认真执行"三查七对"制度，造成打错针、发错药等，也极易引起护患纠纷。

5. 护患之间缺乏沟通 护患纠纷的产生往往是多种因素引发的结果，而沟通是人与人之间最重要的桥梁。护士与患者接触最多，在与患者接触的过程中如果不注意自己的言行，态度冷淡，语言简单，解释不到位，就很容易发生护患纠纷。护患沟通的缺乏是引起纠纷的常见原因，而且多见于毕业 5 年内的年轻护士。

6. 护士执行医嘱后漏签名或随意签名、代签名 准确地执行医嘱后，执行护士应及时签署自己的名字。签名是护士履行职责的证明，也是自我保护的重要措施。在临床实际工作中，有部分护理

人员法律意识比较淡薄,在执行医嘱过程中只忙于操作和处理患者,而忘记了在医嘱上及时签名,一旦发生纠纷时,由于漏签名或由他人代签名,即可造成院方举证处于被动的局面,不仅漏签名者要承担应有的责任,而代签名者同样要负有连带责任。因此,凡属执行者本人应签名的各种医疗文书,都必须及时准确无误地签名并注明时间。

7. 护理文书记录不规范　《医疗事故处理条例》中明确规定患者有权获取对其疾病在院治疗期间由院方记录的相关病历资料,其中也包括了护理记录。护理记录是医疗文书的重要组成部分,但在实际工作中,存在着护理人员对护理记录重视不足,描述不清楚,记录不准确,遗漏重点内容的现象,若发生纠纷举证,即成为导致纠纷的因素。

8. 护理工作者的社会地位不受重视　护理工作者的社会地位不高,尤其在市场经济的冲击下,护理工作者的待遇也较低,客观上属于弱势群体,因此,有的专业学校招生不能满额,不少医院的病区护士尤其是有经验的、技术熟练的护士都达不到编制人数,护理人员每天都处于高度紧张和疲劳工作的状态下,这些都是诱发护理缺陷的重要的客观因素。呼吁提高护理工作者的社会地位和相应的待遇,是构建和谐社会、和谐的护(医)患关系不可回避的话题。

📋 本 章 小 结

本章内容围绕护士管理立法、护士执业的制度规定、护士执业的权利和义务三个方面对护士管理的法律制度进行阐述,体现了我国的法律越来越健全,在护士依法执业方面出台了许多规定,护士执业将更加规范,护士的劳动越来越受到社会的尊重,护士依法履职,护士的权利也受到法律的保护。随着经济社会的不断发展,人民对美好生活的向往和生活水平的不断提高,我国护士法律法规将不断完善。

🏥 直 通 护 考

直通护考
答案

1. 某护士因故被吊销执业证书,其可以申请再次执业注册的时间至少应在被吊销执业证书之日起满(　　)。

A. 半年　　　　　B. 1 年　　　　　C. 3 年　　　　　D. 2 年　　　　　E. 5 年

2. 护士在紧急情况下为抢救患者生命实施必要的紧急救护,下列选项中不是必须遵守的是(　　)。

A. 必须依照诊疗技术规范　　　　　　　　　B. 必须有医师在场指导

C. 必须根据患者的实际情况和自身能力水平进行力所能及的救护

D. 必须避免对患者造成伤害　　　　　　　E. 必须立即通知医师

3. 护士执业注册的有效期为(　　)。

A. 2 年　　　　　B. 3 年　　　　　C. 5 年　　　　　D. 8 年　　　　　E. 10 年

4. 申请首次注册的护理专业毕业生,应在教学或综合医院完成临床实习的时间至少为(　　)。

A. 3 个月　　　　　B. 5 个月　　　　　C. 8 个月　　　　　D. 10 个月　　　　　E. 12 个月

5. 医疗卫生机构出现下列情形且逾期没有改正,可以暂停其 6 个月以上 1 年以下执业活动的是(　　)。

A. 没有为护士提供卫生防护用品

B. 对从事直接接触有毒、有害物质的护士,未按照国家有关规定给予津贴

C. 未按照国家有关规定为护士足额缴纳社会保险费用

D. 允许未依照条例规定办理执业变更手续的护士在本机构从事诊疗技术规范规定的护理活动

E. 未制定、实施本机构护士在职培训计划或者未保证护士接受培训

6. 护士发现医师医嘱可能存在错误，但仍然执行错误医嘱，对患者造成严重后果，该后果的法律责任承担者是（　　）。

A. 开写医嘱的医师　　　　　　　B. 执行医嘱的护士　　　　　　　C. 科室主任

D. 护士长　　　　　　　　　　　E. 医师和护士

7. 以下可作为申请护士执业注册的学历证书是（　　）。

A. 成人高等学校全日制护理学专业专升本毕业证书

B. 普通中等专业学校三年制全日制普通中专毕业证书

C. 普通高等学校夜大学护理学专业大专毕业证书

D. 高等教育自学考试护理学专业本科毕业证书

E. 远程教育的护理专业专科毕业证书

8. 关于医疗机构对护士在职培训义务的叙述不正确的一项是（　　）。

A. 应当制订本机构护士在职培训计划

B. 应当实施本机构护士在职培训计划

C. 保证护士接受培训

D. 医疗机构仅对本机构执业护士进行在职培训

E. 根据需要开展对护士的专科护理培训

9. 《护士条例》规定的医疗卫生机构的职责不包括（　　）。

A. 按照卫生部的要求配备护士　　　B. 为护士办理执业注册

D. 明确护理责任　　　　　　　　　C. 保障护士合法权益　　　　　　E. 加强护士管理

10. 以下高（中）等医学院校不同学制毕业生，不能申请护士执业注册的是（　　）。

A. 5 年制大学本科　　　　　　　B. 3 年制大学专科　　　　　　　C. 3 年制中专

D. 2 年制中专　　　　　　　　　E. 2 年制研究生

11. 对于医疗机构中发生的殴打护士情形进行行政处罚的机关是（　　）。

A. 医疗卫生机构保卫部门　　　　B. 卫生管理机构　　　　　　　　C. 医疗卫生机构

D. 公安机关　　　　　　　　　　E. 劳动保障部机构

12. 下列护士在执业活动中出现的情形，不适合依照《护士条例》进行处罚的是（　　）。

A. 泄露患者隐私

B. 发生公共卫生事件不服从参加医疗救护的安排

C. 因工作疏忽造成医疗事故

D. 发现患者病情危急未及时通知医师

E. 违反了医院诊疗技术规范，未出现明显不良反应

13. 护士申请延续注册的时间应为（　　）。

A. 有效期届满前半年　　　　　　B. 有效期届满前 30 天

C. 有效期届满当日　　　　　　　D. 有效期届满后 30 天

E. 有效期届满后半年

14. 以下属于护士义务的是（　　）。

A. 按照国家有关规定获取工资报酬、享受福利待遇、参加社会保险

B. 获得与本人业务能力和学术水平相应的专业技术职务、职称

C. 参与公共卫生和疾病预防控制

D. 对医疗卫生机构和卫生主管部门的工作提出意见和建议

E. 从事有感染传染病危险工作的护士，应当接受职业健康监护

15. 关于申请护士执业注册,不正确的是(　　)。

A. 申请人向拟执业所在地的省级人民政府卫生主管部门提出申请

B. 护士执业注册的受理期限为 20 个工作日

C. 护士执业注册证书包含护士的个人及执业地点等有效期信息

D. 护士执业注册不符合规定条件的,不予注册,口头说明理由即可

E. 护士执业注册可由医疗卫生机构为本机构聘用的护士集体申请办理

16. 《护士条例》的根本宗旨是(　　)。

A. 维护护士合法权益　　　　　　B. 促进护理事业发展,保障医疗安全和人体健康

C. 规范护理行为　　　　　　　　D. 保持护士队伍稳定

E. 保证护理专业性

(陈小红)

第十二章　医疗纠纷处理的法律制度

能 力 目 标

1. 掌握：医疗事故的概念及判断标准；医疗纠纷的防治对策。
2. 熟悉：医务人员在医疗纠纷中应承担的法律责任。
3. 了解：医疗事故的处理程序及鉴定程序。

随着我国经济的发展和医疗卫生事业的不断深化改革，人民对医疗服务质量也提出了更高的要求，维权意识也在不断增强，医疗纠纷和医疗损害赔偿案件呈高发态势，成为全社会普遍关注的热点和难点之一。医疗纠纷案件高发，而经法院审理的医疗案件中，法院判决医院存在医疗过错应当承担赔偿责任的案件占的比例较高，客观上要求医务人员需要具备相关的法律知识。

第一节　医疗纠纷概述及判定标准

案 例 12-1

　　患者，王某，女，48 岁。因发热 5 天，咳嗽、咳痰 15 天到某医院就诊，医生检查后诊断为"肺炎"，因没有床位在门诊输液。患者既往没有药物过敏史，过去也很少用药，医嘱给予 0.9％氯化钠注射液 250 mL＋头孢哌酮钠舒巴坦钠 3 g 进行静脉滴注，当天输完液后，患者就回家了，没有不适症状。第 2 天上午 9 时因同样的症状继续来医院门诊输液，输液约 10 分钟，患者王某出现胸部不适，告知护士，但护士未给予重视。继续输液 10 分钟后患者出现呼吸困难、全身抽搐、意识丧失等情况。立即停药，给予吸氧，肾上腺素 1 mg 肌内注射，地塞米松 10 mg 缓慢静脉注射，同时呼叫麻醉科医生进行气管插管，心肺复苏等抢救措施。经过 1 个小时的抢救，最后经抢救无效死亡。患者死后第 3 天进行了尸体解剖与法医临床鉴定。

　　司法鉴定结论认为：①胃及大小肠黏膜内有嗜酸性粒细胞浸润，尤以小肠为多。②肺淤血水肿及渗出性出血。③多脏器淤血水肿，尤以脑水肿明显。④喉黏膜中度水肿。

　　结合患者死前的病史、症状和死后尸体解剖结果分析病因：患者死于药物过敏，医院存在抢救不及时等医疗过错，该过错与患者的死亡有因果关系，医院承担主要责任。

【案例思考】
　　此医疗事故发生的原因是什么？

案例 12-1
参考答案

Note

一、医疗事故的概念和特征

(一)医疗事故的概念

医疗纠纷并非我国独有,无论是在医学技术非常发达的西欧、美国等发达国家,或是近邻日本都不鲜见。医疗纠纷是指医患双方因诊疗活动引发的争议。医疗事故是指医疗机构及其医务人员在医疗活动中,违反医疗卫生管理法律、行政法规、部门规章和诊疗护理规范、常规,过失造成患者人身损害的事故。医患双方对诊疗活动有争议,有争议并不意味着医院一定有过错,自然也不一定构成医疗事故,医疗纠纷的范围大于医疗事故。

(二)医疗事故的构成要件

1. 医疗事故的责任主体是医疗机构及其医务人员 《中华人民共和国侵权责任法》第三十四条规定:"用人单位的工作人员因执行工作任务造成他人损害的,由用人单位承担侵权责任。劳务派遣期间,被派遣的工作人员因执行工作任务造成他人损害的,由接受劳务派遣的用工单位承担侵权责任;劳务派遣单位有过错的,承担相应的补充责任。"医务人员是医院的工作人员,从事医疗护理活动为执行自己的工作任务,因此,医疗事故的责任主体不应只是医务人员,而应当是医疗机构及其医务人员。医务人员是指按照国家有关法律、法规和规章的规定,经过考核和卫生行政部门批准和承认,取得相应资格及执业证书的各级各类卫生技术人员。未取得执业资格但依法在医疗、预防、保健机构进行实习或试用的人员,可依法从事相应卫生技术工作,实习或试用单位应对其职务活动承担责任。医务人员可依照其从事的业务性质可分为医疗防疫人员、护理人员(包括护士、护理员)、药剂人员、其他技术人员(包括放射、检验、营养等技术人员)。

2. 医疗机构或其医务人员有过错 医务人员在进行医疗护理行为时应该保持合理的注意义务,即依据法律、法规、规章制度和具体操作规程,以及职务和业务上的习惯和常理等保持足够的小心谨慎,以预见医疗行为的结果和避免损害结果发生的义务,这种注意义务包括结果预见的义务和结果避免的义务。医疗机构或其医务人员有过错是指医务人员在医疗护理活动中主观上的一种可归责的心理状态,即存在有过失行为,包括责任过失和技术过失。责任过失又可以分为疏忽大意的过失和过于自信的过失,疏忽大意的过失是指应当预见、能预见而没有预见,比如护士使用治疗仪为患者进行理疗,因电源插座比较远,使用了插线板连接,该插线板的线绊倒了一名患者致其跌倒在地左手桡骨骨折;过于自信的过失是指预见了行为的结果,但轻信可以避免。技术过失是指行为人在医疗过程中是尽职的,但行为人学识、经验和能力的限制引起的患者的损害发生,这些限制不仅表现在注意能力上,也表现在处置能力上,面对复杂的情况,由于能力限制未能预见不良后果或因处置不当、处理错误造成不良后果。

在具体的应用中,既要考察医务人员有无过于自信或疏忽大意,又要本着主客观相统一的原则考察其是否具有技术过失的可能,还应当综合考量医务人员所处的医疗环境、地域和所拥有的医疗设备,以及医务人员在情况十分紧迫下所能够对注意义务的实现程度等因素。显然,对于乡镇卫生院的医务人员的业务技术水平与省城三级甲等医院的医务人员的业务技术水平要求是不一样的。

3. 医疗机构及其医务人员的过错给患者造成了人身损害 损害后果是一种客观事实状态的判断,根据《医疗事故处理条例》的规定,医疗事故按照人身损害程度进行分级,无损害则不构成医疗事故。《中华人民共和国侵权责任法》第六十条规定了三种免责情形:患者不配合或者其近亲属不配合医疗机构进行符合诊疗规范的诊疗;医务人员在抢救生命垂危的患者等紧急情况下已经尽到合理诊疗义务;限于当时的医疗水平难以诊疗。因这三种情形,患者有损害,医疗机构不承担赔偿责任。

4. 医疗机构及其医务人员的过错和损害结果之间有因果关系 因果关系是确认是否构成医疗事故的基本条件之一。因果关系有多种表现形式,即一因一果、一因多果、多因一果和多因多果。在临床中,很多医疗结果的发生是多种因素所致,即医务人员的过失行为与患者的疾病影响共同导致某一损害后果的发生,如多因一果和多因多果,如果不考虑这一因素而要求医疗机构承担全部损害后果的责任是不公平的。

《医疗事故处理条例》第三十三条对不属于医疗事故的几种情形也进行了明确规定,有下列情形之一的,不属于医疗事故。

(1) 在紧急情况下为抢救垂危患者生命而采取紧急医学措施造成不良后果的。

(2) 在医疗活动中由于患者病情异常或者患者体质特殊而发生医疗意外的。

(3) 在现有医学科学技术条件下,发生无法预料或者不能防范的不良后果的。

(4) 无过错输血感染造成不良后果的。

(5) 因患方原因延误诊疗导致不良后果的。

(6) 因不可抗力造成不良后果的。

二、医疗纠纷相关法律制度

改革开放以来,我国已形成较为完善的医疗卫生法律框架体系。为正确处理医疗纠纷,保护患者和医疗机构及其医务人员的合法权益,维护医疗秩序,保障医疗安全,中华人民共和国国务院于2002 年 4 月 4 日发布了《医疗事故处理条例》,自 2002 年 9 月 1 日起施行。

条例实施后,在司法实践中发现因医疗事故认定标准较高,有大量不构成医疗事故但医院存在医疗过错的案件,医学会和司法鉴定机构鉴定结果可能会出现较大的差异。因此,法院一般实行医学会进行医疗事故鉴定和司法鉴定机构进行医疗过错鉴定双轨制来审理医疗案件。2009 年 12 月26 日,《中华人民共和国侵权责任法》由中华人民共和国第十一届全国人民代表大会常务委员会通过,并自 2010 年 7 月 1 日起施行。《中华人民共和国侵权责任法》第七章共十一条专门对医疗损害责任进行了规定,凸显了各方面利益关系的合理平衡,体现了民事法律关系主体地位平等的特征。随着《医疗事故处理条例》医疗事故鉴定在司法实践使用中的限制,《中华人民共和国侵权责任法》在处理医疗纠纷中的广泛应用。2017 年 12 月 13 日,最高人民法院出台了《最高人民法院关于审理医疗损害责任纠纷案件适用法律若干问题的解释》(以下简称《司法解释》),《司法解释》对医疗损害责任案件的证明责任分担、鉴定事项、赔偿责任等事项进行了规定。目前,在司法实践中应用最为广泛的是《中华人民共和国侵权责任法》。《中华人民共和国刑法》第三百三十五条规定,医务人员由于严重不负责任,造成就诊人死亡或者严重损害就诊人身体健康的,处三年以下有期徒刑或者拘役。

三、判定医疗损害的评定标准

《医疗事故处理条例》第四条规定,根据对患者人身造成的损害程度,医疗事故分为四级。

(1) 一级医疗事故:造成患者死亡、重度残疾的。

(2) 二级医疗事故:造成患者中度残疾、器官组织损伤导致严重功能障碍的。

(3) 三级医疗事故:造成患者轻度残疾、器官组织损伤导致一般功能障碍的。

(4) 四级医疗事故:造成患者明显人身损害的其他后果的。

因《医疗事故处理条例》按照患者的预后对医疗事故进行了分级,而医疗事故往往是疾病的影响与医务人员的过失共同作用下导致了患者出现人身损害后果,在责任判断时不甚明了。现司法实践往往采用过错参与度来判定医疗机构及其医务人员应该承担的责任。《司法解释》规定,患者依规定主张医疗机构承担赔偿责任的,依法提出医疗损害鉴定申请,人民法院可就下列专门性问题作为申请医疗损害鉴定的事项:①实施诊疗行为有无过错;②诊疗行为与损害后果之间是否存在因果关系以及原因力大小;③医疗机构是否尽到了说明义务、取得患者或者患者近亲属书面同意的义务;④医疗产品是否有缺陷、该缺陷与损害后果之间是否存在因果关系以及原因力的大小;⑤患者损伤残疾程度;⑥患者的护理期、休息期、营养期;⑦其他专门性问题。

过错参与度是指在导致医疗损害的诸多因素中,医疗机构及医务人员的过失所占的比例。对于医疗损害责任认定应限于过错医疗行为所造成的损害,医方只应对与其过错医疗行为存在因果关系的损害承担赔偿责任。同时,还应当考虑医务人员是否达到了应当达到的注意程度,而且该注意程度应当是法律法规、操作规程等所明确要求的,或者是作为一个诚信善意之人的行为所要求的。过错参与度一般可划分为 A、B、C、D、E、F 六级,分级程度如下。

（1）A 级是指损害后果不是由医疗行为造成的,医院无责任。

（2）B 级是指轻微责任,参与度范围是 1％～20％,是指损害后果绝大部分由其他因素造成的,医疗过失行为起轻微作用。

（3）C 级是指次要责任,参与度范围是 20％～40％,是指损害后果主要由其他因素造成的,医疗过失行为起次要作用。

（4）D 级是指同等责任,参与度范围是 40％～60％,是指医疗过失行为与其他因素造成损害后果的作用大致相当。

（5）E 级是指主要责任,参与度范围是 60％～90％,是指损害后果主要由医疗过失行为造成的,其他因素起次要作用。

（6）F 级是指全责,参与度范围是 90％～100％,是指损害后果完全由医疗过失行为造成。

第二节　常见医疗事故发生的原因及对策

案例 12-2

案例 12-2
参考答案

　　患儿孙某是孕 36 周在某医院产科行剖宫产出生的,出生后 10 日因骶尾部畸胎瘤转入新生儿外科,入院后完善相关检查后,于入院第 3 天上午行畸胎瘤切除术,手术顺利,术后生命体征平稳。手术后次日上午 8:30 左右,主任查房后认为患儿病情平稳,为暴露手术切口,将患儿俯卧,并撤去心电监护和吸氧设备,患儿俯卧位维持了近 3 个小时,中间没有医护人员查看。11:30 左右,家属看到患儿脸色发紫发青,急按铃叫来医护人员,将患儿平卧,同时予以吸氧和心电监护。10 分钟后患儿口唇转红,但精神萎靡、面色欠佳,下午出现腹部膨胀,呕吐黄色液体,X 线诊为肠梗阻,医院考虑为新生儿坏死性小肠结肠炎,采取保守治疗,患儿病情逐渐加重,入院后第 10 天因多脏器功能衰竭死亡。患儿父母将该医院起诉至法院。

【案例思考】
试推测该医疗纠纷可能的鉴定结果。

一、医疗事故发生的原因

引起医疗事故发生的原因很多,大概可以分为以下几类。

（一）管理因素

1. 护士配备不足或安排不当　目前随着医疗保险制度在全国范围的全面铺开,各级医院患者人数明显增加,而护士的人数并没有相应的增加,护士的工作非常繁忙,容易出现差错事故。如遇临时性的突发公共卫生事件,如果准备不充分,且时间紧、任务重,可能会放松安全防范要求,忙中出乱,乱中出错,从而酿成医疗事故。

2. 医疗设备、器械、物料因素 医疗器械是在诊疗、护理活动中使用的,要求符合国家规定的医用产品质量标准,如果不符合使用后造成就诊人的健康损害而产生的医疗纠纷,患者可以此产品质量缺陷向生产者请求赔偿,也可以侵权责任向医疗机构请求赔偿。如果患方无法确知产品的生产者,患方可以医疗服务合同纠纷案由向医疗机构请求赔偿。

医疗设备、器械在管理上要求定数量、定点安置、定专人管理、定期消毒灭菌及定期检查维修,没有定期校验、维修、保养,其配套设备缺失造成无法使用也会造成医疗事故。如某心内科患者突然发生心室颤动,直流电复律和除颤为治疗室颤的首选措施,应争取在短时间内(1~2分钟)给予非同步直流电除颤,而突然发现插线板被某护士拿走未放回抢救车,该患者则会因抢救设备未处于备用状态而导致抢救不及时。

医院需要使用大量的药品、医疗植入物、医疗卫生材料等,药品制剂质量性能不符合要求,卫生材料和器械品种规格不配套不合标准,消毒不完全或二次污染都会造成医疗事故,医疗物资供应不足,品种不全有时也会威胁患者安全甚至导致患者死亡。2005年12月11日,安徽省某医院的眼科医师和来自上海的眼科主任医师徐某以及上海某科技贸易有限公司的工作人员等为10名患者进行白内障超声乳化手术,进行手术后的当天下午至次日上午,10名患者相继出现眼部肿痛、流脓等症状。最后,其中9名患者单侧眼球被摘除。调查显示,从该院自制眼用平衡灌注液中检出绿脓杆菌,灌注瓶有气泡;医院手术室布局、流程、环境、设施等不符合开展无菌手术的基本要求;手术器械未清洗干净,手术包灭菌时间、温度、压力不够,有湿包;人工晶体等耗材包装袋有破口而上台前未发现;术中微创手术器械不能做到一人一用一灭菌;进口的人工晶体未经注册。

3. 制度因素 医院管理混乱,规章制度不健全,职责划分不明确,对人员管理不当,造成各部门权责不分明,工作人员缺岗、脱岗,各部门之间、个人之间对工作互相推诿、扯皮,延误患者抢救造成医疗事故。

(二) 护士因素

1. 法律意识淡漠 护理人员思想重视程度低,缺乏高度的责任心和同情心,违反各项规章制定和技术操作规程工作,粗心大意,违章操作是造成医疗事故的主要原因。在临床实践中,由于护士工作不认真,未认真执行"三查七对"而出现输错药物或输错血液等差错事故的事件屡见不鲜,严重者会导致患者伤残乃至死亡。

2. 护理风险识别能力差 护理风险是指在提供医疗护理的过程中,存在的不确定危害因素,处置不当,这些因素可能会直接或间接导致患者死亡、伤残或其他人身损害。在护理工作中,我们的一举一动关系着患者的生命安全,护理人员应谨慎小心,具备较强的护理风险识别能力亦是每一名护士应具备的基本素质。比如病房里患者不慎将一杯水泼在过道上,作为一个护士,应该会意识到如果患者在地板上踩踏,地板会变得湿滑,患者及其家属可能会有跌倒的风险。所以在病房管理和提供护理的过程中,护理人员应知晓哪些是高危因素,并具备对高危因素采取有效措施防范风险发生的能力。在护理工作中,较为常见的风险事件有给药错误、压疮、跌倒、坠床、导管脱落等。

3. 业务素质欠佳 护理人员的业务素质主要包括对三基的掌握及熟练程度,能够理论与实践相结合,要求护理人员业务精湛,技术娴熟,具有一定的独立判断、处理和解决问题的能力,并且能够与时俱进,具有不断学习和提高的能力。三基则是指医学基础理论、医学护理基础知识和护理基本技术。护理人员基础理论知识不扎实,就可能会发生护理文书记录不到位,患者出现了病情变化可能危及生命而护理人员由于业务素质差而出现病情观察不准确,护理措施不得当的问题,甚至发生错误执行医嘱或错误用药等问题。随着社会经济的发展,药物更新换代很快,新的治疗方法亦层出不穷,对于每一个护理人员来说,护理都是一门需要终身学习的科学。

(三) 时间因素

节假日前后,临近交接班时,是护理人员思想麻痹,容易产生安全意识松懈的时段,是事故多发期。人体生物节律也可能影响到事故的出现。人体中存在着体力盛衰时期、情绪波动周期和智力周期,据国外某保险公司对意外死亡事故调查后发现,事故的肇事者约50%正处于临界期,即两个以上循环点重合时期。此外生物钟、月亮周期及太阳黑子活动周期对人体的影响也时常见报道。护理人员应注意休息,在工作时要保持良好的精神状态以减少差错的发生。

(四)环境因素

缺氧、噪声、粉尘、烟雾、潮湿、照明不足、交变磁场、放射源的不恰当处置以及高温低温环境会使人体自身调节困难,出现倦困乏力,严重时会导致身体的损害,对于危重患者、新生儿及老人来说,反应更加强烈。医院内昆虫、虱、蟑螂、苍蝇、老鼠等均可引起院内感染,甚至造成医疗事故。例如,某医院的放射科搬迁后,医院对其未予任何处置即安排其他科室人员进驻办公,数年后,该区的工作人员癌症发病率明显增加。

二、医疗差错事故的防治对策

医疗差错事故的发生是难以杜绝的,但采取合理的预防措施,可以有效地减少医疗差错事故的发生。

(一)落实各项规章制度

各级各类护理人员认真执行各项工作制度和落实岗位责任制,是防止医疗差错事故的保证。第一,诊疗护理过程要认真负责和规范,严格遵守医疗卫生管理制度和诊疗护理技术规范、常规工作时间不能擅离岗位,要注重交接班工作;第二,要注重危重患者的诊治和抢救,操作技术要精练,抢救记录要及时、完整;第三,要层层落实护理人员的岗位责任制和质量考核制度。

(二)全面提高护理人员素质

不同的医院、不同的科室工作的方式和方法会有所差异,不同的护理人员其业务水平、工作能力也会参差不齐。为了保证护理质量的均衡性,避免差错事故的发生,做好新进人员的岗前培训相当重要。岗前培训的内容包括护理人员的业务培训、道德素质教育、沟通能力及法律知识的培训等,以严格防范为基础,突出抓好重点科室、重点环节的安全管理。护理人员应当提升自己的服务理念,提高主动服务意识的能力,做到言行规范、有耐心,能经得起患者及其家属焦虑、惊慌、激动、易怒的询问、质疑或发泄,学会换位思考,耐心细致地对待患者及其家属。作为一名医务工作者,护理人员应该有高度责任心,应该学会尊重生命、敬畏生命,把医疗护理事业当成一种神圣的职责和对患者保持高度负责的精神。沟通不到位也是造成差错事故的原因之一,护理人员要有语言和工作方法的艺术,会主动与患者沟通,争取取得患者及其家属的信任,更好地完成各项工作。

(三)正确履行告知义务,按规定书写、保管病历

患者在医疗活动中享有对病情、医疗护理措施、医疗护理风险等方面的知情同意权,医疗机构及其医务人员应该履行必要的告知义务。告知包括口头告知及书面告知。《中华人民共和国侵权责任法》规定,对于需要实施手术、特殊检查、特殊治疗的,医务人员应当及时向患者说明医疗风险、替代医疗方案等情况,并取得其书面同意;不宜向患者说明的,应当向患者的近亲属说明,并取得其书面同意。可能对患者的人身或财产利益产生较大影响的事项也应该取得患者的书面同意。病历书写要求客观、真实、准确、及时、完整、规范,护理人员应当遵守相关规定进行书写和保管病历。例如,广东某医院因撕毁门诊病历被法院判决医院存在医疗过错而承担赔偿责任。

(四)加强医院管理,提高医院的后勤保障能力

医院的核心工作是提高医疗护理质量,后勤保障工作是全院医疗护理工作正常运行的基础和保障。要加强对各科室医疗器械和药品的管理,保证急救药品、抢救器械等正常待命,使患者能够在最佳时间内接受救治。医院后勤管理工作的内容,广义上包括总务管理、财务管理、生活服务管理、基

建房产管理、物质设备管理和环境管理。提高医院的后勤保障能力,首先需要培养后勤人员加强服务意识,以服务临床作为工作的核心,主动当好配角,急临床之所急,想临床之所想,积极主动地为临床服务。同时还应注意到管理优化控制成本,争取以最小投入发挥最大的经济效益。

第三节　医疗差错事故的技术鉴定与处理

一、医疗差错事故的鉴定

医疗事故鉴定,是指由医学会组织有关临床医学专家和法医学专家组成的专家组,运用医学、法医学等科学知识和技术,对涉及医疗事故行政处理的有关专门性问题进行检验、鉴别和判断并提供鉴定结论的活动。依据法律规定,医疗差错事故技术鉴定机构:一是医学会,二是具有法医临床鉴定资质的司法鉴定机构。医疗事故技术鉴定一般由医学会进行,而司法鉴定机构一般进行医疗过错鉴定,在司法实践中,两种鉴定方式并轨执行。

医学会负责医疗事故技术鉴定,鉴定委员会负责本地区医疗单位的医疗事故的技术鉴定工作,按照其管辖范围可划分为中华医学会和省(自治区)、地区(自治州、市)三级医疗事故技术鉴定委员会。医疗事故技术鉴定委员会(以下简称鉴定委员会)由有临床经验、权威、作风正派的主治医师、主管护师以上医务人员和卫生行政管理干部若干人组成。省、自治区、直辖市鉴定委员会可以吸收法医参加。鉴定委员会人选,由卫生行政部门提名,报请同级人民政府批准。

设区的市级地方医学会和省、自治区、直辖市直接管辖的县(市)地方医学会负责组织首次医疗事故技术鉴定工作,省、自治区、直辖市地方医学会负责组织再次鉴定工作。必要时,中华医学会可以组织疑难、复杂并在全国范围内有重大影响的医疗纠纷的技术鉴定工作。鉴定程序如下所述。

（一）双方申请

医患双方协商一致共同向市医学会提起鉴定申请,或患方向医疗行政部门投诉由医疗行政部门移交医学会鉴定,或由人民法院根据当事人申请委托医学会鉴定。

（二）医学会受理及提交鉴定资料

负责组织医疗事故技术鉴定工作的医学会先审查资料是否符合医学会受理的范围,对不符合受理条件的,医学会不予受理。不予受理的,医学会应说明理由。对于符合受理条件的,决定受理后通知医疗事故争议双方当事人在规定时间内提交进行医疗事故技术鉴定所需的材料、书面陈述及答辩。医疗机构提交的有关医疗事故技术鉴定的材料应当包括下列内容。

（1）住院患者的病程记录、死亡病例讨论记录、疑难病例讨论记录、会诊意见、上级医师查房记录等病历资料原件。

（2）住院患者的住院志、体温单、医嘱单、化验单(检验报告)、医学影像检查资料、特殊检查同意书、手术同意书、手术及麻醉记录单、病理资料、护理记录等病历资料原件。

（3）抢救急危患者,在规定时间内补记的病历资料原件。

（4）封存保留的输液、注射用物品和血液、药物等实物,或者依法具有检验资格的检验机构对这些物品、实物作出的检验报告。

（5）与医疗事故技术鉴定有关的其他材料。

在医疗机构建有病历档案的门诊、急诊患者,其病历资料由医疗机构提供;没有在医疗机构建立病历档案的,由患者提供。医患双方应当依照医学会的要求提交相关材料。医疗机构无正当理由未如实提供相关材料,导致医疗事故技术鉴定不能进行的,应当承担责任。

（三）确定专家

医学会应该设立专家库,专家库的专家一般来自本行政区域内的具有相应专业高级职称的医疗卫生技术人员,当本行政区域内的专家不能满足建立专家库需要时,可以聘请本省、自治区、直辖市范围内的专家进入本专家库。专家库应当依照学科专家组名录设置学科专业组,专业组可以根据本地区的实际情况予以调整。申请鉴定需要缴纳鉴定费用,鉴定费用一般由提出医疗差错事故争议的当事人预先缴纳。在缴纳鉴定费用后,医学会通知医疗差错事故争议双方到场抽取鉴定专家。医学会已对专家库的专家进行随机编号,首先对当事人提出的有合理回避理由的专家库成员撤出,在医学会的主持下进行抽取,抽取的方式为盲抽,抽取的鉴定专家人数一般为 3 人以上单数,还应当按照上述方法各自抽取一名专家作为候补。

（四）召开听证会

医学会将鉴定材料发送给各鉴定专家,并定期召开听证会,争议双方当事人出席听证会。医学会在听证会 7 日前,将听证的时间、地点、要求等书面通知双方当事人。举行鉴定听证会,先由双方当事人在规定时间内分别陈述意见和理由,鉴定专家根据需要可以提问,必要时,可以对患者进行现场医学检查。双方当事人退庭,鉴定专家合议后,根据半数以上的专家的意见形成鉴定结论。

（五）出具鉴定书

在听证会结束后规定时间内,医学会出具医疗事故技术鉴定书,医疗事故技术鉴定书盖医学会医疗事故鉴定专用印章。医疗事故技术鉴定书应当及时送达双方当事人。

（六）再次鉴定

任何一方当事人对首次医疗事故技术鉴定结论不服的,可以自收到首次医疗事故技术鉴定书之日起 15 日内,一方当事人可向原受理医疗事故争议申请的卫生行政部门提出再次鉴定的申请,或者由双方当事人共同向省级医鉴会提起再次鉴定。

二、医疗过错鉴定和医疗事故技术鉴定的原则

由于医疗过错鉴定和医疗事故技术鉴定是一项特殊的技术活动,对医患双方的利益会产生巨大的影响,所以在鉴定的过程中必须要遵循一定的原则。

（一）合法性原则

合法性原则是指鉴定活动必须严格遵守国家法律、法规的规定。它是评断鉴定过程与结果是否合法和鉴定结论是否具备证据效力的前提。这一原则在立法和鉴定过程中主要体现为鉴定主体合法、鉴定材料合法、鉴定程序合法、鉴定方法合法、鉴定结果合法五个方面。

1. 鉴定主体合法 鉴定机构必须是按法律、法规、部门规章规定,取得鉴定资质的法定鉴定机构,或按规定程序委托的特定鉴定机构。鉴定人必须是具备规定的条件的自然人。

2. 鉴定材料合法 鉴定材料主要是指病历资料等,鉴定材料必须要经过医患双方的质证认可其符合证据材料的"三性原则",方可提交到鉴定机构进行鉴定。三性原则是指真实性、关联性和合法性。真实性是指材料能证明案件是真实的、不依赖于主观意识而存在的客观事实;关联性是指材料必须是与案件所要查明的事实存在逻辑上的联系,从而能够说明案件事实;合法性是指材料必须由当事人按照法定程序提供,或由法定机关、法定人员按照法定的程序调查、收集和审查。

3. 鉴定程序合法 鉴定程序合法是指在鉴定的提请、委托、受理、实施、补充鉴定、重新鉴定、专家共同鉴定等各个环节上必须符合相关法律法规和部门规章的规定。

4. 鉴定方法合法 鉴定方法合法是指鉴定方法应当是经过法律确认的、有效的,鉴定标准要符合国家法定标准或部门(行业)标准。

5. 鉴定结果合法 鉴定结果的合法主要是指鉴定文书必须具备法律规定的文书格式和必备的

各项内容,鉴定结论必须符合证据要求和法律规范。

（二）鉴定独立性原则

司法鉴定活动坚持独立性原则,是由科学技术自身的特殊性和鉴定结论的证据要求所决定的。从本质上讲,司法鉴定活动是鉴定人提供证据材料的活动,这种活动必须独立进行,才能有利于鉴定结论的客观性、科学性、真实性、公正性。司法鉴定活动的独立性原则主要体现在五个方面。

（1）司法鉴定机构要相对独立,社会鉴定机构必须是独立的法人组织,侦查机关内设的鉴定机构应当与侦查业务部门分离;鉴定人的活动,包括鉴定方案的制订、鉴定的实施、鉴定结论的出具、鉴定人出庭质证等必须独立进行,司法机关和鉴定机构负责人不得暗示或干预。

（2）鉴定人必须在鉴定机构执业,鉴定机构对鉴定实施日常管理,对鉴定人的活动应提供必要的条件和保障,但不能干预鉴定结论,不能要求或暗示鉴定人出具某种结论。鉴定活动不受机关、团体、社会组织和个人的非法干扰,诉讼当事人干扰鉴定活动也要承担相应的法律责任。

（3）司法鉴定机构之间是平等的、独立的,相互间无隶属关系,鉴定结论不受相互制约和影响,无服从与被服从关系。

（4）实行鉴定人负责制,鉴定人的活动应对鉴定结论承担法律责任,必须在鉴定书上签名或盖章。多人参加鉴定,对鉴定结论意见不一致的,应当在鉴定书上分别注明不同意见的人数及其理由。鉴定过程中,任何机关、团体、社会组织和个人,不得非法干预鉴定人的活动。鉴定结论实行鉴定人负责制不能以少数服从多数办法强行统一。

（三）客观鉴定原则

客观鉴定原则是指在进行医疗事故技术鉴定和医疗过错鉴定时必须遵循客观规律,反映案件事实,摒弃主观臆断。实事求是、客观公正是指导鉴定活动的根本准则,也是鉴定活动的生命,对于司法鉴定的发展具有十分重要的意义。它的基本含义包括以下三个方面。

（1）受理案件时要了解鉴定要求及鉴定委托事项,如果发现鉴定的事项非鉴定人专业所长,超出鉴定受理范围,或者本鉴定机构不具备相关鉴定条件时,应拒绝受理。

（2）鉴定材料是真实可靠的。所有的鉴定材料比如病历、影像资料等均由法院组织双方当事人质证,证明符合真实性、客观性、相关性三性原则后,再由法院送交司法鉴定机构。

（3）鉴定意见要客观可靠,经得起质疑。对鉴定事项按照科学思维,恰如其分地进行分析、判断,作出有关案件事实的鉴定意见。鉴定意见不能超越事实所能证明的限度,作出跳跃式的推理。如仅见颈部皮肤有表皮脱落,就推导出有扼颈的存在,这是不科学的。因为颈部皮肤表皮脱落可以是抓伤、擦伤、碰伤等,不一定是扼颈。

（四）公开、公平、公正原则

公平原则是要求对不同委托主体委托的鉴定要一视同仁,不论是来自公安、检察、法院等国家机关还是来自公民个人甚至是犯罪嫌疑人,在委托鉴定业务的地位上是平等的。鉴定意见往往成为法官认定案件事实的关键证据,公正鉴定是司法鉴定公信力的来源。鉴定活动必须要客观真实、忠于事实、不偏不倚,以"看得见"的正义体现在人们面前,才能维护司法鉴定的权威性。公开原则有利于全社会的监督,能最大限度地防止和克服腐败,维护司法公正。公开原则具体体现在以下几点。

（1）鉴定项目公开。

（2）鉴定收费公开。

（3）鉴定项目标准公开。

（4）鉴定程序公开。

（5）鉴定人公开。

三、医疗事故的处理及解决途径

《医疗事故处理条例》规定，医务人员在医疗活动中发生或者发现医疗事故、可能引起医疗事故的医疗过失行为或者发生医疗事故争议的，应当立即向所在科室负责人报告，有关部门应当立即进行调查、核实，将有关情况如实向本医疗机构的负责人报告，并向患者进行沟通和解释。如果发生重大医疗过失行为的，医疗机构应当按照规定向所在地卫生行政部门报告。

发生医疗事故争议时，患方可以要求医院将病例资料如死亡病例讨论记录、疑难病例讨论记录、上级医师查房记录、会诊意见、病程记录等进行封存。封存的病历资料可以是复印件，由医疗机构保管。封存的病历应当在医患双方均在场的情况下启封，医院不得私自开启封存的病历。对于疑似输液、输血、注射、药物等引起不良后果的，医患双方应当共同对现场实物进行封存和启封，封存的现场实物由医疗机构保管；需要检验的，应当由双方共同指定的、依法具有检验资格的检验机构进行检验；双方无法共同指定时，由卫生行政部门指定。疑似输血引起不良后果，需要对血液进行封存保留的，医疗机构应当通知提供该血液的采供血机构派员到场。如果患者死亡，不能确定死因或者对死因有异议的，患方可以申请尸检。因尸体存放时间过长会影响尸检结果，患方一般应在患者死亡后48小时内申请进行尸检；具备尸体冻存条件的，可以延长至7日。超过规定时间，影响对死因判定的，由拒绝或者拖延的一方承担责任。

随着各省市地级医疗纠纷调解委员会的成立，医院也普遍购买了医疗责任保险，为医疗纠纷的顺利解决打下了良好的基础。在发生了医疗纠纷争议后，医患双方在一定数额内可以协商解决，也可以向医疗纠纷调解委员会提出调解申请，也可以直接向人民法院提起民事诉讼。

医疗纠纷的解决途径有三种：一是医患双方协商解决；二是医疗纠纷调解委员会调解解决；三是人民法院诉讼解决。这三种方式，患方可以选择其中之一来解决医疗纠纷，大部分地区对医患双方协商解决的赔偿数额有限定，而人民法院诉讼解决是医疗纠纷解决的最终途径。

1. 医患双方协商解决 医疗纠纷发生后，医患双方当事人不需要任何组织和个人的介入，只通过双方协商解决。医疗纠纷属于民事纠纷，依据法律规定，可以平等、自愿协商解决。这条途径可以有效、迅速地解决医疗纠纷。但近年来全国各地医闹的频繁发生，对医疗秩序产生了极大的影响，为了避免出现这种不良现象，很多地方对医患双方自行协商解决的赔偿数额进行了限定，医患双方协商解决的纠纷只能是赔偿数额较小的纠纷。

2. 医疗纠纷调解委员会调解解决 医疗纠纷调解委员会是各地政府依照有关规定成立的第三方平台，接受司法局的业务指导，是独立于卫生行政部门、保险机构和医患双方之外的第三方人民调解组织。其主要职责：一是调解医疗纠纷，防止医疗纠纷激化；二是通过调解工作宣传法律、法规、规章和医学知识，引导医患双方当事人依据事实和法律公平解决纠纷；三是向医疗机构提出防范医疗纠纷的意见和建议。经调解解决的医疗纠纷，按照医患双方当事人要求，制作书面调解协议书，医患双方当事人应当履行。该调解协议可以申请经法院进行司法确认，经司法确认后可以申请法院强制执行。调解不成或者经调解达成协议后一方反悔的，双方可以向法院起诉解决。

3. 法院诉讼解决 诉讼是指公民、法人、其他组织依法起诉，要求司法机关依职责依法追究他人法律责任，由人民法院裁决的法律行为。医疗纠纷属于民事纠纷，法院诉讼是民事纠纷解决的最后的救济途径。在发生医疗纠纷后，患方可以向法院提起民事诉讼来解决争议。目前医疗纠纷诉讼有医疗损害责任和医疗服务合同两种案由，医疗纠纷在诉讼阶段也可以在法院的主持下进行调解，如果调解成功，法院依法制定调解书，与裁判文书一样具有法律效力。

四、医疗事故的赔偿

为了正确地处理人身损害赔偿案件，依法保护当事人的合法权益，根据《中华人民共和国侵权责任法》的相关规定，目前，法院和医疗纠纷调解委员会在计算赔偿数额所依据的标准一般是2004年5

月1日开始执行的《最高人民法院关于审理人身损害赔偿案件适用法律若干问题的解释》。依据相关法律规定,受害人遭受人身损害,赔偿义务人应当予以赔偿医疗费、误工费、护理费、精神损害抚慰金、交通费、住宿费、必要的营养费等。赔偿项目计算的标准如下。

1. 医疗费　医疗费根据医疗机构出具的医药费、住院费等收款凭证,结合病历和诊断证明等相关证据确定。赔偿义务人对治疗的必要性和合理性有异议的,应当承担相应的举证责任。器官功能恢复训练所必要的康复费、适当的整容费以及其他后续治疗费,赔偿权利人可以待实际发生后另行起诉。但根据医疗证明或者鉴定结论确定必然发生的费用,可以与已经发生的医疗费一并予以赔偿。

2. 误工费　误工费根据受害人的误工时间和收入状况确定。误工时间根据受害人接受治疗的医疗机构出具的证明确定。受害人因伤致残持续误工的,误工时间可以计算至定残日前一天。受害人有固定收入的,误工费按照实际减少的收入计算。受害人无固定收入的,按照其最近三年的平均收入计算;受害人不能举证证明其最近三年的平均收入状况的,可以参照受诉法院所在地相同或者相近行业上一年度职工的平均工资计算。

3. 护理费　护理费根据护理人员的收入状况和护理人数、护理期限确定。护理人员有收入的,参照误工费的规定计算;护理人员没有收入或者雇用护工的,参照当地护工从事同等级别护理的劳务报酬标准计算。护理人员原则上为一人,但医疗机构或者鉴定机构有明确意见的,可以参照确定护理人员人数。护理期限应计算至受害人恢复生活自理能力时止。受害人因残疾不能恢复生活自理能力的,可以根据其年龄、健康状况等因素确定合理的护理期限,但最长不超过二十年。

4. 交通费　交通费根据受害人及其必要的陪护人员因就医或者转院治疗实际发生的费用计算。交通费应当以正式票据为凭;有关凭据应当与就医地点、时间、人数、次数相符合。

5. 住院伙食补助费　住院伙食补助费可以参照当地国家机关一般工作人员的出差伙食补助标准予以确定。

6. 营养费　营养费根据受害人伤残情况参照医疗机构的意见确定。

受害人因伤致残的,赔偿的项目除了上述项目外,还包括残疾赔偿金、残疾辅助器具费等。

7. 残疾赔偿金　如果受害人的人身伤害构成残疾的,则需赔偿残疾赔偿金,需要残疾辅助器具的也应予赔偿。残疾赔偿金根据受害人丧失劳动能力程度或者伤残等级,按照受诉法院所在地上一年度城镇居民人均可支配收入或者农村居民人均纯收入标准,自定残之日起按二十年计算。但六十周岁以上的,年龄每增加一岁减少一年;七十五周岁以上的,按五年计算。

8. 残疾辅助器具费　残疾辅助器具费按照普通适用器具的合理费用标准计算。伤情有特殊需要的,可以参照辅助器具配制机构的意见确定相应的合理费用标准。辅助器具的更换周期和赔偿期限参照配制机构的意见确定。

受害人死亡的,赔偿义务人则应当赔偿丧葬费、被扶养人生活费、死亡补偿费以及受害人亲属办理丧葬事宜支出的交通费、住宿费和误工损失等其他合理费用。

9. 丧葬费　丧葬费按照受诉法院所在地上一年度职工月平均工资标准,以六个月总额计算。

10. 被扶养人生活费　被扶养人生活费根据扶养人丧失劳动能力程度,按照受诉法院所在地上一年度城镇居民人均消费性支出和农村居民人均年生活消费支出标准计算。被扶养人为未成年人的,计算至十八周岁;被扶养人无劳动能力又无其他生活来源的,计算二十年。但六十周岁以上的,年龄每增加一岁减少一年;七十五周岁以上的,按五年计算。

11. 死亡赔偿金　如果受害人因伤致死,则需计算死亡赔偿金。死亡赔偿金按照受诉法院所在地上一年度城镇居民人均可支配收入或者农村居民人均纯收入标准,按二十年计算。但六十周岁以上的,年龄每增加一岁减少一年;七十五周岁以上的,按五年计算。

赔偿数额不是指所有费用,因伤致残的计算残疾赔偿金,因伤致死的则计算死亡赔偿金,不能赔偿了残疾赔偿金又赔偿死亡赔偿金,两者只能计算一种。患者的损害后果往往是医疗过错造成的损害与患者自身的疾病、患者自身的因素等多种因素共同造成的。根据相关法律规定，受害人对同一损害的发生或者扩大有故意、过失的，可以减轻或者免除赔偿义务人的赔偿责任。所以，在计算出总额后再乘以医疗过错参与度则为赔偿总额。

第四节　法　律　责　任

根据相关法律法规，发生医疗事故或医疗差错，除了医疗机构要承担民事赔偿责任外，还应当承担行政责任，违法情节严重，违反了刑法的相关规定的则应承担刑事责任。

一、民事责任

（一）构成医疗事故或医疗过错承担民事责任的主体

依据相关法律规定，法人或其他组织的工作人员因其职务行为，给他人造成损害的，由该法人或其他组织承担民事责任。《中华人民共和国侵权责任法》第五十四条规定，患者在诊疗活动中受到损害，医疗机构及其医务人员有过错的，由医疗机构承担赔偿责任。因此，医疗事故或医疗过错的实施者为医务人员，医务人员的医疗行为属于职务行为，因职务行为而产生的医疗事故或差错致人损害的应当由该医疗机构承担民事责任。

（二）承担民事责任的方式

《中华人民共和国民法总则》规定承担民事责任的方式有停止侵害、排除妨碍、消除危险、恢复原状、赔偿损害等方式。根据《医疗事故处理条例》第十五条规定，在发生或发现医疗过失行为后，医疗机构及其医务人员应当立即采取有效措施，避免或减轻对患者身体健康的损害，防止损害扩大。由于医疗损害中有些后果是不可逆的，所以一般来说，医疗行为致人损害的承担民事责任的主要方式是赔偿损失。赔偿的数额可以经医患双方协商确定，如果不愿意协商或者协商不成，当事人可以向人民法院提起诉讼，由法院判决确定。

二、行政责任

（一）构成医疗事故或医疗过错承担行政责任的主体

承担医疗事故行政责任的主体一般是指医疗机构及负有责任的医务人员、该医疗机构其部门负责人及其主管领导和其他直接责任人员。如果卫生行政管理部门的工作人员在处理医疗事故或医疗过失中收受贿赂、滥用职权、玩忽职守，依照相关规定则需承担行政责任。参加医疗事故技术鉴定工作或医疗过错鉴定的人员违反规定，在鉴定中徇私舞弊、收受贿赂，依照相关规定也应承担行政责任。一般情况下，医疗机构在承担民事赔偿责任后会根据具体情况要求相关责任人员承担相应的责任，卫生行政管理部门在追究医务人员的行政责任时亦会划分直接责任人员和间接责任人员等。划分的标准和注意事项一般如下。

1. 直接责任人员　直接责任人员是指责任人的行为与患者的不良结果之间有直接的因果关系，是对不良后果的决定作用的人员。

2. 间接责任人员　间接责任人员是指责任人的行为与患者的不良结果之间有着间接的联系，是造成不良结果的条件，不是起决定作用的人员。

3. 在复合原因造成的结果中，要分清主要责任人员和次要责任人员　分别根据他们在造成不良结果过程中所起的作用，确定其所负责任的大小。

4. 要区分具体实施人员的直接责任与指导人员的直接责任　如果是具体实施人员受命于指导

人员实施的行为,或在实施中实施人员提出过纠正意见,未被指导人员采纳而造成不良结果的,由指导人员负直接责任。如果实施人员没有向指导人员如实反映患者情况或拒绝执行指导人员的正确意见造成不良后果,实施人员负主要责任。如果是具体实施人员提出了违反有关法规(含规章制度)的主张、做法,由于指导人员轻信,同意实施或者具体实施人员明知受命于指导人员所实施的行为违反有关规章制度,但不向指导者反映,仍然继续实施而造成不良结果的,则具体实施人员和指导人员都要负直接责任。

5. 要分清职责范围与直接责任的关系　如果事故责任不属责任人法定职责或特定义务范围,责任人对其不良后果不负直接责任。如果分工不清、职责不清,又无具体制度规定,则以其实际工作范围和公认的职责作为认定责任的依据。如无特殊需要责任人无故擅自超越职责范围,造成事故的,也应追究责任。

(二) 承担行政责任的方式

医疗机构发生医疗事故的,由卫生行政部门根据医疗事故等级和情节轻重,对医疗机构给予警告、责令限期停业整顿直至由原发证部门吊销执业许可证等处罚。卫生行政部门对负有责任的医务人员可以责令改正,予以警告或暂停 6 个月以上 1 年以下执业活动;情节严重的,吊销其执业证书。

卫生行政部门的工作人员在处理医疗事故过程中违反规定,利用职务上的便利收受他人财物或者其他利益,滥用职权,玩忽职守,或者发现违法行为不予查处,造成严重后果的,尚不够刑事处罚的,依法给予降级或者撤职的行政处分。参加医疗事故技术鉴定工作的人员违反规定,接受申请鉴定双方或者一方当事人的财物或者其他利益,出具虚假医疗事故技术鉴定书,造成严重后果的,尚不够刑事处罚的,可以给予行政或纪律处理,情节严重者由原发证部门吊销其执业证书或者资格证书。

三、刑事责任

(一) 构成医疗事故罪承担刑事责任的主体

构成医疗事故罪承担刑事责任的主体一般只能是自然人,医疗机构能承担民事责任和行政责任,刑事责任承担的方式只有罚金或者没收财产。构成医疗事故罪承担刑事责任的主体主要是指负有责任的医务人员。

(二) 承担医疗事故或医疗过失刑事责任的相关规定

1. 医疗事故罪　《中华人民共和国刑法》第三百三十五条规定,医务人员由于严重不负责任,造成就诊人死亡或者严重损害就诊人身体健康的,处三年以下有期徒刑或者拘役。

2. 妨害传染病防治罪　《中华人民共和国刑法》第三百三十条规定,违反传染病防治法的规定,引起甲类传染病或者有传播严重危险的,处三年以下有期徒刑或者拘役;后果特别严重的,处三年以上七年以下有期徒刑。

3. 非法采集、供应血液或者制作、供应血液制品罪　《中华人民共和国刑法》第三百三十四条规定,非法采集、供应血液或者制作、供应血液制品,不符合国家规定的标准,足以危害人体健康的,处五年以下有期徒刑或者拘役,并处罚金;对人体健康造成严重危害的,处五年以上十年以下有期徒刑,并处罚金;造成特别严重后果的,处十年以上有期徒刑或者无期徒刑,并处罚金或者没收财产。经国家主管部门批准采集、供应血液或者制作、供应血液制品的部门,不按照规定进行检测或者违背其他操作规定,造成危害他人身体健康后果的,对单位判处罚金,并对其直接负责的主管人员和其他直接责任人员,处五年以下有期徒刑或者拘役。

4. 其他刑事责任　卫生行政部门的工作人员在处理医疗事故过程中违反规定,利用职务上的便利收受他人财物或者其他利益,滥用职权,玩忽职守,或者发现违法行为不予查处,造成严重后果的,依照刑法关于受贿罪、滥用职权罪、玩忽职守罪或者其他有关罪的规定,依法追究刑事责任。

参加医疗事故技术鉴定工作的人员违反规定,接受申请鉴定双方或者一方当事人的财物或者其他利益,出具虚假医疗事故技术鉴定书,造成严重后果的,依照刑法关于受贿罪的规定,依法追究刑事责任。

刑法中关于医疗犯罪行为还规定了非法行医罪,是指未取得医生执业资格的人非法行医,情节严重,严重损害就诊人身体健康或者造成就诊人死亡的称为非法行医罪,非法行医罪处罚力度大于医疗事故罪。

本章小结

本章从医疗事故的概念、构成特征、医疗纠纷的相关法律制度、医疗纠纷发生原因及防范、医疗鉴定的过程等方面阐述如何做好护理工作,防止医疗纠纷的发生,确保执业安全,保护患者的人身安全。通过学习能初步认识到防范医疗纠纷的发生不仅是医疗安全管理的管理目标,也是护理人员防止自身违法犯罪、保证执业安全的需要。本章阐述了医疗事故的概念以及构成医疗事故的要件,运用了大量案例阐述了医疗纠纷常见原因,通过对本章的学习,学生能够将所学章节知识与临床实践相结合,具备初步的风险识别能力并加以防范。

直通护考

直通护考
答案

1. 医疗事故的责任主体是依法取得执业许可证的医疗机构及其依法取得(   )。

A.考试合格取得资格的考生　　　　B.医学临床研究资格的机构

C.执业证书的卫生技术人员

2. 导致发生医疗事故的直接原因是行为主体(   )。

A.无法预料或防范　　　　　　　　　　B.临床诊疗中患者病情异常

C.在现有科技条件下无法预料　　　　　D.违反医疗卫生管理法律、法规

E.技术上缺乏经验

3. 《医疗事故处理条例》中的医疗责任事故是指医务人员(   )。

A.无过错输血感染造成不良后果的

B.在诊疗中因患方原因延误诊疗导致不良后果的

C.行为人有过失,但因患者病情严重等偶合因素所致的

D.违反规章制度、诊疗护理常规失职行为所致的

E.患者体质特殊而发生医疗意外的

4. 依照《医疗事故处理条例》,应患者要求复印或者复制病历等资料时应(   )。

A.经医疗事故鉴定委员会批准

B.经医院医务部门批准,可以复印或复制

C.医疗机构提供复印或复制,患者应在场

D.由患者拿走自行复印

E.经卫生行政部门批准,可以复印或复制

5. 发生医疗事故争议情况,封存和启封病历等资料时应(   )。

A.有医患双方在场　　　　　　　　　　B.有关三方公证人在场

C.有医疗事故鉴定委员会专家在场　　　D.有卫生行政部门有关人员在场

E.经请卫生行政部门批准后

6. 根据对患者人身造成的损害程度,医疗事故分为四级,一级医疗事故是指(   )。

Note

A.造成患者轻度残疾、器官组织损伤导致一般功能障碍

B.抢救重危患者生命而采取紧急医疗措施造成不良后果

C.造成患者死亡、重度残疾

D.造成患者明显人身损害的其他后果

E.造成患者中度残疾,器官组织损伤导致严重功能障碍

7. 下列哪种情形不属于医疗事故?(　　　)

A.在紧急情况下为抢救垂危患者生命而采取紧急措施造成不良后果的

B.在医疗活动中由于患者病情异常或者患者体质特殊而发生医疗意外的

C.无过错输血感染造成不良后果的

D.患者不配合医疗机构的诊疗而造成不良后果的

E.以上都不是医疗事故

8. 发生医疗纠纷需进行尸检,尸检时间一般应在死后(　　　)进行,具备尸体冻存条件的,可以延长至 7 日。

A.12 小时内　　　B.24 小时内　　　C.36 小时内　　　D.48 小时内　　　E.72 小时内

9. 内科医生王某,在春节探家的火车上遇到一位产妇临产,因车上无其他医务人员,王某遂协助产妇分娩。在分娩过程中,因牵拉过度,导致新生儿左上肢臂丛神经损伤。王某行为的性质为(　　　)。

A.属于违规操作,构成医疗事故　　　　　　　B.属于非法行医,不属医疗事故

C.属于超范围职业,构成医疗事故　　　　　　D.属于见义勇为,不构成医疗事故

E.虽造成不良后果,但不属医疗事故

10. 医疗事故是医疗机构及其医务人员在医疗活动中,违反卫生管理法律、行政法规、部门规章和诊疗护理规范、常规,(　　　)造成患者人身损害的事故。

A.故意　　　　　B.过失　　　　　C.无过错　　　　　D.过错　　　　　E.有意

11. 因抢救危重患者,未能及时书写病历的,应当在(　　　)内补记。

A.6 小时　　　　B.8 小时　　　　C.12 小时　　　　D.24 小时　　　　E.48 小时

12. 根据《中华人民共和国侵权责任法》,必须要取得患方的书面同意才能够实施医疗行为的有(　　　)。

A.任何治疗活动　　　　　　　　　　　　　　B.任何诊断活动

C.实施手术、特殊检查、特殊治疗时　　　　　D.仅在实施手术时

E.进行护理操作时

13. 医疗损害责任的承担主体是(　　　)。

A.医疗机构　　　　　　　　　　　　　　　　B.医务人员

C.医疗机构及其医务人员　　　　　　　　　　D.医疗机构或医务人员

E.卫生行政管理部门

14. 对发生医疗事故有关的医务人员,除依法给予行政纪律处分外,卫生行政部门并可以责令暂停(　　　)个月以上(　　　)年以下执业活动;情节严重的,吊销其执业证书。

A.6、2　　　　　B.6、1　　　　　C.3、1　　　　　D.3、2　　　　　E.12、3

15. 下列哪一项不是构成医疗事故的要件?(　　　)

A.医务人员有过失行为　　　　　　　　　　　B.患者有损害结果

C.医疗行为与损害结果之间有因果关系　　　　D.医务人员有故意行为

E.医疗事故的主体为医疗机构及其医务人员

第十三章　护理伦理教育、修养与评价

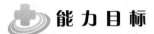

能力目标

1. 掌握：护理伦理教育、修养与评价的概念。
2. 熟悉：护理伦理教育和修养的基本原则和内容。
3. 了解：护理伦理教育和修养的方法。

护理伦理的基本原则和规范转化为护理人员的道德意识、道德行为和道德品质，主要通过开展护理伦理教育、修养与评价来实现的。因此，护理伦理教育、修养与评价是形成良好护理道德的三个要素，这三个要素相辅相成，相得益彰，常开展这些活动，有助于提高广大护理人员的职业道德素质，改善护患关系，促进社会主义精神文明建设。

第一节　护理伦理教育

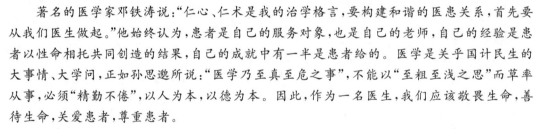

案例 13-1

著名的医学家邓铁涛说："仁心、仁术是我的治学格言，要构建和谐的医患关系，首先要从我们医生做起。"他始终认为，患者是自己的服务对象，也是自己的老师，自己的经验是患者以性命相托共同创造的结果，自己的成就中有一半是患者给的。医学是关乎国计民生的大事情、大学问，正如孙思邈所说："医学乃至真至危之事"，不能以"至粗至浅之思"而草率从事，必须"精勤不倦"，以人为本，以德为本。因此，作为一名医生，我们应该敬畏生命，善待生命，关爱患者，尊重患者。

【案例思考】

从该案例中同学们可受到哪些医德教育？

案例 13-1
参考答案

一、护理伦理教育概述

护理伦理教育是护理道德活动的一种重要形式，是护理道德实践的基础和先决条件。它是使护理道德原则和规范转化为护理人员的道德品质，并形成或改变护理道德风尚所不可缺少的重要环节。

Note

（一）护理伦理教育的含义

护理伦理教育是指按照社会主义护理伦理的基本原则和规范,运用各种方式和手段,对护理人员进行的有组织、有目的、有计划的一系列伦理教育的活动。

护理伦理教育的内容非常广泛,主要包括世界观、人生观和价值观教育;爱岗敬业精神教育、服务意识教育、奉献精神教育;护理伦理原则、规范、范畴教育;职业纪律教育等。

（二）护理伦理教育的特点

1. 护理伦理教育的实践性　护理伦理学是一门实践性很强的科学,在整个护理伦理教育中,要十分注意贯彻理论和实践统一的原则,既要加强调查研究,又要重视护理实践。护理伦理教育要适应时代和社会的客观要求。不同时期有不同时期的道德要求,按照护理伦理原则,调整护理道德内容;护理伦理教育要引导护理人员在日常工作中实践护理道德义务,并以此来衡量和检验教育成效大小;进行护理伦理教育时,应充分了解护理学生学习的动机和对护理伦理教育的要求,选取适合的正反两方面典型的案例教学,避免空洞的说教,争取提高教育的实效性。

2. 护理伦理教育的长期性　培养护理人员良好的道德品质,是一个长期的教育过程,不可能一蹴而就,需要循序渐进。应从护理学生入学时开始教育,逐步培养学生热爱护理职业,做到尊重患者、爱护患者,养成严谨的学习和工作作风。人的知识和道德修养是累积的过程,"人性可化,礼仪可学"。护理伦理教育在护理工作中也要常抓不懈,持之以恒,这样才能使护理人员达到更加高尚的护理道德水平。

3. 护理伦理教育的多样性　进行护理伦理教育,培养良好的护理道德应该采取多种途径和多种形式进行。开展护理伦理教育应先了解广大护理学生的道德现状,根据实际情况选用学生喜闻乐见的方式进行,比如播放《南丁格尔》《一个医生的故事》《白求恩在中国》等电教片,通过观看影片提高学生的护理道德意识;通过请当地医院优秀护理人员做报告,开座谈会等形式进行护理伦理教育。此外,护理伦理教育应和政治思想教育结合在一起。

二、护理伦理教育的过程

护理伦理教育,实际上就是护理道德品质教育,护理伦理教育过程同护理人员的道德品质的形成和完善过程是一致的。护理道德品质是由护理道德认识、护理道德情感、护理道德意志、护理道德信念、护理道德行为习惯所构成的。护理伦理教育的过程就是上述各要素提高和发展的过程。

（一）提高护理道德认识

护理道德认识是指护理人员对护理伦理的理念、原则、规范、范畴和准则的感知、理解和接受。护理人员通过不断学习掌握什么是社会主义护理伦理的基本原则和内容,并以此来判断自己和他人的思想和言行的是与非、善与恶、美与丑、荣与耻。在护理伦理教育中,有意识地培养护理人员提高社会主义护理道德认识水平是十分重要的。认识是行动的先导,没有正确的护理道德认识,就难以形成良好的护理行为和习惯。护理道德的形成,是建立在一定护理道德认识基础上的,护理人员护理道德概念的形成以及护理道德判断能力的提高,是护理道德认识能力提高的重要标志。有些护理人员护理行为不符合护理道德要求甚至损害患者利益,常常同他们对社会主义护理道德缺乏正确的认识和理解有密切关系。通过提高他们的护理道德认识水平,使他们知道什么是护理道德高尚,什么是护理道德缺陷,哪些是应该做的,哪些是不应该做的,从而提高履行社会主义护理道德义务的自觉性。

（二）培养护理道德情感

护理道德情感是指护理人员对客观事物的态度。具体而言,就是护理人员对护理事业及患者所产生的爱慕或憎恨、喜好或嫌恶的内心体验。护理人员仅仅对护理道德有了认识,并不就能自动转化为相应的行为。一个护理人员对自己的护理事业是否热爱、有没有感情以及是一种什么样的感情,这对护理人员对患者采取什么态度和行动有着直接关系。情感是行为的内在动力。通过护理伦理教育,帮助护理人员真正树立救死扶伤的医学人道主义精神,激发护理人员对患者的高度同情心,使其对护理工作产生强烈的责任感和事业感。护理道德情感是在护理实践和不断提高道德认识的基础上,逐步形成和发展起来的。良好的护理情感一旦形成,护理人员会在工作中真正做到急患者所急,痛患者所痛,甚至为了患者不惜牺牲个人的一切。因此培养护理情感,是提高护理道德水平的重要环节。

(三)锻炼护理道德意志

护理道德意志是指护理人员自觉地克服在履行护理道德义务中所遇到的困难和障碍的毅力,表现在有目的的、自觉的行动中。护理伦理道德教育过程不能只限于培养护理人员的道德感情上,还需要进一步培养护理人员的道德意志。护理人员在履行道德义务过程中,必然会遇到这样或那样的困难、阻力和曲折。若没有坚强的意志,就可能向困难低头,屈从于错误的思想影响。但是,如果护理人员意志坚强,就能够排除各种障碍,坚定不移地去实现自己的信念和诺言。可见,护理道德意志是护理道德行为的标杆。通过护理伦理教育,使他们对社会主义护理伦理有正确的认识,乐于践行,锲而不舍,一以贯之,就会逐步像白求恩大夫那样,具有坚强的医德意志和坚定的医德信念,在护理实践中,不畏艰险,勇往直前。

(四)树立护理道德信念

护理道德信念是指护理人员对道德理想目标坚定不移的信仰和追求。它是深刻的护理道德认识、炽烈的护理道德情感和顽强的护理道德意志的有机统一。其统一的基础是护理人员在护理实践活动中履行护理道德义务。护理道德信念是推动护理人员产生护理道德行为的动力。护理人员一旦牢固地确立了社会主义的护理道德信念,就能自觉地、坚定不移地依照自己确定的信念来坚定自己的行为。白求恩奖章获得者赵雪芳医生,在自身患癌症的情况下,依然一心扑在医疗工作上,为广大患者减除病痛,因为她坚持"人生能有几回活,活就活出个好人格"的坚定信念。大量的事实证明,培养护理人员坚定的护理道德信念是护理道德教育的中心环节。

(五)养成护理道德行为习惯

护理道德行为习惯是指护理人员在人际交往中,在一定的护理道德认识、情感、意志、信念的支配下所采取的有意识的、经过选择的、能够进行善恶评价的行为。它是护理品质的外在表现,是衡量护理道德品质的重要标志,是护理道德教育的根本目的。在护理伦理教育过程中,不仅要求护理人员能够自觉地遵守社会主义护理伦理的基本原则和规范,还要求能够将良好的护理道德行为转化为护理道德习惯,护理伦理教育的最高目标是帮助广大护理人员养成良好的护理道德行为习惯。

提高护理道德认识、培养护理道德情感、锻炼护理道德意志、树立护理道德信念和养成护理道德行为习惯,是构成护理伦理教育的基本过程。没有一定的护理道德认识,就不能形成护理道德信念,没有正确的护理道德认识作为指导的行动,也是盲目的行动。同样,只有护理道德认识而没有行动,也不能视为有良好护理道德的人。因此在整个护理道德教育的过程中,提高对护理道德的认识是前提和依据;培养锻炼护理道德情感和意志是必备的内在条件;树立护理道德信念是核心和主导;养成良好的护理道德行为习惯是护理道德教育的目的。它们相互之间并不是割裂的,而是相互制约、相互渗透和相互促进的。

三、护理伦理教育的原则和方法

(一)护理伦理教育的原则

护理伦理教育的原则是指护理伦理教育过程中应遵守的原则,也是组织实施护理伦理教育的基本要求和重要依据,它应贯穿护理伦理教育的始终。护理伦理教育的原则包括目的性原则、层次性原则、疏导性原则、理论联系实际原则。

1. 目的性原则　护理伦理教育,首先要有目的性,即培养护理人员全心全意为人民身心健康服务的高尚的护理道德,我们要始终如一地贯彻这一目的,要体现在每项护理教育活动的始末和整个护理伦理教育的全过程。

2. 层次性原则　从实际出发,根据护理人员护理道德水平层次的不同状况,因材施教,有的放矢。对高层次的护理人员运用激励、奖励的方法,引导他们再接再厉;对中层次的护理人员采取理论灌输、规章约束等方法,不要操之过急;对少数低层次的护理人员,加强个别教育,促使他们尽快认识,改正错误。切忌千篇一律,千人一面。实践证明,护理伦理教育只有"对症下药"才能"药到病除",收到良好的教育效果。

3. 疏导性原则　疏导,即疏通和引导。疏通就是创造环境,让广大护理人员敞开思想,畅所欲言,把自己的观点和意见充分地讲出来。引导就是对护理人员的思想认识问题,无论是正确的还是错误的,都要朝着正确的方向给予积极的教育和引导。要解决护理人员的模糊或错误的认识,不能采用压服的方法,要循循善诱,积极疏导。也就是要沟通感情,讲清道理,并通过开展批评和自我批评,提高护理人员的认识,调动积极因素,克服消极因素,不断加强护理道德修养。

4. 理论联系实际原则　护理伦理教育是一个理论与实践紧密结合的过程。理论是实践的指南,没有护理道德指导的实践是盲目的,不能适应社会和医学科学发展的需要;实践是检验理论正确与否的唯一标准,脱离护理道德实践的护理伦理是空洞的说教。因此,护理伦理教育中,应当联系护理人员的道德实际,讲清护理伦理原则和规范,让护理人员分清善恶与是非的界限,树立正确的护理道德观念。还要有计划地引导和组织护理人员进行实际锻炼,在实践中提高道德修养。

(二) 护理伦理教育的方法

护理伦理教育的方法是指运用多种有效的教育形式或措施,去组织实施护理伦理教育。要把护理伦理教育的目的和要求转化为护理人员的内心信念,并形成比较稳定的道德品质,就必须研究护理伦理教育的方式和方法。护理伦理教育的方法应该是灵活多样的,但又不能是主观随意的,应根据护理伦理本身的特点和教育对象的实际来确定。

1. 以理导人,正面教育　注意典型事例的引导和舆论的宣传。大力宣传先进典型的事例,用先进人物的感人事迹感染和激励人们。如宣传白求恩、林巧稚、赵雪芳、叶欣等先进人物事迹,特别是结合现实生活典型事例,教育效果会更好。2003 年春夏之交,在全国抗击 SARS 的斗争中,涌现出大批忠于职守、心系群众、临危不惧、不怕牺牲的护理人员,他们大无畏的气概和无私奉献的精神,启发、激励着更多的护理人员,为保障人民健康去努力奋斗。在典型人物的选择上,必须既高大、感人,又真实、合宜,必须既看到其高尚的护理道德品质,又注意到其成长的过程。只要典型选择得好,并在社会舆论中运用得好,就会在护理伦理教育中发挥重大的作用,甚至可以影响一个人终生的护理行为。

2. 密切结合护理实践　一方面,护理伦理教育要结合护理实践过程,把护理伦理教育和护理训练结合起来;另一方面,护理伦理教育要注重引导护理人员在实际工作中践行护理道德义务。护理伦理教育必须结合护理实践,采用床边教育,或进行临床护理道德分析,这类教育形式不仅适应护理实践的客观要求,也有助于有的放矢开展护理伦理教育,使护理伦理教育更具有效性。如果离开了护理实践,护理伦理教育就会变成空洞的说教。

3. 个人表率与集体影响相结合　品学兼优的教师和护理人员的言行举动,对青年学生和护理人员都会产生直接的影响,要求广大教师做到言传身教,身教重于言教,努力做好医院的精神文明建设。凡是要求受教育者应该做的事情,教育者首先应该去做,并且要始终如一地实实在在地做好,这不仅能在护理伦理教育中能起示范作用,而且使护理伦理教育具有更强的说服力。在护理道德形成过程中除了教育者本人的表率作用之外,还要充分相信、尊重受教育者,要尽可能地发挥受教育者所在班级和医院科室集体内部各成员之间的相互影响,建立彼此信任、相互尊重、相互学习、相互监督、相互效仿的良好环境,促进彼此间护理道德水平的提高。如果临床教学护理基地有一个良好的护理学习气氛,对护理学生的健康成长是十分有益的,创造良好的集体氛围能够影响每一个成员。

4. 与单位的精神文明建设密切结合 护理伦理教育与公民道德建设以及"五讲四美"活动相结合。《公民道德建设纲要》提出的"爱国守法、明礼诚信、团结友善、勤俭自强、敬业奉献"基本道德规范,是以为人们服务为核心,以集体主义为原则,以社会公德、职业道德、家庭美德为结合点,是医疗单位精神文明建设基本内容。"五讲四美"活动中的"讲文明、讲礼貌"要求护理人员应该举止庄重,尊重病员,主动热情关心患者;"讲卫生"要求护理人员保持病房清洁,养成良好的卫生习惯;"讲秩序"要求护理人员严格遵守护理法规,以及医院的各项规章制度;"讲道德"要求护理人员应该廉洁行医,真正做到全心全意为患者服务,成为心灵美、语言美和行为美的楷模。各医学院校要改革医学、护理教育的课程结构,增设必要的人文课程,除开设《护理伦理学》对社会主义护理道德的伦理原则进行系统讲授外,还可以开设《医学心理学》《社会学》《人际沟通》《护理礼仪》《护理美学》《护理法规》等必修课程或选修课程,从而提高护理人员和护理专业学生的人文素养、职业道德素质。

此外,运用社会、集体舆论的力量,扬善抑恶,形成鲜明的是非、善恶观念,从而弘扬正气,可以促使护理人员控制和调节自己的护理行为。

第二节 护理伦理修养

案 例 13-2

案例 13-2
参考答案

一名怀第一胎的妇女,子宫颈口发生病变,许多专家都诊断为宫颈癌,需做切除手术,如此胎儿就保不住了。小两口抱头痛哭,丈夫问:"能不开刀吗?"妻子问:"等生完孩子再开刀行吗?"林医生苦苦思索,还有没有别的办法? 她通过查资料,并与病理科反复核对,以及仔细检查患者,终于做出暂不手术的决定。她对患者说:"你放心,我一个星期给你检查一次。"她认为,断定该孕妇为癌症的科学根据并不充分。由于试剂和仪器设备的限制,现有的细胞分裂只能说明有发展成为癌的可能性,但不能就此断定为癌症。

有人劝林医生:"何必为一个普通患者冒这么大的风险?"她说:"切除孕妇的子宫是不能重复的实验,我的责任就是要对患者负责。只能治好病,而不能给患者带来不幸。"后经过数月的观察和必要的防治措施,婴儿平安降生,产妇宫颈口病变也消失了,林医生深有感触地对同事们说:"有时开了刀,治好了她的病,但她并不快乐,因为她得到了康复,却失去了幸福。医生不仅是要治病,而且还要关心患者的幸福。"

为了铭记林巧稚大夫的恩情,这对夫妇给孩子起名叫"念林"。

【案例思考】
请同学们结合本案例谈谈护理伦理修养的重要性。

一、护理伦理修养概述

(一) 护理伦理修养的含义

修养是指人们在政治、道德、学术以及技能等方面,进行勤奋学习和刻苦磨练,经过长期的自我努力、锻炼,达到的一种能力和思想品质。道德修养是指个人在道德意识和道德行为方面,自觉按照一定阶级的道德要求所进行的自我锻炼、自我改造和自我提高等行为活动,以及经过这种努力所形成的相应的道德情操和达到的道德境界。

护理道德修养是指护理人员为提高护理道德品质和使护理道德达到更高境界而自觉进行的自我改造、自我陶冶、自我锻炼和自我培养。

护理伦理修养不仅包括根据护理伦理基本原则、规范进行的自我对照反省,而且包括在护理活动中所形成的举止文明、仪表端庄、情操高尚等。

修养

(二) 护理伦理修养的意义

护理伦理修养是促使护理伦理道德教育发生效用的内在动力,是将护理伦理道德的他律转化为自律的关键环节。

1. 加强护理伦理修养是护理伦理修养自觉特点的需要 护理伦理道德社会作用的发挥,和护理人员的护理道德修养是紧密相关的。护理伦理道德教育只有通过受教育者的主观努力,才能更好地发挥作用。处于大体一致的环境和条件下的护理人员,接受同样的护理伦理教育,效果往往不尽相同,如有的接受教育后,很快能使之转化成自己的护理道德品质和行为;有的接受教育后转化很慢;有的则把教育内容当成口号,无动于衷,起的作用非常有限。出现这些情况的原因很复杂,但主要取决于护理人员伦理道德修养的自觉程度。因此,努力加强护理人员道德修养是培养护理人员高尚护理品质的重要手段。

2. 加强护理伦理修养是提高护理人员职业道德的需要 护理工作是一项极为平凡的工作,但护理工作的每一个环节都与患者的生命健康息息相关。护理人员护理道德修养水平高低,关系到患者的根本利益。随着现代护理学的发展,对护理人员的职业道德素质提出了更多更高的要求。除了要有扎实的护理专业知识和技能,精通业务外,还要有高度的责任心,这是减少医疗护理事故和纠纷的关键。提高护理质量既要依靠护理科学技术的发展,又要依靠护理人员伦理道德修养作保障。护理道德修养的高低制约着护理质量。此外,由于护理职业的特点,护理人员的任务是防病治病,保障人民群众的身心健康,因此,护理人员护理职业道德修养的好坏,对整个社会有着重要的影响。护理人员要具有高尚的职业道德品质,就必须切实进行护理伦理道德修养。

3. 加强护理伦理修养是护理人员自我完善的需要 护理人员良好的道德品质不是与生俱来的,也不可能自发地形成,而是在后天的社会实践中形成的。护理人员只有在护理活动中,通过努力学习护理伦理基本原则、规范、范畴等护理道德知识,提高认识水平,并通过自身的修养将道德认识内化为自己的道德情感、意志和信念,进而外化自己的道德行为和习惯,才能形成一定的护理道德品质。同时,对于社会生活中的每一个人来说,在道德品质上都有善有恶,从来就没有尽善尽美的"完人",护理道德范畴是随着时代而变化与发展的,所以护理伦理道德修养也是无止境的。必须以护理伦理的基本原则为规范,不断地调整自己的护理观念和护理行为。例如,由于医学模式的转变,护理人员对待患者仍像以前那样,只重视生物因素而忽视心理和社会的因素,只管技术护理而忽视社会护理服务等方面,就显得护理伦理道德修养欠佳。护理人员良好的道德修养在医疗卫生工作中起到身传言教的作用,对形成良好的医德风尚起着重要的作用。

总之,护理道德修养不仅是深化护理道德教育效果所必需的,也是护理人员树立正确的人生观、价值观和完善护理道德品质的需要,对于提高护理人员自身的道德素质和推动社会主义精神文明建设、发展护理事业都具有重要意义。

二、护理伦理修养的途径和方法

(一) 加强理论学习,注意内省和慎独

1. 要加强理论学习 主要有以下几个方面。

Note

（1）护理人员要认真学习理论,树立正确的世界观、人生观和价值观。

（2）在理论学习中深刻理解护理伦理基本原则、基本规范、基本范畴等伦理理论,明辨是非、美丑与善恶,提高遵守护理道德规范和要求的自觉性,身体力行。

（3）学习马列主义伦理学、护理伦理学、护理心理学、医学社会学、社会医学和行为科学等相关学科的知识,以适应现代护理学的发展要求和医学模式转变的需要。提高对护理伦理道德时代性的理解,以利于探求护理道德的深化与发展。

2. 应注意内省和慎独 "内省"和"慎独",也是护理伦理修养的重要方法。

"内省"即指自觉地进行思想约束,反省检查自己的言行。内省是靠自觉性来约束的,不自觉或自觉性不高就难以进行内在的自我反省,要注意经常自我批评,加强护理伦理修养。护理人员在护理工作中难免存在某些缺点、弱点甚至错误,因此,要经常回忆和反思自己的思想、意识、言论、行为,自觉地改正自己的不足。

慎独

"慎独"既是一种修养方法,又是思想修养的境界,是指在个人独处的时候,仍然能谨慎遵守道德原则。

护理人员进行护理伦理道德修养时,要做到"慎独",因为在大多数情况下,护理人员都是独立地进行工作,各项具体的护理治疗措施,常常是在无人监督之下进行的。提高自觉性要在"隐""微"之处着手,别人看不见、听不到的地方,是护理人员锻炼自己护理道德品质的重要场所,是自我道德修养的"根据地"。一个护理人员有了良好的护理道德修养,并能达到"慎独"的境界,那么就可以自觉按照护理伦理基本原则和规范行事,为患者服务,不做任何不利于患者的事,即使有了某些缺点和错误,自己也会受到良心的责备,能自觉地予以纠正或改进。

（二）勇于实践,增强情感体验

人的道德修养不能脱离改造社会、改造世界的客观实践。与护理实践活动相结合,按照护理伦理基本原则和规范不断进行自我教育和自我改造,是护理人员伦理道德修养的根本方法。护理实践不仅是护理人员进行道德修养的现实基础,也是检验护理道德修养的唯一标准。护理人员不仅要通过理论学习来分清是非善恶美丑,更重要的是要身体力行,用正确的护理道德来指导自己的行动,培养良好的品德。护理实践是不断进行护理道德修养的动力,护理道德修养在护理实践中得到不断提高、不断完善,那种"闭门修养""面壁静坐""悟道思过"的方法是不可取的。

（三）虚心向他人学习,自觉与他人交谈

名人名言

"见贤思齐",虚心向他人学习,自觉与他人交流也是护理伦理修养的好方法。虚心学习他人,首先应向医德模范学习,从他们那里吸取思想营养,以南丁格尔、林菊英、白求恩、吕士才、林巧稚、赵雪芳、叶欣、华益慰等为榜样,他们向护理人员展示了医护人员的理想人格,只有主动了解他们的事迹,学习他们的优秀品质,才能升华自己的护理道德境界。

（四）持之以恒,不懈努力

高尚护理道德品质的形成,既非一蹴而就,亦不能一劳永逸,必须坚持不懈,持之以恒。在护理实践中经常会遇到各种困难和曲折,这就要求护理人员有能自觉磨练自己的顽强意志和克服困难的毅力。坚持不懈,学习护理伦理理论知识,不断在护理实践中丰富充实,不断加强自我锻炼和修养,与时俱进,使自己真正成为一个具有社会主义高尚护理道德情操的医护人员。

三、护理伦理修养的境界

护理伦理修养的境界是指护理人员护理道德觉悟和水平高低的程度以及道德情操的状况。目前,我国处于社会主义初级阶段,护理人员受主观条件的影响,护理伦理修养的境界可分为以下几种。

1. 利己主义的道德境界 达到这种境界的护理人员,他们的护理行为动机是以个人的私利为目的,把护理职业作为获得个人名利的手段、牟取私利的资本,有这种护理境界的医护人员,尽管是极少数,但危害很大,影响极坏,必须重点加强教育,使之尽快转变。

2. 先公后私的道德境界　此种境界的护理人员能够正确处理好个人、集体、国家三者之间的利益,他们能以患者利益为重,工作认真负责,他们是护理人员的主体,经过护理伦理道德教育和修养,可以达到更高的护理道德境界。

3. 大公无私的道德境界　达到这一护理道德境界的护理人员以无私奉献作为人生最大的快乐和幸福。他们对患者非常热忱,对工作精益求精,毫不利己、专门利人。这是护理道德境界的最高层次,它代表着人类护理道德修养的发展方向。

护理伦理道德修养的目的,就是促使护理人员的道德水平和道德情操从低层次往高层次方向提高,以至达到"止于至善"和"慎独"的护理道德境界,使护理人员伦理修养得到改善和升华。

第三节　护理伦理评价

案例 13-3

　　××市四位农民将一位被车撞成重伤的中年人送到某市人民医院。一听是车祸,医护人员很不耐烦,急诊室一名医生不紧不慢地说:"人还有气没气,有气就送外科,没气就放在这儿吧。"农民把患者送急诊室,护士简单地听了一下心跳,用一块纱布随便裹在不断流血的腿上,在填写入院通知单时,医生说要先交押金。农民恳求说:"这人是我们在路上拣到的,没顾上带押金,先赊着行不行?""那也得先找了保人。"农民再三恳求后,才把患者往外科送。伤员这时已昏迷不醒,呕吐物弄脏了担架,一名女护士竟厌恶地让农民把背心脱下把担架擦干净。在外科,当解开患者外衣后,发现患者背心上印着"××人民医院"字样,原来他是本院一位骨科医生。医院上下顿时改变了态度,但是已经太晚了,他死在了自己的医院里。此事件的发生,反映了某些医院为了金钱,已完全抛弃了医学人道主义的基本精神。他们的所作所为,与四位见义勇为的农民相比,显得自身何等自私和渺小。

【案例思考】
试用所学的护理伦理知识对该院医护人员进行评价。

案例 13-3
参考答案

一、护理伦理评价的含义及其作用

评价是指对人或事物的价值判断,评价的前提和基础是事物本身具有可评价性。任何护理实践活动都具有护理道德的可评价性。

（一）护理伦理评价的含义

护理伦理评价是指在护理实践活动中,人们及护理人员依据一定的护理道德观念、标准和原则,对护理行为所做的伦理价值的判断。它虽不像法律那样具有强制性,但却是法律的必要补充,从而发挥更加广泛的作用,它以一种无形的力量制约着护理人员的行为。护理伦理评价一般有三种形式:一是护理人员同行之间的评价;二是社会对护理人员行为的评价;三是护理人员的自我评价。

从护理伦理评价含义中可以看出护理伦理评价有以下主要特点:

（1）评价主体具有广泛性，既有社会各界和医护人员，又有患者及其家属。

（2）护理伦理评价的客体是护理人员的执业行为，即护理伦理评价对象具有确定性。

（3）护理伦理评价结果具有判断性。通过判断护理行为，得出该行为善恶、美丑、道德或不道德的评价，达到抑恶扬善的目的。

（二）护理伦理评价的作用

1. 裁决作用 护理伦理评价是维护护理伦理原则和规范的权威，它是护患心中的"道德法庭"。它依据一定的护理伦理原则和规范，对护理人员的行为进行善恶、荣辱的评判和裁决，能促进护理人员自觉地遵守护理伦理原则和规范，避免不道德的行为发生。

2. 教育作用 护理伦理评价是依据护理伦理原则和规范做出的判断，使护理人员从护理伦理评价中摒弃不道德的行为，选择正确的道德行为。因此，广泛开展护理伦理评价活动是护理人员接受教育的有效形式，它更能使人们生动、具体地了解什么是善、什么是恶，什么该做、什么不该做，促使护理人员形成正确的护理观和高尚的医德品质，在护理过程中努力使善良动机和有益的效果统一起来。

3. 调节作用 护理伦理评价是使护理伦理原则和规范转化为护理道德行为的重要标杆。社会舆论使人们受到赞赏时会感到荣幸，受到批评时会产生痛苦。当自我评价"无愧于心"时会欣喜自慰，受到良心谴责时则会无地自容。护理伦理评价对防止医疗过失、调整护患和医护关系、提高护理道德素质具有重要意义。

4. 促进作用 护理伦理评价是护理人员行为和活动的监视器和调节器，通过对护理伦理的评价活动可以提高护理人员的医德水平，加强护理人员的医德医风建设，有利于建立和谐的护患关系，促进社会主义精神文明。

二、护理伦理评价的标准和依据

（一）护理伦理评价的标准

道德评价的标准是善与恶，护理伦理评价的标准是一定社会和医学背景下的护理道德要求，是由护理道德规范体系所决定的。

1. 护理行为是否有利于患者疾病的缓解、痊愈和生命安全 解除患者病痛，促进患者身心健康是护理科学的根本目的之一，也是评价和衡量护理人员行为是否符合道德以及道德水平高低的主要标志。如果护理行为不利于患者身心健康，不论原因如何都是不道德的。

2. 护理行为是否有利于人类生存环境的保护和改善 随着生物—社会—心理医学模式的建立对护理人员提出了更高的要求，医学科学对健康和疾病有了全方位的认识——把患者看成是完整的人，人是生物性和社会性的统一。护理人员不仅从生理、社会、心理三个方面为患者提供护理服务，而且承担着预防疾病、提高生命质量的重任。因此，为了人类健康和长寿，必须做好预防保健工作，改善人类生存的自然环境和社会环境。要防止疾病的蔓延和恶化，护理人员要为患者创造一个优美的自然环境以及和谐融洽的社会环境，为人类健康利益而勤奋工作。

3. 护理行为是否有利于促进护理科学的发展和社会可持续发展的进步 护理行为是否有利于医学科学的发展是护理伦理评价的科学标准。护理学的主要任务是维护人的生命和增进人类健康，揭示生命运动的本质和规律，探索战胜疾病、增进人类身心健康的途径和方法。但是，科学领域还有许多空白需要护理人员去进行科研活动，填补空白，更新护理观念，创造新的护理方法，促进护理科学的发展，为人类造福。

以上三条标准体现了人类眼前利益和长远利益、个人利益和社会利益的关系，其实质和核心都是一切为了患者的身心健康利益。护理人员的行为凡是符合以上标准的都是道德的，反之则是不道德的。在实践操作中运用这些标准时，可能会遇到患者利益和社会整体利益的矛盾等，处理时参照护理伦理的具体原则。

（二）护理伦理评价的依据

护理伦理评价的标准和具体指标要求，给我们进行医德评价提供了条件。但是，进行护理伦理评价只靠标准并不能解决护理伦理评价中的全部问题。进行护理伦理评价不仅需要客观标准，还需要有评价的依据，护理伦理评价的依据包括动机与效果的辩证统一以及目的与手段的一致性。

1. 动机与效果　动机与效果辩证统一，是护理伦理评价的重要依据之一。动机是指护理人员自觉践行某一行为之前的主观愿望或意向。效果是指护理人员行为所产生的客观后果。动机标志着护理人员进行道德选择时，对某种价值目标的追求，而效果标志着护理人员行为过程的终结。一般来说，护理人员良好的动机会产生好的结果，坏的动机则产生坏的结果。在这种情况下，动机与效果是统一的，对护理行为作出道德与不道德的判断很容易。但是由于受多方面因素的影响和制约，在有些情况下，医疗护理行为动机与效果会出现不一致，甚至产生矛盾，好的动机不一定引出好的结果，不良的动机可能歪打正着。因此，要将动机与效果联系起来分析，不可简单地以效果来判断动机，也不能以动机来代替效果。当好的动机产生坏的效果时，要客观地分析产生坏效果的原因，避免简单地以效果否定动机的片面性。同样，当不良动机产生好的效果时，就要联系动机分析效果，对这种效果作出公正的评价。好的动机产生坏的效果，可以在以后实践中总结经验，不断改进，最终达到动机与效果的统一。坏的动机产生好的效果，也可以在以后的实践中得到澄清和验证，从而使动机与效果统一起来。总之，评价护理人员动机与效果的伦理是非，要坚持动机与效果的辩证统一。

2. 目的与手段　目的与手段是相互联系、相互制约的，二者的统一是护理道德评价的另一主要依据。目的是指护理人员经过自己的努力期望达到的目标。手段是指护理人员为达到目标所采取的措施、方法和途径。在评价护理人员的道德行为时，不仅仅要看其目的是否正确，还要看其是否选择了恰当的手段。正确评价护理人员道德行为应遵循以下五个原则。①有效性原则，即护理人员所采取的护理手段应当经过实践检验，证明对患者是有效的。②一致性原则，即护理人员使用的护理手段与治疗目的是相一致的。③最优原则，即护理人员选用的护理手段必须是最优的。对于同一种疾病的护理手段是多种多样的，最优的护理手段是指给患者带来的痛苦最小、耗费最少、安全度高、效果最好的手段。④知情同意原则，即为了达到患者康复的目的，护理人员将采取的护理方案和各种护理措施以及预后等情况告知患者或患者家属，并征得同意。⑤社会性原则，即一切护理手段的选择都要考虑到社会后果，要权衡患者个人利益和社会整体利益，如果需要患者利益服从社会利益，就要从社会利益的角度去做工作，做到既对患者个人利益负责，更要对社会整体利益负责。

另外，正确处理个人利益和集体利益的关系，也是护理伦理活动中评价护理人员与他人及社会关系应该重视的一个问题。原因有以下两点。①这是由医学科学的发展决定的。现代科学的发展日新月异，分科越来越细，新学科不断增加。因此，在医疗、护理、科研等方面团结协作显得十分重要。尤其在目前，我国的医疗、护理、教学、科研单位的技术力量以及仪器设备等都很有限，这种团结协作不仅是医学发展的需要，也是节约人力、物力、财力，快出成果及多出成果的需要。②这是由社会主义医疗卫生事业必须保障人民健康、维护患者利益的性质特点决定的。为保障人民的健康而进行的防病治病工作，需要医护人员所做的工作是无限的，而单个的医护人员的力量显然是有限的。由于患者的病种、病情的多样性和复杂性，仅仅依靠个人的力量，往往不能深刻地解释疾病的本质而做出明确诊断、对症下药，在选择最佳有效治疗护理手段时也会出现局限性。因此，要求医护人员把个人的力量融入集体之中，依靠集体的智慧和力量去完成对患者的诊治护理任务。能否正确处理医疗护理活动中个人与集体的关系，是护理道德评价的一个重要问题。我们必须坚持个人和集体的统一。一方面，要提倡团队精神，依靠集体力量，把集体和广大患者的利益放在第一位；另一方面，也要尊重个人，重视个人的力量和作用，关心和照顾个人正当的利益。我们在进行护理伦理评价时，应以此为准则，在任何情况下都不能背离这一准则。

三、护理伦理评价的方式

护理伦理评价的方式有社会舆论、传统习俗和内心信念。前两种方式是社会评价,属于客观评价;后一种方式是自我评价,属于主观评价。在实际护理伦理评价中,客观评价与主观评价是互相补充、互相促进、相辅相成的。因此,在护理伦理评价中,必须三者有机结合起来,更好地发挥作用。

正式与非正式
社会舆论

1. 社会舆论 社会舆论即公众的言论,是公众对护理行为发表的各种议论、意见、看法或者态度等褒贬情感。它是公众通过某种传播媒介对护理行为施加精神影响,从而达到调控和评价护理行为的目的的一种方式。

社会舆论分为社会性评价和同行评价。社会性评价是指国家机关社会团体组织、患者及其家属和社会各界通过各种媒体对医疗卫生单位及护理人员的护理状况进行评判,发表议论,通过表扬、批评来肯定、否定一些护理行为和做法,从而形成一种扬善抑恶的精神力量,由此增强护理人员对自己行为的社会道德责任感。同行评价是医疗护理领域自身的评价,这种评价方式在医疗单位最常见,也是对护理人员实行直接监督的有效途径。

2. 传统习俗 传统习俗即传统习惯和风俗,是人们在长期的社会生活过程中逐渐形成和沿袭下来的习以为常的行为倾向、行为规范和道德风尚。护理伦理传统是传统习俗的一个组成部分,体现护理职业特定的护理价值观。护理伦理的优良传统对护理伦理评价有着重要的积极影响,它能够增强护理道德信念,使人们以其为标准进行善恶判断,保证护理工作有序地进行。但是,由于受一定社会历史条件影响,护理伦理传统中也有消极落后的内容,所以它在护理伦理评价中的作用并不都是积极和进步的。对传统习俗要做具体分析,以区别良莠,充分发挥其积极作用。

3. 内心信念 内心信念是护理伦理评价的最基本的方式。它是指人们根据一定社会的道德原则、规范形成的对某种道德观念、道德理想的真挚信仰。护理人员的内心信念是护理人员发自内心的对道德义务的真诚信仰和强烈的责任感,是对自己行为进行善恶评价的精神力量。护理人员在一定的内心信念影响下,会为自己履行了某种道德义务,而感到精神愉悦,心安理得或问心无愧;而当自己做了不符合道德的行为时,会感到内心的自我谴责或羞愧不安。由于内心信念是发自内心的自我评价的动力,它以理智为前提,不仅具有自觉性的特点,而且对自己的行为具有道德的内控作用。它可以激励人们按照自己的善恶观念去支配自己的行为,避免不道德行为的产生。

社会舆论、传统习俗和内心信念这三种评价方式不是独立存在的,而是相互制约、互为依据、相互渗透的。社会舆论是具有广泛性的现实力量;传统习俗是具有持久性的历史力量;内心信念具有深刻性的自我力量。它们的有机结合发挥着护理伦理评价的作用,促进护理人员良好道德品质的形成和完善,推动护理科学向前发展。

本 章 小 结

本章阐述了护理伦理评价的标准、依据、方式和方法,介绍了护理伦理教育的过程、原则和方法。针对护理伦理修养的目的和意义,提出了护理人员伦理修养的境界,同时也为护理人员提高护理道德修养提供了方法和指导。

直 通 护 考

1. 下列属于护理伦理活动的重要形式的是( )。

A. 教育与修养　　　B. 思维与技能　　　C. 知识与技能　　　D. 道德与法律　　　E. 权利和义务

2. 护理伦理教育是根据护理伦理理论、原则和规范的要求,有组织、有目的、有计划、有步骤地对护理人员进行系统的道德灌输,施加系列的道德影响的活动。其内容主要包括专业思想教育、服务思想教育、护理作风教育和(　　　)。

A. 道德教育　　　B. 纪律教育　　　C. 法律教育　　　D. 专业教育　　　E. 技能教育

3. 护理伦理修养的修炼是一个长期的曲折的过程,是艰苦磨练的过程,是思想上除旧布新的过程,这体现了护理伦理修养中的(　　　)。

A 自觉性　　　B. 实践性　　　C. 坚持性　　　D. 严谨性　　　E. 科学性

4. 护理道德作为调整护理人员与患者、与其他护理人员和医务人员、与社会之间的关系的行为规范,有特殊的内涵与要求,体现了护理职业的特点是(　　　)。

A. 职业性和综合性　　　　　　B. 共同性和层次性　　　　　　C. 长期性和渐进性

D. 实践性和针对　　　　　　　E. 科学性和专业性

5. 一个合格的护理人员不仅要有扎实的护理理论和精湛的护理技术,还要有高尚的(　　　)。

A. 护理道德修养　　　　　　　B. 护理伦理修养　　　　　　　C. 护理道德品质

D. 护理专业精神　　　　　　　E. 护理专业技术

6. 护理道德品质的要素有(　　　)。

A. 坚守　　　B. 实践　　　C. 专业　　　D. 信念　　　E. 法律

7. 护理人员从把个人利益摆在首位,其一切行为动机都是以对自己有利为出发点,护理职业成为其谋取个人私利的工具,这种护理道德境界为(　　　)。

A. 先私后公　　　B. 大公无私　　　C. 极端自私　　　D. 先公后私　　　E. 先己后人

8. 教育者应从受教育者的实际情况出发,依据其年龄特征和个性差异,有的放矢地进行施教。这是护理伦理教育原则中的(　　　)。

A. 情理相融原则　　　　　　　B. 理论联系实际的原则　　　　C. 目标一致原则

D. 因材施教原则　　　　　　　E. 公平公正原则

9. 下列不属于护理伦理教育的方法的是(　　　)。

A. 说服疏导法　　　B. 案例分析法　　　C. 管理规范法　　　D. 自我审视法　　　E. 因材施教法

10. 护理人员选择伦理行为的决断能力和履行道德义务是克服困难的毅力,这是护理伦理教育目的中的(　　　)。

A. 培养护理道德情感　　　　　B. 锻炼护理道德意志

C. 树立护理道德信念　　　　　D. 提高护理道德认识

E. 提高护理道德法治

11. 护理人员要确立正确的道德观念,包括(　　　)。

A. 善恶观　　　B. 实践观　　　C. 对错观　　　D. 信念观　　　E. 人性观

12. 护理道德理想是护理人员在护理实践中形成的,对未来所要达到的护理道德境界的向往和追求,是护理人员进行伦理修养的奋斗目标,体现在(　　　)。

A. 培养护理工作的情感　　　　B. 热爱护理工作的职业

C. 树立护理工作的信念　　　　D. 提高护理工作的认识

E. 树立爱岗敬业的观念

13. 护理伦理修养是一种自觉的理性的活动,是将伦理理论、原则、规范转化为个人的道德意识和行为的活动,所以护理工作必须(　　　)。

A. 躬亲实践　　　B. 贵有恒心　　　C. 掌握理论　　　D. 重在自觉　　　E. 医者仁心

14. 护理人员能自觉地把人民的健康利益摆在首位,一切言行都以有利于社会主义卫生事业和人民的身心健康为准则,这体现了他们的(　　　)。

直通护考
答案

A.先公后私　　　B.大公无私　　　C.极端自私　　　D.先公后私　　　E.先己后人

15.护理人员在个人独处、无人监督时,仍然坚持道德信念,自觉遵守道德原则,按道德规范行事,这是护理伦理修养中的(　　　)。

A.躬亲实践　　　B.贵有恒心　　　C.掌握理论　　　D.慎独精神　　　E.实事求是

（张　恭）

参 考 文 献

CANKAOWENXIAN

［1］　姜小鹰.护理伦理学［M］.北京:人民卫生出版社,2007.

［2］　张武丽.护理伦理学［M］.郑州:郑州大学出版社,2017.

［3］　何宪平.护理伦理学［M］.2 版.北京:高等教育出版社,2007.

［4］　丘祥兴,孙福川.医学伦理学［M］.3 版.北京:人民卫生出版社,2008.

［5］　田荣云.护理伦理学［M］.北京:人民卫生出版社,1999.

［6］　曾繁荣.医学伦理学［M］.2 版.北京:人民卫生出版社,2008.

［7］　丘祥兴.医学伦理学［M］.2 版.北京:人民卫生出版社,2006.

［8］　曹志平.护理伦理学［M］.2 版.北京:人民卫生出版社,2011.

［9］　刘秀娜,罗羽,周娟,等.临床护理科研中应注意的伦理问题［J］.护理研究,2007(14):1313-1314.

［10］　黄洁夫.临床科研中的伦理学问题［J］.中国医学伦理学,2006,19(1):1-3.

［11］　张迅,林玲,邹琴,等.临床医学科研的伦理审查探讨［J］.现代预防医学,2008(3):508-509.

［12］　张美芬,杨清秀.护理研究中的伦理要求［J］.中国医学伦理学,2003(1):52-58.

［13］　袁长蓉."科技以人为本"与护理科研选题［J］.护理研究,2003(11):669-671.

［14］　印波.科研伦理与学术规范［M］.北京:法律出版社,2018.

［15］　秦敬民.护理伦理与法律法规［M］.北京:人民卫生出版社,2014.